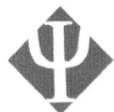

现代心理学丛书
高等院校精品课程规划教材

PSYCHOLOGICAL
HYGIENE

# 心理卫生

◆ 主　编　王　伟
副主编　朱婉儿　沈晓红
　　　　　陈　炜　祝一虹

ZHEJIANG UNIVERSITY PRESS
浙江大学出版社
·杭州·

**图书在版编目(CIP)数据**

心理卫生 / 王伟主编. —杭州：浙江大学出版社，
2007.12(2022.8 重印)

（现代心理学丛书）

ISBN 978-7-308-05634-2

Ⅰ.心⋯ Ⅱ.王⋯ Ⅲ.心理卫生 Ⅳ.R395.6

中国版本图书馆 CIP 数据核字（2007）第 167174 号

**心理卫生**

王　伟　主　编

| | |
|---|---|
| **责任编辑** | 阮海潮（1020497465@qq.com） |
| **封面设计** | 刘依群 |
| **出版发行** | 浙江大学出版社 |
| | （杭州市天目山路 148 号　邮政编码 310007） |
| | （网址：http://www.zjupress.com） |
| **排　　版** | 杭州青翊图文设计有限公司 |
| **印　　刷** | 广东虎彩云印刷有限公司绍兴分公司 |
| **开　　本** | 787mm×1092mm　1/16 |
| **印　　张** | 17 |
| **字　　数** | 435 千 |
| **版 印 次** | 2007 年 12 月第 1 版　2022 年 8 月第 5 次印刷 |
| **书　　号** | ISBN 978-7-308-05634-2 |
| **定　　价** | 49.00 元 |

# 前　言

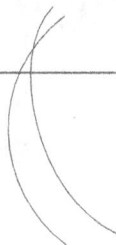

　　影响人心理的因素很多,大的方面包括基于神经系统的生理层面和基于环境系统的社会层面。一个人只有了解了关于心理方面的知识后才能使自己的心理机能状态有效地运转和心理潜能不断地提高。面对生活、学习、情感、就业等压力的大学生们需要了解这门学科的知识,广大的普通人也同样需要这些知识。因此,本书旨在满足大学生和广大心理卫生爱好者的这些方面需求。

　　本书有别于普通心理学、变态心理学和精神病学教科书,在基本心理现象(理论)和严重的心理精神疾病(常见心理障碍)上花费的文字不多,但却密切联系了生活中的诸多方面,如个人本身因素(记忆、思维、自我概念、情绪和人格特征等),个人与社会环境的互动(工作、休闲等),个人与人文环境的互动(爱情、婚姻、性、人际关系、美的标准等),以及个人内外驱动的综合调节能力(压力、危机干预)等。全书各部分既相互独立又相互联系,从点面、纵横、上下各层次来阐述生活中的心理卫生知识。

　　正是因为人人都需要心理卫生知识,我们的每一位作者在写作时才不得不慎之又慎。各位作者历时近一年,从生活的实际出发,多方搜集自身以往的经验和所能触及到的资源,从复杂的现象到心理的实质再到相关的理论,每一步均经过了缜密的思考。我们深知操作键盘是易,而提供珍品却难。为此,我要感谢本团队的每位作者,没有诸位辛勤的劳作,哪有今天的会心一笑?

　　因为时间仓促和我们水平能力的限制,本书定有疏漏,敬请海涵并提出宝贵意见。

王　伟

2007 年 8 月于杭州

现代心理学丛书之一

# 《心理卫生》
# 编委会名单

# 目　录

# 1　概　论

在现代化进程中,社会的不断进步,科技的突飞猛进,经济的日益繁荣,文化的日新月异,知识的加速更新,使个体不论在与自然的关系方面,在与社会的关系方面,还是在与人的关系方面,都不断体验到不同程度的心理压力。压力已经成为我们生活的一部分,正如压力概念的奠基人、加拿大生理学家塞里(Selye H)所说,"没有压力就没有生活"。压力对许多人的身心健康产生了严重的影响,人类的心理健康面临严重挑战,各种心理疾病的发病率明显上升。以国内大学生群体为例,有资料显示,大约 10%～22% 的大学生有不同程度的心理健康障碍或心理异常表现,其中一些人因悲观、失望、沮丧、烦恼、焦虑、紧张、抑郁、孤独、恐惧、敌对等各种负面心理情绪和行为紊乱而导致心理极度失调,甚至发生出走、自杀、凶杀等事件(Wang,et al,2002;马建青等,2003)。

心理卫生的兴起及蓬勃发展,正是顺应了现代化社会的需要,为解决心理障碍问题、维护和促进心理健康,从而造福人类社会做出了显著的贡献。

## 第一节　心理卫生的含义

### 一、什么是心理卫生

心理卫生(mental hygiene)又称精神卫生,是与生理卫生相对而言的。我国著名心理学家潘菽早在 1947 年版的《教育心理学》中就指出,"我们因注重身体的健康,故研究生理卫生;我们若要使心理得到健全的发展,则必须注重心理卫生"。

"心理卫生"这个词在我国的学术界及实际生活中,有三层含义:一是指一门学科,即心理卫生学;二是指一种专业或实践,即心理卫生工作;三是指心理健康(mental health)状态。当然,这三层含义是环环相扣的。心理卫生工作的主要任务是维护和增进人们的心理健康,保持和改善对环境的适应,预防心理疾病的发生以及治疗已经出现的心理疾病;心理卫生学的研究成果对心理卫生工作具有指导作用。

而在国外,"心理卫生"与"心理健康"却是两个概念,如《简明大不列颠百科全书》中关于"心理健康"和"心理卫生"的描述是:"心理健康指个体心理在本身及环境条件许可范围内所能达到的最佳状态,但不是指绝对的十全十美状态。心理卫生包括一切旨在改进和保持上述状态的措施,诸如精神疾病的康复、精神病的预防、减轻充满冲突的世界所带来的精神压力,以及使人处于能按其身心潜能进行活动的健康水平等。"可见,心理健康与心理卫生的关系是目的与手段的关系。心理卫生的目的在于维护、增进人们的心理健康,而为了保持和增进人们的心理健康,必须讲求心理卫生。

综合各种观点,目前"心理卫生"可以定义为:通过各种有益的教育和措施,维护和改进心理的健康以适应当前和发展着的社会和自然环境,使生理、心理和社会功能都保持良好或完满的状态。

## 二、心理卫生的意义

### (一)适应健康新观念

健康是人的第一财富,健康是学业成就、事业成功、生活快乐的基础。有了健康就有了希望,有了希望就有了一切。

什么是健康?长久以来,许多人一直持有"没有病痛和不适就是健康"的观念。随着科学技术和社会文化的不断发展,人们对健康的理解也发生了很大的变化,心理社会因素对于健康的影响越来越引起人们的关注,人们在重视生理健康的同时,对心理健康的关切程度也与日俱增。

人不仅是一个生物体,而且是生活在一定的社会环境中,有着复杂的心理活动的完整的社会人和文化人,因此,健康其实不仅仅是身体没病。1948年联合国世界卫生组织提出了健康新观念:健康是一种生理、心理和社会适应都趋完满的状态。具体来说,精力充沛,能从容不迫地担负日常工作和生活;积极乐观,心胸开阔,勇于承担责任;情绪稳定,善于休息,睡眠良好;自我控制能力强,善于排除干扰;应变能力强,能适应外界环境的各种变化;眼睛有神,牙齿清洁,无出血现象;体重得当,身材匀称,步态轻松自如。由此可见,健康同时包括了生理健康和心理健康两个方面,没有躯体疾病仅仅是健康的最低要求,一个人只有生理、心理和社会适应能力都处于完满状态,才是真正的健康。健康是生理健康与心理健康的统一,两者是相互联系、密不可分的。

目前,心理卫生的目标有狭义和广义之分。其狭义目标为:预防和矫治心理障碍与心理疾病;其广义目标是:维护和增进心理健康,培养健全人格,以提高人类对社会生活的适应与改造能力。可见心理卫生正是健康新观念的体现和实施。

### (二)贯彻医学新模式

传统的生物医学模式习惯于将人看成是生物的人,在医疗过程中往往只重视躯体的因素而忽视心理和社会的因素。然而,随着现代化进程的深入、社会的发展、生活节奏的加快、竞争的激烈和压力的加剧,人类疾病谱发生了重大变化,心脏病、恶性肿瘤、脑血管病、意外死亡等已取代传染病成为主要死亡原因;而已有的研究成果证明心理、社会、行为因素与目前导致人类死亡的主要的疾病有关;而且对心理社会因素与躯体疾病的中介机制也已有了较深入的了解和认识;人们对心理健康的需求也在不断增加。于是,新的医学模式——生物心理社会医学模式应运而生。

生物心理社会医学模式是一种系统论和整体观的医学模式,它要求医学把人看成是一个多层次的、完整的连续体,也就是在健康和疾病问题上,要同时考虑生物的、心理和行为的以及社会的各种因素的综合作用。具体说来就是,人是一个完整的系统,通过神经系统保持全身各系统、器官、组织、细胞活动的统一;人同时有生理活动和心理活动,心和身是互相联系的;人与环境是密切联系的,人不仅是自然的人,而且也是社会的人;心理因素在人类调节和适应的功能活动中有能动的作用。

我们都有这样的经历和体验:当身体不舒服的时候,会情绪低落,烦躁不安,容易发怒;反之,当面临重要考试或工作压力而紧张焦虑时,则会食而无味,胃口大减,甚至失眠头痛。临床心理学研究表明,强烈或持久的消极情绪,如焦虑、抑郁、愤怒、恐惧、绝望等等,最终会导致躯体疾病;而良好的情绪是人体内最有助于身心健康的力量,善于调节情绪,经常保持心情愉快,可以起到防病治病的效果。因此,健全的心理寓于健康的身体,而健康的身体有赖于健全的心理。

调查发现,中国精神疾病总患病率的情况为:20世纪50年代后期对精神疾病的普查显示,精神疾病总患病率为1.27‰～2.82‰;70年代中后期,精神疾病总患病率,城市为6.7‰～15.6‰、农村为3.2‰～16.9‰;而80年代各地精神疾病流行病学调查,总患病率为1.32‰～36.23‰,终生患病率为3.09‰～73.85‰,比50年代、70年代大多数地区调查结果均增高。这说明随着社会的急速变革与发展,人们已付出心理健康问题日益严重的代价。而如何才能保持良好的情绪,发挥积极心理因素在人类调节和适应的功能活动中的能动作用,满足人们追求心理健康的强烈愿望,正是心理卫生的迫切任务之一。

**(三)实现心理自助和助人**

我国曾有学者提出心理卫生的"三级功能",即初级功能——防治心理疾病,中级功能——完善心理调节,高级功能——发展、健全个体和社会(马建青,1989)。因此,心理卫生工作的开展,将有利于人们发展健康的心理,培养完善的人格,学会心理调节技术。不仅能借助于心理调节技术,实现心理自助,保持和促进自身的心理健康状态,成为心身全面健康的社会一员,而且能帮助他人克服心理障碍、走出心理困境,有助于社会的健全发展。

## 三、什么是心理健康

心理学家英格里希(English HB)把心理健康定义为一种持续的心理情况,当事者在那种情况下能有良好的适应,具有生命的活力,而且能充分发展其身心的潜能,这乃是一种积极的丰富的情况,不仅仅是免于心理疾病而已。

精神病学家曼宁吉(Menninger K)认为,心理健康是指人们对于环境具有最高效率及快乐的适应情况,不只是要有效率,也不只是要有满足之感,或者是能愉快地接受生活的规范,而是需要三者俱备,心理健康的人应能保持平静的情绪、敏锐的智能、适于社会环境的行为和愉快的气质。

社会学家波孟(Boehm WW)认为,心理健康就是合乎某一水准的社会行为,一方面能为社会所接受,另一方面能为自身带来快乐。

第三届国际卫生大会发表的宣言(1946)认为,所谓心理健康,是指在身体、智能及情感上与他人的心理健康不相矛盾的范围内,将个人的心境发展成最佳状态。

日本学者松田岩男认为,所谓心理健康,是指人对内部环境具有安定感,对外部环境能以社会认可的形式适应的心理状态。

美国人本主义心理学家马斯洛将理想的心理健康状态称为自我实现,即人的所有潜能的充分实现与人的不断成长。

美国精神分析心理学家弗洛姆则更多地从哲学角度定义心理健康,他认为心理健康是"通过把自己看作自身力量的主体和代理者而建立的一种自我意识,认清内在和外在的现实,即促进客观性和理性"。

综上所述,心理健康的定义可以总结如下:心理健康是心理的一种功能状态,这种功能状态具体表现为个体内部协调与外部适应的统一。

## 四、心理健康的标准

心理卫生的目的是要达到心理健康,那么心理健康有没有标准? 心理健康的标准不像生理健康的标准那样具体、精确和绝对。对心理健康状况的划分,一般用"常态"和"变态"或者"正常"与"异常"来表示。心理健康与否的界限是相对的,心理健康与不健康是一个连续体的两端,没有绝对的分界线。因此,关于心理健康的标准,有多种观点。

1. 变态心理学标准

变态心理学认为,异常(变态)心理是指个体失去常态,心理活动发生与众不同的改变,无能力按社会公认的方式行动,是对本人或社会都不适应的后果。异常(变态)心理是和常态心理相比较而言的。

变态心理学关于心理正常与异常的划分,一般有以下四个标准:

(1)经验的标准

凭借个人的认识和经验去评价他人心理活动的特点和规律,判断是否正常,这是临床工作中常用的方法。该方法简捷实用,但有一定的主观性和局限性,且只能用作定性判断,不能量化,研究的可比性和一致性较差。

(2)统计学标准

对人群的心理现象进行调查和测量,用统计学方法处理,可勾画出某些群体的心理活动和行为的正态分布曲线。绝大多数人都处在均值附近,只有少数人(大约占5%)处在正态分布的两端,变态心理者大多处在两端,但测量偏离常态时不一定都有心理障碍。心理测量的标准是一种客观的判断方法,而且数量化的测量结果可以进行比较和数学统计处理,确实是科学研究的指标之一。但是,心理测量的结果还要结合其他的判断标准,才更符合实际。

(3)医学或症状和病因学的标准

以是否存在症状和病因为判断心理异常的标准。也就是通过比较和分析确认存在变态的心理症状,同时通过躯体检查,找到相应的生物学改变,从而确定为异常心理。这种判断标准是病理心理学家追求的理想标准,可是对那些由社会心理因素起主导作用而引起的心理异常就显得比较困难。即使在病理心理学范围内,时至今日,还只有1/10左右的精神疾病病因明确,还有很大一部分变态心理尚无法用该标准做出正确判断。

(4)社会适应性标准

社会适应是指个体在人际交往中是否遵循社会伦理道德规范、社会公德、法律准则和顺应社会网络,与环境保持一致;以及当出现违背上述准则的言行时,是否能做出为公众所理解的解释等。社会适应性标准通常是社会群体判断心理是否异常采用的标准。该标准的地域差异性很大,难以进行跨地区跨行业的比较。

2. 世界心理卫生联合会提出的心理健康标准

世界心理卫生联合会提出的心理健康标准是:①身体、智力、情绪十分调和;②适应环境,人际关系中彼此能谦让;③有幸福感;④在工作和职业中,能充分发挥自己的能力,过着有效率的生活。

**3.美国心理学家马斯洛(Maslow A)与密特尔曼(Mittelman)的"经典十条"**

美国心理学家马斯洛与密特尔曼在《变态心理学原理》中提出的十条标准被认为是心理健康标准的经典：①具有充分的安全感，有自尊心，对自我与个人的成就有"有价值"之感；②适度的自我批评，不过分夸耀自己，也不过分苛责自己；③在日常生活中，具有适度的自发性与感应性，不为环境所奴役；与现实环境保持良好的接触，能容忍生活中挫折的打击，无过度的幻想；④适度地接受个人的需要，并具有满足此种需要的能力，特别不应对个人在性方面的需要与满足产生恐惧或歉疚；⑤有自知之明，了解自己的动机与目的，并能对自己的能力作适当的估计；⑥对个人违背社会规范、道德标准的欲望不作过分的否认或压抑；⑦能保持人格的完整与和谐，个人的价值观能视社会标准的不同而改变，对自己的工作能集中注意力；⑧有切合实际的生活目的，个人所从事的多为实际的、可能完成的工作，个人生活目的中含利己与利人两种成分；⑨具有从经验中学习的能力，能适应学习的能力，能适应环境的需要而改变自己；⑩在团体中能与他人建立和谐的关系，重视团体的需要，接受团体的传统，并能控制为团体所不容的个人欲望或动机；在不违背团体意愿的原则下，能保持自己的人格；有个人独立的意见，有判断是、非、善、恶的能力，对人不作过分的阿谀，也不过分追求社会赞许。

**4.美国心理学家奥尔波特(Allport F)的"成熟者"模式**

美国著名心理学家奥尔波特在哈佛大学长期研究高心理健康水平的人，把他们称作"成熟者"，并从他们身上归纳出 7 个特征：①自我意识的扩展；②具有对别人表示同情、亲密或爱的能力；③有安全感，接纳自我；④能够准确地、客观地知觉现实和接受现实；⑤能够客观地看待自己；⑥有多种技能，专注于工作；⑦具有统一的人生观，行为的动力来自长期的目标和计划。

**5.美国心理学家罗杰斯(Rogers AK)的"机能充分发挥型"特征**

美国人本主义心理学家罗杰斯认为心理健康的人所表现的是真实的自我，他们认为幸福并不在于全都满足，而在于积极参与和持续的奋斗。"机能充分发挥型"的人具备下列特征：①对个人的各种经验均开放接受；②充分体验个人的存在；③充分相信个人的体验能够引导个人做出正确的决策；④有自由感；⑤具有创造性；⑥乐意给他人以无条件的关怀，能与其他人高度协调。

**6.美国学者 Ryff CD 的心理健康标准**

美国学者 Ryff 于 1989 年提出了心理健康的最高境界——心理幸福感(psychological well-being)。心理幸福感具有 6 个维度，即自主性、环境控制、个体成长、与他人的积极关系、生活目标和自我接纳。

自主性是指独立性和能以个人的标准评价自我；环境控制是指个体有能力选择和创设适合自身发展的环境；个体成长是指个体要不断成长，不断充实，而不满足于获取一种固定的解决问题的方式；与他人的积极关系是指与他人有温暖的、满意的、信任的关系；生活目标是指使人感到有目标、生活有意义；自我接纳是指对自我和对过去生活的认可和接纳。

**7.我国台湾学者黄厚坚教授的心理健康标准**

我国台湾学者黄厚坚教授认为，凡属心理健康的人，都应符合以下几项条件：①心理健康的人能把自己的智慧和能力，在工作中发挥出来，以获取成就，同时能从工作中得到满足感，因此他通常是乐于工作的；②心理健康的人是有朋友的，他乐于与人交往，而且通常能与他人建立良好的关系；他在与人相处时，正面的态度(如尊敬、信任、喜悦等)常常多于反面的态度(如仇恨、嫉妒、怀疑、畏惧等）；③心理健康的人对自己应有适当的了解，并进而能有悦纳自己的态度；他愿意努力发展其身心的潜能，对于无法补救的缺陷，必能安然接受，而不作无谓的怨尤；④心理健康的人应能和现实环境保持良好接触；对环境能作正确的、客观的观察，并能作健康、全面、有效的适应；对生活中的各种问题能以切实的方法去加以处理，而不企图逃避。

综合国内外专家学者的观点，我们认为心理健康的标准包括以下几个方面：

（1）智力正常

智力是指一个人认识能力与活动能力所达到的水平，是人的观察力、注意力、记忆力、想像力、思维力、创造力和实践能力等等的综合。智力正常是个体适应周围环境变化的必要条件。

（2）情绪健康

情绪健康的主要标志是稳定的情绪、适度的反应和愉快的心境。包括的内容有：情绪较稳定，善于控制与调节自己的情绪，既能克制又能合理宣泄；情绪反应与环境相适应，情绪反应是由适当的原因引起的，反应的强度与情境相符；愉快情绪多于负性情绪，乐观开朗，富有朝气，对生活充满希望，善于从生活中寻求乐趣。

（3）意志健全

意志是个体在完成一种有目标的活动时所进行的选择、决定与执行的心理过程。一个意志健全的人在行动的自觉性、果断性、顽强性、自制力等方面都表现出较高的水平，在各种活动中都有自觉的目的性，能适时地做出决定并运用切实有效的方式解决所遇到的问题，在困难和挫折面前能采取合理的反应方式，善于控制自己的情绪和言行，而不是行动盲目、言行冲动、优柔寡断、畏惧困难、顽固执拗。

（4）人格完整

人格是一个人比较稳定的心理特征的总和，也就是我们常说的个性，包括兴趣、爱好、需要、理想、信念、气质、性格、能力等。人格完整就是指一个人所想、所说、所做的都是协调一致的。其主要标志为：人格结构的各要素完整统一；具有正确的自我意识，不产生自我同一性混乱，以积极进取的人生观作为人格的核心，并以此为中心把自己的需要、目标和行动统一起来。

（5）自我评价正确

正确的自我评价是个体心理健康的重要条件，对自己的认识比较接近现实，有自知之明，恰如其分地认识自己，摆正自己的位置，对自己的优点感到欣慰，又不至于狂妄自大，对自己的弱点既不回避，也不自暴自弃，而是善于自我接纳，正视现实，积极进取。

（6）人际关系和谐

和谐的人际关系既是个体心理健康的重要标准，同时也是个体保持心理健康的重要途径。和谐的人际关系主要表现为：交往动机端正；乐于与人交往，既有广泛而稳定的人际关系，又有知心朋友；在交往中保持独立而完整的人格，有自知之明，不卑不亢；能客观评价别人和自己，善于取长补短；宽以待人，乐于助人；积极的交往态度多于消极态度。

（7）适应能力强

不能有效地处理与周围环境的关系是导致心理疾病的重要原因之一，因此较强的适应能力也是心理健康的重要特征。其主要表现为：能和社会保持良好的接触，对周围事物和环境能做出客观的认识和评价，能够面对现实，接受现实，能以有效的办法应对环境中的各种困难，并能根据现实环境条件调整自己的目标。

（8）心理行为符合年龄特征

人生不同的年龄阶段都有其独特的心理行为模式,心理健康者的心理行为应与其年龄特征相符合。

# 第二节 心理卫生的历史、现状与前景

## 一、心理卫生的历史

### (一)心理卫生运动的起源

心理卫生问题受到人们的关心和社会的普遍重视,并作为一种运动是在美国首先兴起的,它始于1908年。

在19世纪中叶,精神病病人虽已从枷锁和酷刑中解放出来,但在院病人仍然受到种种粗暴残忍的待遇,命运仍然是悲惨的。美国的一位大学生比尔斯(Beers C),因其兄长得了癫痫,就总是担心自己也会得癫痫,焦虑过度,以致精神失常住进了精神病院。由于身受精神病院的种种粗暴待遇,目睹病友们的非人生活,他出院后便立志把自己的一生贡献给精神病患者,积极开展预防精神病和改善精神病病人待遇的活动。他根据自己的感受和体会写成了一本书,名为《自觉之心》(A Mind That Found Itself),并于1908年3月出版。此书文字生动感人,得到当时美国著名心理学家、哈佛大学詹姆士(James W)教授的高度评价,并为此书写了序言。与此同时,美国当时最负盛名的精神病学家迈耶(Meyer A)读了此书以后,认为这就是心理卫生。

《自觉之心》出版以后在美国轰动一时,引起了社会的普遍重视。很多大学校长、医学院院长和社会名流都为此书所感动,纷纷表示愿意帮助比尔斯推行他所规划的心理卫生运动。在社会各方人士的鼓励和赞助下,于1908年5月由比尔斯发起,成立了世界上第一个心理卫生机构,即"康奈狄格州心理卫生协会",参加者有大学教师和教授、精神病学家、医生、牧师、审判官、律师、社会工作者以及康复的精神病患者和其家属。该协会提出五项工作目标:①保持身体健康;②防治心理疾病;③提高精神病患者的待遇;④普及关于心理疾病的正确知识;⑤和与心理卫生有关的机构合作。心理卫生协会的活动范围很快就扩展到整个社会,从而奠定了心理卫生运动的基础。随后,于1909年又成立了"美国全国心理卫生委员会",从此心理卫生运动由美国向全世界展开。

### (二)现代心理卫生运动的发展

关于现代心理卫生运动的发展问题,学术界比较一致的观点分为以下三个阶段:

*1. 20世纪20年代起到第二次世界大战结束*

此阶段的主要工作是从改善精神病人的待遇到注意精神疾病的预防。

继美国之后,世界各国先后建立起本国的心理卫生组织;1930年,在美国华盛顿召开第一届国际心理卫生大会,53个国家的3042位代表参加,并选举产生了国际心理卫生委员会。委员会的宗旨是:"完全从事慈善的、科学的、文艺的、教育的活动,尤其关注世界各国人民心理健康的保持和增进,心理疾病、心理缺陷的研究、治疗和预防,以及全体人类幸福的增进。"

2. 第二次世界大战后到 20 世纪 60 年代末

随着临床医学模式从生物医学模式向生物心理社会医学模式的转变,心理卫生工作的重点从关心身心因素的制约扩展到关注社会因素的影响。

1948 年,在英国伦敦召开第三届国际心理卫生大会,发表了《心理健康与世界公民》的纲领性文件,提出心理卫生的社会化趋向,要求各国心理卫生工作者必须十分重视社会因素对心理健康的意义。同时,还成立了新的国际心理卫生组织——世界心理健康联合会;1949 年,世界卫生组织总部建立了心理卫生处,来自 38 个国家和地区的 100 名专家参加了该处的工作;1961 年,世界心理健康联合会提出心理卫生的工作任务:在生物学、医学、社会学及教育学等各个领域,使居民的心理健康水平得到全面提高。心理卫生工作超出传统的精神病学范畴,正在拓宽它的服务领域。

3. 20 世纪 70 年代至今

随着人本主义心理学的兴起,心理卫生的工作重心从努力提高个体的适应能力到力图全面提高人的心理素质,挖掘人的心理潜能。

### (三)中国的心理卫生简史

中国人早在两千多年前就已注意到了精神因素对于养生的重要性,认识到"恬淡虚无,真气以之;精神内守,病安从来? 智者之养生也,必顺四时而适寒暑,和喜怒而安后处,节阴阳而调刚柔。如是,则僻邪不至,长生久视",即通过修身养性来达到健康和延年益寿的目的。中国古代,关于这方面的论述是很多的。

在我国,科学、系统的心理卫生工作是 20 世纪 30 年代由心理学、教育学、社会学工作者,在学习国外经验的基础上开展起来的。当时,许多大学开设了心理卫生课,1936 年,章颐年著《心理卫生概论》作为大学生用书出版,该书是我国第一部心理卫生学专著。

1936 年 4 月 19 日,我国成立了"中国心理卫生协会",选出了著名教育家吴南轩等 35 位理事,丁瓒首任会长,该会以"保护与促进国民之精神健康及防止国民之心理失常与疾病为唯一之目的,以研究心理卫生学术及推进心理卫生事业为唯一之工作"。协会规定其任务为:①心理卫生之学术研究;②心理卫生资料之收集;③国内外心理卫生实况之调查统计;④关于心理卫生书刊之发行;⑤心理卫生人才之培训;⑥心理卫生问题之解答;⑦国外心理卫生机构之联系。中国心理卫生协会的成立,是中国心理卫生史上的一件大事。但协会成立后的第二年,因抗日战争爆发,其工作就被迫停止。

新中国成立后,心理卫生学随着心理科学及医药卫生事业的发展也有了新的进步。在心理治疗、神经症研究、精神病的病理心理特点、针刺麻醉中的心理问题、智力落后儿童的心理诊断等方面都取得了可喜的成果。1955 年后,心理卫生工作中断。1985 年 4 月,"中国心理卫生协会"重新成立,我国著名精神病学家陈学诗教授当选为理事长,聘请陆定一为名誉理事长。中国心理卫生协会下设心身医学、儿童心理卫生、青少年心理卫生、老年心理卫生、特殊职业群体心理卫生等专业委员会。此外,不少省市也相继成立了心理卫生协会;进一步推动了心理卫生运动在全国范围的推广和普及。

## 二、中国心理卫生工作的现状

目前,中国心理卫生工作就其广度来说,已涵盖社会现实生活的许多层面。心理卫生机构除将心理咨询、心理治疗工作落实到精神科和内、外、妇、儿等临床各科疾病患者身上外,其服务还十分广泛地涉及社会人群；而不同职业的社会群体，如从事交通、煤炭、铁路、石油、教育等的人群也各有自己的心理卫生组织，并针对不同职业群体的职业特点和不同的心理健康特点，提出和实施具有职业特点的心理保健措施；对不同年龄阶段的人群，也开展了老年、儿童、青少年、大学生、中小学生以及妇女等专项心理卫生工作；近几年来，心理卫生工作的范围已扩展到监狱、部队等特殊领域。另外，配合国家政策的贯彻执行，还开展了其他的专项心理卫生服务，如计划生育中的心理卫生工作等。就目前的现状来看，心理卫生事业社会化水平的涉及面很广泛。但是还有一种缺憾，即工作深度尚显不足。调查研究工作多为定量分析，定性研究并不多见，造成心理卫生的干预行动针对性不强。比如儿童、少年问题虽是当前工作的重点，人们花了不少精力去论述其重要性，但由于缺少可靠的定性分类和诊断手段，使矫正指导等工作多半停留在一般化水平上。

现在的中国社会，心理卫生、心理健康等概念已逐渐深入人心。心理卫生工作的直接社会效益是使心理障碍者摆脱痛苦，间接的社会效益是对社会的稳定起到了一定作用，因为这些人可以以新的心态回到工作岗位或家庭中。

此外，我国的心理卫生工作的职业化也正在迅速发展。1999 年中国心理学会和中国心理卫生协会联合起草并下发了《有关心理治疗与心理咨询工作者注册资格的规定》的专门文件，对什么样的人可以从事心理治疗和心理咨询工作做了详细的规定。2001 年我国劳动和社会保障部委托中国心理卫生协会组织有关专家，制订了《心理咨询师国家职业标准》并已颁布试行。

### 三、心理卫生运动的前景

目前，有学者认为，心理健康水平可分为严重病态、轻度失调、常态和很健康四个等级，这就为当今世界范围内心理卫生运动的发展指出了新的发展方向，即心理卫生工作将着眼于正常心理健康状态的人如何从"正常"的心理向"更健康"的心理转化，如何从一般健康的心理水平向更高健康的心理水平转化。

## 第三节　心理卫生学的性质、任务与内容

### 一、心理卫生学的性质

1. 什么是心理卫生学？

关于心理卫生学的概念，众说纷纭。章颐年(1936)认为，心理卫生学是预防精神疾病、促进心理健康的学问；Rosanoff(1938)认为，心理卫生学是研究如何保持心理健康的一门科学；Meng(1960)认为，心理卫生学是旨在保护每个人和整个社会的心理健康的科学与实践；钱苹(1980)指出，心理卫生学是矫治心理失常、预防心理扰乱或保持心理健康的一种科学或艺术；陈仲庚(1982)认为，心理卫生学是研究关于维护人们的心身健康，尤其是预防精神疾病的心理学原则和措施；王登峰(2001)则认为，心理卫生学是以心理学及相关学科的理论为基础，运用行为科学的理论与方法，致力于维护和增进个人及整个国民的心理卫生水平的学科。

总结上述观点，我们认为心理卫生学是研究心理健康的影响因素、作用机制、变化规律以

及维护和促进心理健康的原则和措施的科学。

2.心理卫生学的学科性质

(1)边缘学科

心理卫生学究竟是一门什么样的学科？长期以来,国内外学者的观点是有分歧的,但概括起来有三种主要观点:①心理卫生学是心理学的分支学科,属于心理学范畴;②心理卫生学是卫生学的分支学科,与环境卫生、生理卫生、工业卫生、学校卫生等是姊妹学科,属于预防医学的范畴;③心理卫生学既是心理学的分支学科,又是卫生学的分支学科。

我们认为心理卫生学是一门横跨自然科学与社会科学的、多学科渗透的边缘学科。

(2)应用学科

心理卫生学的目标是维护和增进个体乃至全社会的心理健康,其对心理健康影响因素、机制和规律的研究都是为寻找最经济、最有效的心理卫生措施服务的,无论是知识的宣传教育,还是个别的心理咨询、心理治疗和团体心理辅导,都是心理卫生知识的直接应用。因此,心理卫生学是一门应用学科。

## 二、心理卫生学的任务

国外早期心理卫生工作的主要内容可概括为三个方面:一是初级预防,即帮助正常人健康地生活、学习和工作,避免或消除种种危机和刺激,防止情绪混乱或精神病的发生;二是二级预防,即尽早发现精神已有不正常的人,从而开展较迅速的心理和医学的干预,同时也包括设法缩短病人的病程和降低复发率等;三是三级预防,即防止住院病人的精神异常转为慢性,使他们尽快回到社会生产和独立自主的生活中去,同时设法减轻慢性病人的残疾程度,适当提高他们的社会适应能力。

随着心理卫生运动的发展,心理卫生转向"三级功能",即初级功能——防治心理疾病,中级功能——完善心理调节,高级功能——发展、健全个体和社会。因此,心理卫生学的任务是:研究各种心理疾病的心理评估、心理治疗方法及其效果;研究心理健康形成、发展、变化的规律;研究个体和群体心理卫生问题的特点以及影响因素;研究影响心理健康的各种生物、心理、社会因素的相互关系以及作用机制;研究影响心理的各个方面(如认知、情绪、意志、人格等)的健康的因素及机制;研究促进个体和群体乃至社会的心理健康的有效措施;等等。

## 三、心理卫生学的内容

心理卫生学的内容非常广泛,可以根据不同的维度加以区分:

### (一)按心理健康水平的等级分

如上所述,心理健康水平的等级可划分心理疾病——心理缺陷——心理健康。

1.对于心理健康者,基本采用心理健康教育措施为主

心理健康者同样存在不同形式的心理卫生问题,因此,需要以教育和自我教育的形式维护和增强其心理健康水平,提高其生活质量和社会效能。

因此,心理卫生学的主要任务之一是:研究和普及心理卫生知识、开展心理健康教育,开展家庭早期教育和探索心理自我保健的有效方法。

2.对于心理缺陷者,采用心理健康教育和心理训练相结合的措施

心理缺陷(mental defect)是一类常见的心理不健康状态。心理缺陷者无法保持正常人所

具备的心理适应、调节等平衡能力，明显偏离心理健康范围，但是尚未达到心理疾病的程度。心理缺陷最大的后果是导致社会适应不良，其基本病理机制是心理发育不健全和不成熟，最常见的形式是人格和情感缺陷。心理缺陷者无法适应现代社会生活，尤其表现为人际关系的协调障碍，这种人在社会生活中处于困难、无能为力和心理矛盾烦恼的状态。心理缺陷使个体的心理卫生和心理防卫功能削弱，易诱发多种心理疾病和身心功能紊乱。心理缺陷还会影响个体的学习、工作和生活，严重时会导致心理效能下降，影响个人的前途。

在心理卫生学中，对于心理缺陷的研究，重点放在如何判别心理缺陷并进行有效地矫治两个方面。具体说来，主要包括研究心理缺陷的早期诊断方法、开展心理健康教育的措施、有针对性的心理训练的方法等。

3. 对于心理疾病者，除了心理健康教育和心理训练外，更重要的是施行各种心理治疗，包括精神药物治疗

因此，心理卫生学的任务还包括研究心理疾病的早期诊断方法，探讨合适的心理咨询和心理治疗的方法及疗效，等等。

### (二)按年龄阶段研究与群体类别研究分

因为心理卫生不仅涉及个体的一生发展，而且每个个体都是社会群体的一员，所以心理卫生学研究有年龄阶段研究与群体类别研究之分。

年龄阶段研究是指研究不同年龄阶段的心理卫生，发现其中常见的心理健康问题，研究其影响因素，提出相应的心理卫生原则，探讨预防和干预的措施，等等。

群体类别研究是指研究不同群体的心理卫生，发现如教师、学生、医生、护士、驾驶员、海员、煤矿工人等各个不同群体的常见的心理健康问题及其影响因素，分别提出相应的心理卫生原则、方法和途径。

### (三)按宏观研究与微观研究分

宏观研究是指着重研究与环境特别是社会环境有关的心理卫生问题，如社会变革、转型、城市化、人口膨胀、拥挤等与心理健康的关系；人际关系对心理健康的影响及其规律；大众传媒对心理健康的影响；跨文化心理卫生研究；等等。

微观研究是指着重以个体为中心来进行研究，如研究个体的自我意识心理卫生、情绪心理卫生、人格心理卫生、学习心理卫生、人际交往心理卫生、恋爱心理卫生、性心理卫生、工作心理卫生等。

心理卫生学的上述三个不同维度的研究内容是有重叠与交叉的。本书的结构体系正是以微观研究内容为主线，同时还包括了其他如宏观、纵向等的研究内容。

考虑到本书可作为大学生的心理卫生学教材，因此，有关大学生心理卫生的内容有较多涉及。因为，当代大学生的健康目标是追求一种人生更积极的境界、更高层次的适应和更充分的自我实现，大学生可以通过掌握心理调节技术，实现心理的自我调整，培养良好的应对能力，以应对各种挫折和压力，从而使自己的生活充满生机和意义。

（沈晓红、陈炜、王伟）

# 2 主要理论

## 第一节 精神分析理论

### 一、精神分析理论的产生

弗洛伊德出生在奥地利摩拉维亚的弗莱堡（现属捷克）的一个犹太人家庭。4 岁时随全家迁居维也纳，此后一直居住在那里。弗洛伊德 17 岁时便以优异成绩被保送进入维也纳大学医学院，他智力超群、勤奋好学、兴趣广泛，于 1881 年获得医学博士学位。1882 年他以一名临床神经病医生的身份开始私人营业。著作有《梦的解析》、《精神分析引论》等。弗洛伊德受欧洲近代学术界对无意识动力作用探讨以及他本人的自然科学和医学背景的影响，提出了精神分析理论。1908 年，他成立了维也纳精神分析学会，1910 年发展为国际精神分析协会。他迅速蜚声全欧，并被邀赴美讲学。他的学说震动了医学界。1912 年，他系统地阐述了潜意识理论。认为一种想法被意识界所压抑时，仍存在于潜意识界之中，并可成为隐藏的动机。1920 年，他重申求乐—不求乐原则，即寻找快乐的冲动与外界严峻的现实之间的顺应过程；还重申内在稳定是一种心理活动，能使紧张降到最低水平。

西格蒙德·弗洛伊德
（Sigmund Freud,1856—1939）

当弗洛伊德 80 岁诞辰来临之际，全世界 200 多位科学艺术家致信祝贺，他们说："如果世间有什么行动可以被永远铭记的话，那就是对人类心灵的洞察。"1939 年 9 月 23 日，弗洛伊德——"有史以来第一位正视人类心灵问题的人"卒于伦敦。

精神分析理论的形成可以分为三个时期。1895 年，弗洛伊德与布鲁尔合作出版了《癔病研究》（Freud,1895）一书，该书被认为是精神分析论的开端。由于弗洛伊德坚持认为性冲突是癔病的根源，此书在当时引起了不少的非议。第二个时期以《梦的解析》（Freud,1900）一书的出版为标志，进一步扩展了精神分析理论。该书后来被许多人推崇为弗洛伊德最伟大的著作，被译为多国文字，在全世界广泛流传。但在当时，此书却遭到了大量的批评，八年间只售出 600 册。《梦的解析》出版后，精神分析运动逐步发展起来。第三个时期是从《超越快乐原则》

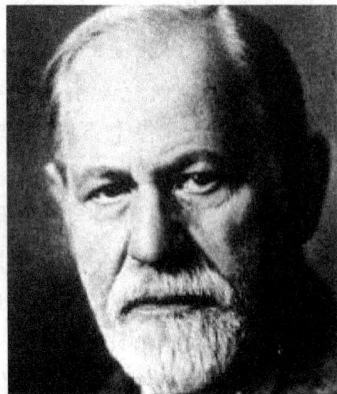

(Freud,1920)一书出版直至他去世。这一时期弗洛伊德进一步发展和改进精神分析理论,并试图将这一理论应用于解决社会问题。

弗洛伊德的精神分析理论包括意识与潜意识、人格结构、防御机制、性心理发展、梦的理论和错误心理学等理论。从提出精神分析理论以后,他一直在不断地改进并使之发展成为解释人类动机和人格的理论。他的精神分析理论不仅影响了心理学的发展,也几乎影响了现代人类文化的各个方面。弗洛伊德不仅自己享有世界性的盛誉,而且还培养了许多颇有名望的学生。他的学生们对弗洛伊德的精神分析理论的许多方面加以修正和改善,包括一些经典的宗旨和信条。所以弗洛伊德的理论也被称为经典精神分析(classical psychoanalysis)理论,而其学生们的精神分析理论则被称为新精神分析(neo-psychoanalysis)理论。

## 二、经典精神分析理论的主要内容

### (一)意识层次理论

弗洛伊德把人的精神划分为三个部分,即潜意识、前意识和意识,并借用费希纳的冰山模型把它们比喻为海上冰山的三个不同部分(图 2-1)。

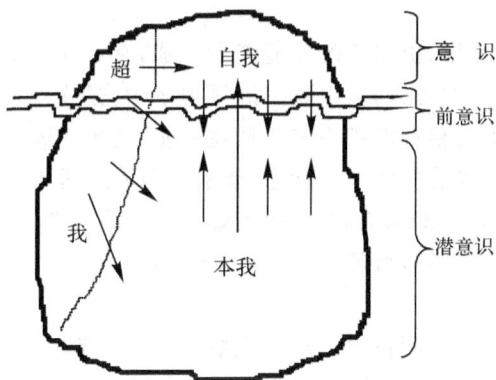

图 2-1　精神分析理论结构示意图

1. 意识(conscious)

意识是人的精神中最表层的部分,由人的主观经验和心理内容所组成,能随时想到和清楚地觉察到,是与语言(即第二信号系统)有关的那一部分心理活动。它包括人们当前注意到的清晰的感知觉、情绪、意识和思维等心理活动。其特点是具有逻辑性、时空规定性和现实性。意识是图 2-1 中冰山露出海平面的那一小部分。

2. 前意识(preconscious)

前意识介于意识和潜意识之间,是由那些目前虽不在意识领域,但我们加以注意、经过努力就能觉察到而进入意识领域的主观经验所组成。潜意识的欲望要进入意识界,首先要经过前意识的审查和认可。前意识在一定意义上充当稽查者的角色,不允许那些使人产生焦虑的创伤性经验、不良情感以及为社会道德所不容的原始欲望和本能冲动进入意识领域。其工作是除去不合适的潜意识内容,并把它们压回到潜意识中去。在弗洛伊德看来,意识和前意识虽有区别,但却没有不可逾越的鸿沟,前意识中的东西可以经过回忆进入到意识中来,而意识中的东西当没有被注意时,也可以转入前意识之中。因此,可以把它们看成同一个系统,意识与潜意识系统相互对应。前意识在图 2-1 中介于海平面的上下,随着波浪的起伏时隐时现。

### 3. 潜意识(unconscious)

潜意识或称无意识,是精神分析理论的一个主要概念,指个人不能觉察到的心理现象。弗洛伊德把它定义为不曾在意识中出现的心理活动和曾是意识的、但已经受到压抑的心理活动。潜意识包括人的原始的盲目冲动、通过种族遗传得到的人类早期经验、各种本能活动和被压抑的愿望、被意识遗忘的童年经历、不合伦理的各种欲望和感情等。它虽然不被个体觉察,但可以多种形式表达,如梦境、口误、笔误等。潜意识对人的思想和行为影响极大,弗洛伊德认为它是人类精神结构中最简单、最低级、最基本的因素,也是一种被压抑的强大的内驱力,具有努力进入意识状态的冲动,并且是生物性本能能量的仓库,是人类一切活动的动力源泉。潜意识的来源少部分是由意识压入的,但大部分是从未意识到的心理活动。它有力地操纵着我们的思想和行为,尽管人们的行为看起来出自意识,但真正起作用的却是潜意识。潜意识就是图 2-1 中海平面以下的冰山部分。

### (二)人格结构理论

弗洛伊德于 1923 年建立了精神分析理论中正式的人格结构模式,用本我、自我和超我来描述人类的人格。

### 1. 本我(id)

本我指原始的、本能的元素,由原始的本能能量组成,存在于潜意识的深处。本我是人格中最难接近,同时又是最有力的部分,它潜藏在潜意识之中,是人所有精神活动所需能量的储存库。弗洛伊德提出本我中的精神能量主要包括性本能、破坏欲等,有即刻要求满足的冲动倾向。本我不能忍受同肉体需要有关的紧张状态,要求立即消除紧张,立即满足肉体的需要。其控制机制是"快乐原则"(pleasure principle),代表着极端享乐主义。本我的心理过程是非理性的,不遵循现实的逻辑思维和推理,可超越时空,不顾后果。

### 2. 自我(ego)

自我是人格中现实的、符合理智的部分,在人格的结构中起中介作用,是人格的执行部门。自我的一部分位于意识,一部分位于潜意识之中,是由本我分化出来的,其能量也来自本我。自我的动力,一方面来自本我为了满足本能的冲动和欲望,另一方面,它又要顺应外在的现实环境,按"超我"的要求,采取社会允许的方式,指导自己的行为。自我依照现实的可能性来满足本我的要求。弗洛伊德把自我与本我的关系比喻为马和骑手的关系。马能提供能量,而骑手则调节、引导和改变能量的方向。自我在本我与现实之间、本我与超我之间起调节作用。可见,自我是人格结构中维护统一的关键因素,如果自我力量不够强大,则难以协调各种力量,使之保持平衡。自我是理智的,按"现实原则"(reality principle)调节和控制本我的活动。

### 3. 超我(superego)

超我是与伦理道德行为相联系,在长期的社会生活中内化形成,是人格中最文明、最有道德的部分。超我是人格道德的维护者,它告诉人什么是是非善恶。自我在满足本我欲求时,超我就像一个监督者或警察,对人的动机行为进行监督管制,用良心和自豪感去指导自我,限制本我的冲动,设法引导自我走向更高尚的途径,使人格符合社会要求。超我按"至善原则"(principle of ideal)行事。

弗洛伊德曾经说,自我就像是三个暴君统治下的臣民,生活十分艰苦,这三个暴君分别是外部世界、超我和本我。三个统治者的要求常常是背道而驰,有很大差距,但自我却要尽力调和三位统治者的要求,力图使三者的要求都得到满足,以便得到一种相对平衡的状态,这就难怪使自我常因任务太重而被压垮。弗洛伊德还认为,整个人格的能量是一定的,如果自我得到了能量,那么本我和超我就会失去能量。一个人的行为取决于能量在三个系统中的不同分布。如果大部分能量被超我控制,这个人的行为就很有道德;如果大部分能量被自我支配,这个人就表现得很实际;如果大部分能量还停留在本我,这个人的行为就表现出原始冲动性。

### (三)心理动力理论和人格发展理论

弗洛伊德把人看作是一个复杂的能量系统,并把该能量的源泉称为力比多(libido)。力比多是指代表各种无意识本能的生物能量,被称为内驱力,主要是指性本能。这里的性本能是广义的,是指所有能引起身体快感的欲望,包括性欲。性本能具有很大的动力,弗洛伊德认为,人格的发展是靠性本能推动的,所以精神分析理论又被称为心理动力理论。

人格有其发展过程,是沿着从出生到成年的先后顺序阶段性进行的。弗洛伊德把人格的发展阶段命名为性心理发展期(psychosexual stages),以强调性本能在人格形成中的重要性。人格的形成要经历五个时期:①口腔期,指从出生到一岁半左右的时期,婴儿主要从吸乳即从刺激口腔中得到快感。②肛门期,指从一岁半到三岁,幼儿从自主控制大小便,体验到排便后的快感,从大人的表扬中获得快乐。③性器期,指三岁到五岁,儿童开始注意到两性之间存在性器官的差别。④潜伏期,指六岁到十二岁,儿童的快乐来自丰富多彩的学习、游戏、交友等外界活动,把性欲转向外界。⑤生殖期,青春期开始,通过正常两性间的性行为得到满足。

弗洛伊德认为,个人的完善和人格的健康,取决于人格各部分关系是否和谐一致,以及个人与其必须生存的现实世界是否协调。产生适应不良是由于在心理性欲发展的某个或某几个阶段中遭遇过多或过少的挫折,导致力比多能量投注不均而产生心理疾病。如婴儿口腔期的欲望因某种外界因素遭到挫折(如断乳过早等),可能就会产生固着现象,年龄增长后,仍可能停留在以口腔活动(如贪食、接吻、嚼口香糖等)的方式来减轻焦虑,这被称为口腔期人格。

### (四)冲突、焦虑和防御理论

弗洛伊德认为,人格内部冲突是不可避免的,随着矛盾冲突的加剧,人就会产生心理焦虑。焦虑对人有积极的一面,如果冲突过于激烈,而自我无法应付,就会导致人格的分裂和精神障碍。

弗洛伊德认为人有三种焦虑。第一种是现实的焦虑,它是人觉察到周围环境中存在的现实危险所产生的内心紧张、不安和恐惧。第二种为神经症性焦虑,它因担心由于失去对本我的控制所产生的潜在危险而形成。第三种焦虑称为道德焦虑,它是由于意识到自己的思想行为不符合道德规范而产生的良心不安、羞耻感和有罪感。

为了减轻或消除人格内部的冲突,降低或避免焦虑,以保持人格的完整和统一,自我发展了许多保护性机制,弗洛伊德称之为自我防御机制。主要的防御机制有压抑、否认、投射、反向形成、合理化、转移、幻想、退行、认同、升华等(参见第13章:压力与应对)。

### (五)释梦理论

弗洛伊德把对梦的解释看成是通往认识潜意识的捷径,释梦理论是精神分析理论的支柱之一。弗洛伊德认为,所有的梦都是愿望的满足,梦里充满了用各种象征伪装起来的潜意识动机。由于人的潜意识愿望属于人性中的一些恶念,被自我和超我所禁止,因而只能以伪装、歪曲的形式出现在梦中。梦的解释就是从梦境中探询其隐意,了解潜藏的内容和涵义。精神分析师可以通过释梦了解病人的潜意识,为神经症的治疗提供有价值的信息。

### 三、新精神分析理论

新精神分析理论主要是在 20 世纪 30 年代后从经典精神分析理论中分化出来的,它的一些基本概念、原理和方法没有脱离弗洛伊德的体系,但对经典精神分析理论有所变通、修正和扩充。新精神分析理论的代表有阿德勒(Adler A)的个人心理学(individual psychology),容格(Jung C)的分析心理学(analytical psychology),霍妮(Horney K)、沙利文(Sullivan HS)和弗洛姆的精神分析社会文化学派,以及埃里克森(Erikson E)的自我发展理论等。

新精神分析诸学派在理论上各有侧重点,但在对经典精神分析理论的修正上却有共同之处,即反对弗洛伊德的本能论和泛性论,强调社会文化因素对人格形成的重要作用;反对先天本我的作用,强调后天自我的作用;反对先天生物决定论的悲观主义,而对自身能力持乐观态度;不仅重视儿童早期的经验,而且要探讨人的一生发展。

### 四、精神分析理论的意义及局限

以潜意识为中心的精神分析理论的形成,对科学心理学产生了革命性的影响,而且这种影响远远超出了心理学和精神医学的范围,对西方的哲学、伦理学、法学、人类学、文学艺术乃至整个西方文化都产生了深远的影响,成为西方学术领域与社会文化中的一个重要思潮。为此,美国心理学家 G·利克把弗洛伊德的精神分析看成是 20 世纪心理学发展的"第一动力"。该理论在心理学发展史中,是影响最为深远的。精神分析理论的提出,不仅消除了对心理障碍的神秘感和超自然解释,还开创了全新的研究领域。弗洛伊德根据自己的临床治疗实践所提出的一整套精神分析疗法一直是心理治疗中一股强大的力量。但是,精神分析理论也存在很多局限性。首先,弗洛伊德是一位精神病学家,其观察的对象大多为精神病人,过分依赖非常态或变态的心理材料,而忽视了对正常人特别是健康人的人格资料的收集与研究,难以揭示人格的本质与规律,导致对人的片面理解,把人看成是不健康的或残缺的,因此,后来人本主义心理学家批判弗洛伊德精神分析是"残缺的心理学"。其次,有关本我、自我、潜意识、力比多等基础概念都是一些抽象的不可测量的东西,具有不精确性和缺乏操作性,因而难以通过实证的研究来加以验证。再次,在意识与潜意识的关系问题上,精神分析理论过分强调潜意识心理冲突的作用,贬低意识过程。虽然潜意识过程是人的精神领域中的一个重要方面,它对人的意识活动会产生重要作用,但是不能否认意识才是人的精神生活的最主要方面。最后,精神分析理论过分强调早期性本能的压抑是人格发展不健全的主要原因,对心理现象做还原论和决定论的解释,将人的高级心理活动简单地归结为低级的生物物理运动,从而导致在人性问题上持悲观的态度。

# 第二节　行为学习理论

### 一、行为学习理论的产生

1913 年,美国心理学家华生发表了《行为主义者所认为的心理学》一文,标志着行为学习理论(behavioral psychology)正式诞生。华生被认为是行为主义心理学的创始人。对许多实

验心理学家来说,精神分析有两个致命的弱点,一是用语模
糊,不可能对它进行精确研究;二是难以对行为作出精确的
预期。华生极度不赞成用内省的方法来探讨人的心理,也批
评精神分析理论对人类行为做出的模糊不清的解释。华生
认为,心理状态是不可观察和不可测量的,心理学应该是使
用客观科学的方法来研究看得见的行为的科学。华生认为
心理学应该是自然科学,只能用客观的方法进行研究,那些
依靠内省和精神诠释来推测人的心理活动、意识内容、精神
现象以及认识过程的研究不仅是靠不住的,而且会使心理学
陷入莫衷一是、众说纷纭的困境。华生所倡导的行为学习观
不仅迅速成长壮大,几乎成为20世纪20年代到60年代美国
心理学界占统治力量的模式,它的影响传播到世界各地,使
客观心理学运动在这一时期几乎漫布心理学界的每一间实
验室。

华生
(Watson JB, 1878—1958)

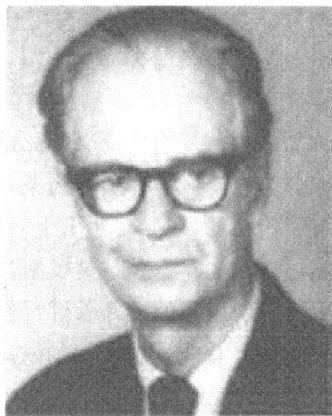

　　美国心理学家斯金纳也是行为主义理论的代表人物之
一。斯金纳排斥任何理论探讨,包括对人格结构和人性潜能
的探讨,并排斥进行机体内部机制的研究,只研究环境事件
和行为之间的联系。斯金纳坚持极端的决定论,深信行为完
全是由其后果(奖励或惩罚)决定的。他认为,通过可观察的
环境和行为之间的函数分析就能获得机体的完整信息。

　　行为学习理论认为,心理学的任务是研究机体对环境中
的刺激作出的反应,人的行为是环境学习的结果,学习的方
式包括经典条件反射、操作条件反射和社会学习。行为心理
学家用实验的方法来搜集材料,用学习理论来解释人的正常
和异常行为。

斯金纳
(Skinner BF, 1904—1990)

## 二、行为学习理论的主要内容

### (一)行为学习理论的内涵

　　行为学习理论研究人类的整体行为,包括人的正常行为和变态行为,外显行为及其伴随的
心身反应。它通过对行为的研究形成基本发现、定律、法则和理论,并在一定程度上指导着行
为治疗,推动着临床心理学的进展。

　　对"行为"一词的理解有一个发展的过程。华生在创建行为主义心理学时,认为行为是指
个体活动中可以直接观察的部分。而人的心理和隐藏在内心的欲望、驱动力、主观体验、意识、
心理冲突等,都无法进行直接的观察和了解,不能用科学的方法来研究,这些都不属于行为,不
属于应该研究的对象。新行为主义学家斯金纳扩大了行为的含义,将其理解为个体内在、外在
的各种形式的运动,也包括主观体验、意识等心理活动和内脏活动。不仅外显的行为动作可以
进行观察和研究,那些内在的心理活动和内脏活动也可以通过一定的途径被观察和研究。

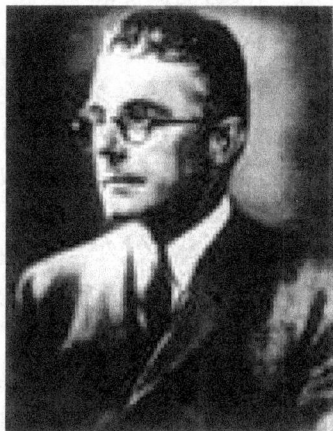

### (二)经典条件反射

1. 背景和实验过程

俄国生理学家巴甫洛夫因在消化系统生理学方面取得的
开拓性研究成果获 1904 年诺贝尔生理学或医学奖。

巴甫洛夫认为,人和动物的心理活动,包括人的一切智慧、
行为和随意运动,都是在无条件反射基础上形成的条件反射。
他把条件反射视为机体与外部世界相互作用的要素,主张采用
条件反射这一客观的实验方法来科学地研究主观心理现象,强
调一切主观活动都是由客观外界所决定的,坚持机体与环境、
心理与生理、主观与客观的辩证统一。

20 世纪初,巴甫洛夫进行著名的条件反射实验研究,创建
了经典条件反射(classical conditioned reflex)。经典条件反射
揭示了一个原本不能引起特定行为反应的无关刺激是如何通

巴甫洛夫
(Pavlov IP,1849—1936)

过学习变成能够引起反应的信号刺激的过程。其实验过程大致为:用食物刺激使狗的口腔产
生唾液分泌反应,再让铃声与食物同时出现,经过一段时间的结合以后,单纯给予铃声刺激,也
会引起狗的唾液分泌。

在此实验中,食物是非条件刺激(unconditioned stimulus),它所引起的唾液分泌反射过程
被称为非条件反射(unconditioned reflex)。铃声被称作条件刺激(conditioned stimulus),它引起的
唾液分泌的反射过程被称为条件反射(conditioned reflex)。非条件反射是本能行为,不是由后天
学习所获得的,例如婴儿出生后即有吮吸反射和拥抱反射等。条件反射是由后天学习获得的,因
而是习得行为。这种条件反射过程不受个体随意操作和控制,故属于反应性的行为。为了区别
于后来发展起来的操作条件反射,被称为经典条件反射。在实验中,狗通过经典条件反射机制学
会对一些具有信号意义的刺激做出应答性行为,来适应环境。

2. 相关规律

(1)强化(reinforcement):指环境刺激对个体的行为反应产生促进作用。如果两者结合的
次数越多,条件反射形成就越巩固。例如,在儿童和小白兔玩耍的过程中给予强噪声刺激,在
小白兔和强噪声结合多次以后,儿童就会对小白兔产生恐惧反应,小白兔和强噪声结合的次数
越多,儿童对小白兔产生的恐惧反应就越巩固。

(2)泛化(generalization):指由于反复强化的结果,某些与条件刺激相近似的刺激也可以
引起条件反射。如上面提及的对小白兔产生恐惧反应的儿童,不仅对小白兔会产生反射性恐
惧,而且对白色的毛绒玩具甚至留长胡子的老爷爷也会产生恐惧。

(3)消退(extinction):指非条件刺激长期不与条件刺激结合,已经建立起来的条件反射消
失的现象。如小白兔与强噪声长期不结合,儿童对小白兔的恐惧就有可能消退。但国外有研
究认为,躯体的不愉快条件反射一旦形成,一般较难消退。其原因是条件刺激引起条件性躯体
反应时,个体会随之产生回避行为以减轻这种躯体反应,反而使原有的条件刺激与躯体反应之
间的经典条件反射耦联关系保存下去,从而不易产生消退作用。

3. 经典条件反射理论的意义

经典条件反射理论强调环境刺激对行为反应的影响。许多正常的行为现象和异常的行为
现象据此理论都可以得到解释,并且该理论还发展出一些心理治疗方法,如系统脱敏疗法的原

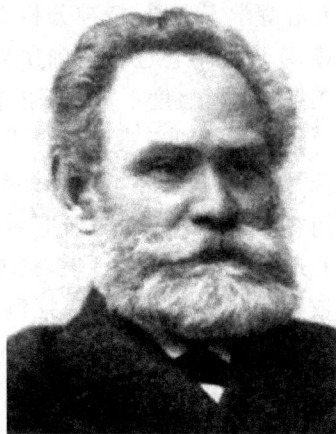

理就是建立条件反射性的松弛反应,以帮助患者克服"习得性"的紧张行为反应。

**(三)操作条件反射**

1.背景和实验过程

操作条件反射理论来自于桑代克和斯金纳等人的动物实验。操作条件反射实验提示的是动物如何学会一种适应于环境的自主行为。斯金纳于1953年运用"斯金纳箱"(Skinner box)(图2-2)进行了操作条件反射的经典实验。实验过程大致为:在一个舒适的鼠箱壁上安装着一根能活动的横杆,它的下面正对着一只小食盘和喷水口。在实验中,小鼠在饥饿刺激下会产生一系列的行为反应,但是当小鼠的前爪有意无意地搭在横杆上时,一粒食物丸就会自动落入食盘中,慢慢地,小鼠就逐渐学会了主动按压杠杆这一取食行为。在此实验中,食物对小鼠来说是一种奖励,食物奖励就是对按压杠杆行为的强化。同样,在回避操作条件反射实验中,动物受到电击后会产生一系列行为反应,如果其中的一种行为反应出现即可获得撤销电击

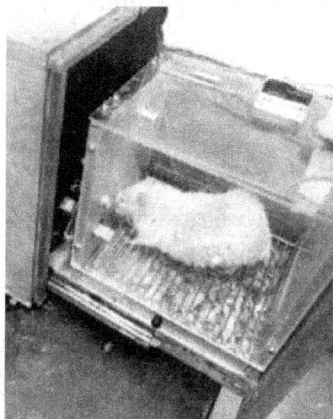

图2-2 斯金纳箱

的结果,那么撤销电击这个结果对回避行为有强化作用,动物就学会了这种回避行为。

这两个实验反映了一种现象,即当某一行为反应出现时,如果总是能获得某种积极的后果(如食物或撤销电击),那么个体就会逐渐学会对这种行为反应的操作,这就是操作条件反射。由于这里的操作条件反射是个体对工具操作的学习,为了区别于后述的内脏操作条件反射,故又称为工具操作条件反射。

2.相关规律

(1)正强化(positive reinforcement):指行为的结果导致积极刺激增加,从而使该行为增强。如食物奖励使小鼠按压杠杆的行为增加就是属于一种正强化。

(2)负强化(negative reinforcement):指行为的结果导致消极刺激减少,从而使该行为增强。如小鼠的回避条件反射实验结果。

(3)消退(extinction):指行为的结果导致积极刺激的减少,从而使该行为反应减弱。例如,拆除小食盘,使小鼠按压横杆后不再有食物丸的出现,则小鼠按压横杆的行为就会逐渐消退成学习之前的偶然行为。

(4)惩罚(punishment):指行为的结果导致消极刺激的增加,从而使行为反应减弱。例如,厌恶疗法中,个体在出现酒瘾、烟瘾、性变态、强迫观念等不良行为时,立即给予电击、呕吐药物等痛苦刺激,就可以达到使不良行为减少的治疗目的。

3.操作条件反射理论的意义

操作条件反射与经典条件反射不同,它重视行为反应结果对行为本身的影响。这一理论显示,任何与个人需要相联系的环境刺激,即各种理化的、生物的、心理的和社会的变化,只要反复出现在某一行为之后,都可能对这种行为产生影响。人类的许多正常或异常行为,如良好的卫生习惯或物质依赖等,都可能由操作条件反射机制形成或改变。

**(四)内脏操作条件反射**

米勒(Miller NG,1909—2002)于1967年进行了内脏学习实验,证实了内脏反应也可以通过操作性学习得以改变,是操作性条件反射的另一种形式。

在内脏学习实验中,米勒首先对动物的某一种内脏反应行为(例如心率下降)给予食物奖励进行强化,经过一段时间的训练,动物逐渐学会了"操作"这种内脏行为,使心率下降。但奖励过程也可以使动物形成全身骨骼肌放松的工具操作性条件反射,从而使心率下降,故必须消除骨骼肌系统对内脏学习实验的影响。米勒采用肌松剂麻痹动物骨骼肌系统,同时施以人工呼吸,并改用"愉快中枢"的电刺激作为奖励,或以撤销痛苦电击方法作为负强化手段,重新进行内脏学习实验。实验得到了同样的结果,说明确实存在内脏操作条件反射现象。

内脏操作条件反射的建立,使我们认识到可以有意识地控制自己的内脏活动,并且可以解释个体在某些意识条件下为何能产生心动过速、血压增高、肠蠕动增加以及哮喘等症状。据此,米勒还发展出了生物反馈技术用于心理治疗。

### (五)社会学习理论

美国心理学家班杜拉(Bandura A,1925—)创立了社会学习理论(social learning theory)。社会学习理论把信息加工理论和强化理论综合起来解释个人的行为。班杜拉认为,不能像精神分析学派那样把行为仅仅归因为人内部的潜意识冲突,也不能像有些行为主义学派那样仅仅归因于外部环境的刺激,而是应该把行为归因于外部环境与主观因素的共同作用。人们在没有强化的作用下仍然能通过观察和模仿学会各种行为。这种观点近似于我国的"近朱者赤,近墨者黑"和"榜样的力量是无穷的"。班杜拉的社会学习理论包含以下几个要点:

#### 1. 交互决定论

个体的行为在某种程度上是个体与环境相互作用的结果,而不是上述两个因素中的任何一个因素单独起作用的结果。行为、个人因素与环境因素是互相连锁、交互作用的。

#### 2. 示范作用

个体在观看他人的行为后就可以学会新行为。示范作用包括四个过程:①注意过程,只有当观察者注意到示范者的行为时,模仿才有可能,而决定从示范者那里选择吸收何种信息的影响因素,又包括行为的价值、行为主体的地位、观察者的兴趣等;②保持过程,以某种象征性的形式保持原先观察到的信息,即输入信息;③动作复现过程,将输入的信息转化为动作的再现;④动机过程,观察者对示范者行为的注意受动机的影响,根据动机的强弱来增加或减少习得的行为。

#### 3. 替代性强化

观察者在学习过程中,不必直接接受外在的强化,只要看到效仿对象的行为受到强化,就如同自己也受到了强化。

## 三、行为学习理论的意义与局限

行为学习理论主要包括经典条件反射、操作条件反射和社会学习理论等,明确地认为除少数天生具有的本能行为(非条件反射外)外,绝大多数行为都是通过学习而习得的。在研究方法上,行为学习理论采用一系列科学的方法,注重实验研究、客观观察和测量,比精神分析理论显得更为客观和科学。并且,行为学习理论的产生为心理治疗提供了一系列操作性强的治疗技术,如系统脱敏疗法、厌恶疗法、暴露疗法、满贯疗法、塑造疗法等。

但是,行为学习理论也有它的局限性。经典条件反射和操作条件反射理论都来自于动物实验的研究,社会学习理论也是基于对特定现象的分析假设。它对人的行为的解释也过于简单化,忽视人性、人的意识和人的主观能动性对行为的影响作用。因此,其对人类行为的解释也有不完善之处。

# 第三节  人本主义理论

## 一、人本主义理论的形成

人本主义理论兴起于 20 世纪 50—60 年代,领袖人物之一是美国心理学家马斯洛。人本主义心理学的兴起有一个较长的酝酿过程,有着广阔的历史背景。当时,精神分析学者视人类为由本能和文化两者之间冲突的牺牲品,行为主义者认为人类只是一种由环境塑造其行为的生物有机体,贬低了人的意识和人格等有价值的品质,抹煞了人与动物的根本区别。人本主义心理学家既反对弗洛伊德的生物还原论,也反对行为主义的机械决定论。以马斯洛为首的一批心理学家便开始创立一门研究人类积极本性的心理学——人本主义心理学。人本主义心理学认为,心理学的首要研究对象应该是具有社会经验的人,研究重点是个人的创造性、个人实现及其对个人和社会的意义的问题,研究人的经验、价值、欲求、情感、生命意义等重要问题;并且主张要以正常人为研究对象,其目的是促进个人的健康发展,提高个人的尊严和价值以达到自我实现的目的。人

马斯洛
(Maslow AH,1908—1970)

本主义心理学家反对实证主义的研究方法,他们认为用实验的方法得出的数据并不能充分地描述一个人内心的力量、情感和特征。在人本主义理论指导下,心理学家发展出了一种新的心理治疗方法,即来访者中心疗法。

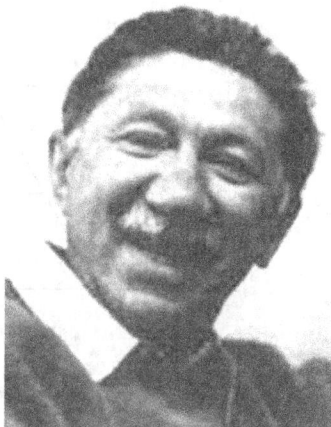

## 二、人本主义理论的主要内容

### (一)马斯洛的需要层次理论

马斯洛在 1943 年出版的《人类动机的理论》一书中提出了需要层次理论。他把人类的动机称为需要,人类价值体系中有两类需要:一是本能需要,称为低级需要或生理需要;二是潜能需要,称高级需要或心理需要。这两类需要分五个层次,并以金字塔的结构形式排列。他认为,人类的行为是由一系列具有生命意义的内在需要所驱动的,人的意识受占优势的需要所支配,这些需要使人处于不满足的状态。需要有高级和低级之分,低级需要获得满足或部分满足后,另一种相对高级的需要就会出现,并要求得到满足。需要满足的方向是走向自我实现。但高级需要得到满足后,低级需要并没有消失,只是其作用降低了。缺乏需要会引起动机缺乏,而且当需要一旦得到满足,紧张得以消除,兴奋性降低,也会失去动机。马斯洛列出了五种相互关联的人类需要,按其强弱和先后出现的顺序形成一个层次结构,依次为生理需要、安全需要、归属和爱的需要、尊重需要和自我实现的需要,如图 2-3 所示。

1. 生理需要(physiological needs)

生理需要是人的需要中最基本、最强烈、最具有优势的一种,是对生存基本条件(如对水分、食物、空气、睡眠和性等)的需求。

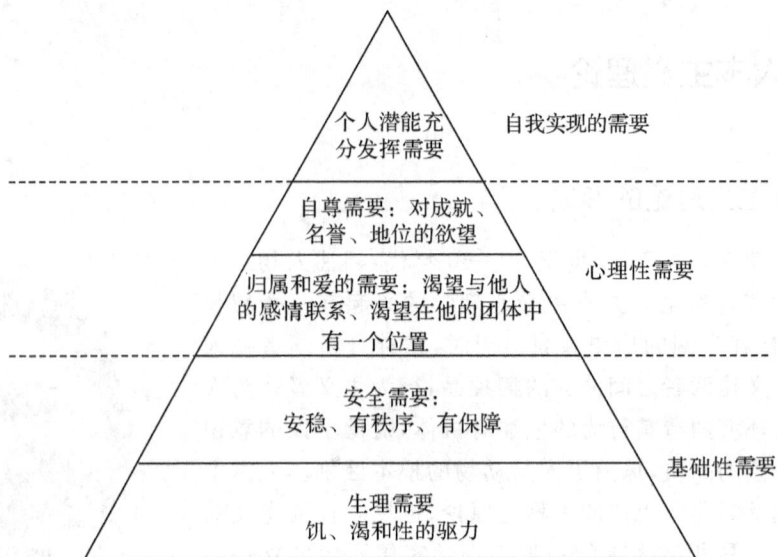

图 2-3　马斯洛的需要层次模式

**2. 安全需要**(safety needs)

安全需要指对稳定、秩序、受保障、受保护、摆脱恐惧和焦虑的需要。

**3. 归属和爱的需要**(belongingness and love needs)

归属和爱的需要指对爱情、友情、归属感和摆脱孤独的需要。马斯洛认为，爱是一种人间健康的、亲热的关系，包括互相信赖。爱的需要得不到满足会抑制儿童生长，爱的需要受到挫折是心理失调的主要原因。爱就像盐和维生素一样不可缺少。

**4. 尊重的需要**(esteem needs)

尊重的需要指对自尊和受别人尊重的需要。自尊包括对获得信心和能力、成就和自由等的愿望。受他人的尊重包括得到威信、承认、地位、名誉和赏识。如果这种需要受挫，就会使人产生自卑感、软弱感和无能感。

**5. 自我实现的需要**(self-actualization needs)

自我实现的需要位于需要层次之巅，是人类需要发展的高峰。所谓"自我实现"，就是要求充分发挥个人的潜力和才能，更充分地把握和认可自身内在本性，倾向于使个人自身得以统一、完整和协调。这种需要是希望自己成为所期望的人物，使自己的潜能、创造力、理想得以实现。

马斯洛的需要层次理论存在许多争论，比如在社会实践活动中，并不是只有低级需要得到满足后才会产生高级需要，它可以是多种形式和多种层次的需要同时存在。但是需要满足从低级向高级发展的趋势，反映了一般人共同的心理过程，在一定程度上反映了人类的行为规律。

**(二)罗杰斯的自我实现理论**

人本主义理论的另一位代表人物是美国心理学家罗杰斯。罗杰斯的突出贡献在于创立了一种人本主义心理学理论体系，尤为提倡尊重人的客观权利，培养人的人格、创造精神，强调人的自我发展。罗杰斯认为每个人都生而有之地具有自我实现的趋向，当由社会价值观念内化而成的价值观与原来的自我有冲突时便引起焦虑,为了对付焦虑,人们不得不采取心理防御,这样就限制了个人对其思想和感情的自由表达,削弱了自我实现的能力,从而使人的心理发育处于不完善的状态。而罗杰斯创立的来访者中心治疗的根本原则就是人为地创造一种绝对的无条件的积极尊重的气氛,使来访者能在这种理想气氛下,修复其被歪曲与受损伤的自我实现潜力,重新走上自我实现、自我完善的心理康庄大道。

罗杰斯积极的、人本主义的心理咨询和治疗方法在卫生、教育、宗教、商业等领域中应用广泛。罗杰斯的自我实现理论是建立在两个重要的理论假设基础上的,一是人的行为是由每个人独一无二的自我实现倾向引导着的,二是所有人都需要被积极地看待。

对于自我的理解,罗杰斯认为,所有的人都生活在他们自己的主观世界中,决定人的行为的是现象的存在,而不是物质的存在。这种现象的存在有的与个体自身有关,有的则与自身

罗杰斯
(Rogers CR,1902—1987)

没有直接关系。其中,前者就是个体的自我,即自己对自身特点以及自己和他人关系的认识。相对于自我概念,罗杰斯又提出了理想自我(ideal self)。理想自我是指一个人所希望的自我形象。理想自我与自我之间的差别是衡量一个人心理是否健康的指标。

罗杰斯在大量的临床实践中发现,人们可以透过一个人对自己的描述来发现其自我。自我概念有以下几个特点:①自我概念属于对自己的认识范畴,包括对"我"的特点的知觉以及与"我"有关的人和事物的知觉;②自我的知觉模式是相当稳定的,具有组织性、连贯性、整体性和一致性;③自我不是个体头脑中的另一个人,而是那些与自己有关的经验表征;④自我主要是有意识的或可以进入意识的那部分经验,它通常可以被察觉。

自我不是与生俱来的,有一个发展的过程。随着儿童掌握"我"这个词,产生对"我"和其他人的"我"与生活各方面关系的知觉时,就会慢慢分化出自我概念。自我的形成和发展有赖于个体和环境互动的许多因素,包括:①自我概念需要通过社会交往来获得。在与父母、兄弟姐妹、朋友等互动时,才会逐渐发展出建立在别人评价上的自我概念。②情感的需求。要发展对自我的好感,就必须在生活中得到有他人的温暖、关心、尊敬、认可等积极的情感。③价值的条件。在形成自我的过程中,儿童渐渐发现有些事情可以得到赞许,而有些事情会受到责备,个人就会体验到被关怀的条件。这些条件被内化以后,就会成为自我结构的一部分。

对于自我实现的理解,罗杰斯认为自我实现就是发展真实的自我,施展现有的或潜在的能力。自我实现是实现潜能的过程,没有时间和质量的限制。从事充分实现自己潜能的实践活动,无论在何时,个体所体验的真诚、和谐、诚实及其他高峰体验等都是自我实现的表现。罗杰斯认为,所有行为都受自我实现倾向的制约,自我实现倾向与生俱来。自我实现的倾向引导个体的行为朝普遍积极和健康的行为方向发展。

基于以上的观点,罗杰斯指出,为了使人得到全部的自我实现,每一个人都应当被爱,都应当被认为是有价值的。人们所需要的是无条件积极关注(unconditional positive regard),即无论做什么都要给予其全部的、完全的爱。个人的价值和尊重任何时候都应该放在首位。

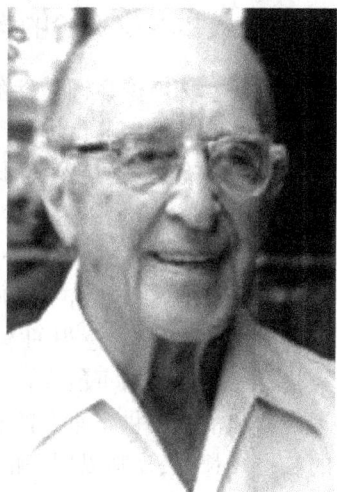

### 三、人本主义理论的意义与局限

人本主义理论强调人性的善良和意识的作用,提出了人的尊严和价值问题,对心理学向高级阶段发展有很大的促进作用,并在西方的管理、商业、教育、医学等领域产生了一定的影响。人本主义具有强烈的现象学倾向,他们强调人的主观体验,对人主观世界的心理内容有强烈的兴趣,且超越了当代心理学家的逻辑实证主义倾向。它坚持人类本质的统一与完善,吸收了格式塔心理学的优点并将其进一步深化。人本主义在承认人发展受限制的同时,认为人具有一种不可缺少的自由和自主倾向,能够努力克服自身条件的限制。人本主义理论反对心理学中的还原论,主张按照意识的本来面貌来看待意识经验,并且相信无法对人性进行穷尽的解释,人格有无限发展的可能性,人有实现自己的潜能,不断超越自我的能力。人本主义心理学为心理咨询和治疗提供了重要的和有价值的观点,包括真诚、同情和积极关注来访者,关心来访者的心理成长,治疗师以同等的地位来对待来访者,认为来访者有自我觉醒的能力等。

但是,人本主义理论也有其局限性,主要表现在:人本主义理论的概念较模糊,如自我实现、成长需要和变态倾向等概念都模棱两可;它的研究方法缺乏严格的科学性,其研究结果也带有主观性和不可靠性。它对解释一般的社会适应性障碍有一定的合理性,但对严重的心理障碍的阐述则显得不够;人本主义理论过分夸大自我的作用,强调无条件关注的绝对作用,但不能解释条件性关注的积极意义;人本主义理论提供的心理治疗方法理念多于技术,缺乏可操作性。

## 第四节　认知理论

### 一、认知理论的产生

认知理论来源于认知心理学,兴起于 20 世纪 50 年代中期并迅速得到发展,已经成为当今占主导地位的心理学潮流之一。认知理论不是由一个心理学家所独创,而是由许多心理学家共同努力发展起来的。西蒙(Simon HA,1916—2001)曾经指出,1956 年是认知理论产生的一个重要年份,在这一年里发表的几项重要研究成果展现了心理学的信息加工观点。例如,米勒(Miller G)对短时记忆的有限容量作了信息加工的说明,乔姆斯基(Chomsky N)发表了对语法生成与转换机制及特点的一个早期分析研究,布鲁纳(Bruner JS)等人阐述了策略在思维活动和认知中的作用,纽厄尔(Newell A)和西蒙发表了模拟人的启发式搜索问题解决的计算机程序。1967 年,美国心理学家奈瑟尔(Neisser U)出版了著作——《认知心理学》,这是认知心理学产生的重要标志。

认知理论的产生与行为学派在解释人类心理活动过程方面的失败以及计算机技术的兴起有密切关系。行为主义理论在西方盛行约 40 年后,因其否认意识在人的心理活动过程中的作用使得行为主义在心理学界的影响力逐渐下降。与此同时,一些新兴学科如计算机科学与技术、自动化生产技术等的崛起,使得控制论、信息论和系统论等思想开始渗透到心理学。心理学家开始将人脑和计算机作类比,用信息加工的观点来解释人类的心理活动过程。认知心理学不仅是心理学发展的结果,也是科学在现阶段发展的产物。

同时,认知心理学还继承了心理学发展过程中不同流派提出的许多有益的思想,特别是格式塔心理学关于内部心理组织的一些观点。即使对待行为主义,认知心理学也从中吸取了许多有价值的东西,例如认知心理学以意识为研究对象,但它并不排除对行为的研究。而且认知心理学认为,只要存在一定的条件或刺激,个体就会采取相应的行动。

认知观点的影响力和广泛性伴随着人们对行为主义观点的批评而逐渐增大,到了20世纪70年代终于形成了一场影响广泛的运动,它几乎涉及到心理学研究的各个方面。认知心理学理论关于人的行为的核心观点是:人的行为与其说是外界刺激的反应,不如说是个体对这些刺激加工的结果,异常行为是适应不良认知的产物。

## 二、认知理论的主要内容

### (一)认知的含义

认知是一种心理功能,指人们将与外部环境互动的经历主动转入思维的过程,包括感觉、知觉、注意、记忆、智能、思维、情感和人格等,前四者与认知的接受过程密切相关,后四者与认知的应对、处理、结果预测过程相关。认知包括内容和形式两个方面,内容是指认知活动所涉及的特殊事件,形式则是指认知活动的内在结构。

认知具有以下几个主要特点:

(1)多维性:指对同一个事物,从不同的角度去看就会有不同的认识或看法,个体对事物的认知总有一定的局限性和片面性。认知事物时要注意事物的整体性和时空的多维性。

(2)相对性:事物都是由正反两个方面组成的,如动物有雌雄,长度有长短。人们在认识事物时,往往只看见事物的一极,没有看见事物的另一极。

(3)联想性:个体的认知往往不能真实地反映客观事实,其中包含了想像和思维的成分,并且掺入了情感因素。

(4)发展性:随着一个人的知识结构、文化程度、个人经验和所处社会文化环境的发展,认知具有发展的特点。

(5)先占性:认知过程中的"先入为主"和"第一印象"指的是认知的先占性。先占性与个体的既往经历和人格特征有关,人格敏感、拘谨、内向的人易产生认知的先占。

(6)整合性:认知过程是综合感知、记忆、思维、理解、判断等的心理过程。

### (二)信息加工理论

认知心理学的主要理论基础是信息加工理论,即把人脑与电脑进行类比,将人脑看作类似于电脑的信息加工系统。信息加工系统一般包括四个主要成分:感觉系统、记忆系统、控制系统和反应系统。每个系统都与各个系统相联系,如图2-4所示。

感觉系统由视觉和听觉等感受器组成,输入环境刺激提供的信息,进行信息编码。已编码的信息进入记忆系统储存起来,并与记忆中的知识表征加以比较。记忆系统又分为长时记忆和短时记忆。长时记忆是一个巨大的信息储存库,储存着各种信息,如听觉信息、视觉信息、处理程序和价值观等。短时记忆处理人类注意中心的信息,包括当前活动要素、当前的目标和计划,对有限数量的信息进行精细处理。控制系统主要由中枢处理器构成,功能主要是决定目标的先后次序、制订计划、监督当前目标的执行。反应系统控制着一个系统的全部输出,包括动作、言语和表情等各种动作事件。信息加工理论模型中的各种成分之间是相互作用的,人类的大多数活动,需要系统各成分协同运作才能完成。

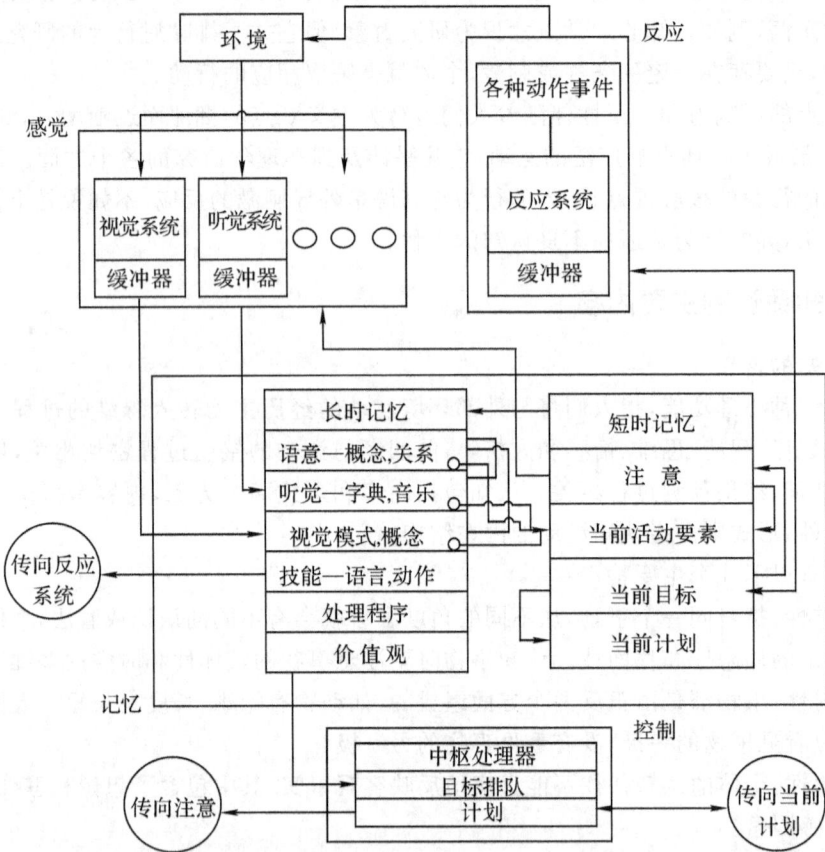

图 2-4　人类信息处理系统的一般结构

### (三)与心理卫生有关的认知理论

**1. 贝克的情绪障碍认知理论**

美国著名的认知—行为心理治疗学家贝克(Beck AT)认为,认知过程是情绪和行为的中介。他认为各种生活事件在导致情绪和行为反应时要经过个体的认知中介,经由个体接受、评价,赋予生活事件以意义才产生情绪和行为反应。也就是说,一个人的情绪和行为在很大程度上是由其自身认知外部世界、处事的方式或方法决定的,个人的思想决定了他内心的体验和反应。贝克在对抑郁症患者进行治疗时发现,情绪障碍者都有独特的认知模式,心理障碍常同特殊的、歪曲的思考方式有关,认知中的不良认知成分是不适应行为和不良情绪的原因,情绪障碍及不良行为是由于功能失调性思维存在的结果。贝克认为对心理障碍的治疗关键是发现和纠正患者的不合理信念,重点应该在于减轻或消除那些功能失调的思维活动,并帮助患者建立适应性的思维功能;应该鼓励患者自我监察导致心理障碍的思维和认知过程,以及情感、动机等内部因素。只有认知中的不良认知成分被揭示出来,经过有效的调整,正确地、合理地再认识来重建合理认知,不良情绪和行为才能随之获得改善。

**2. 艾利斯的 ABC 理论**

阿尔伯特·艾利斯是美国临床心理学家,合理情绪行为疗法的创始人,也是20世纪60年代美国性解放运动的先驱。艾利斯分别于1943年和1947年获得哥伦比亚大学临床心理学硕士和哲学博士学位。在 1949—1953 年间,通过实施精神分析,他对精神分析的有效性开始产生怀疑,并由此成为反对精神分析的主要人物之一。在 1955 年他提出了自己的理论体系,即合理情绪行为疗法。艾利斯信奉的哲学观点是现象主义哲学、实用主义哲学和人本主义哲学,他把这些哲学观点与行为主义相结合,提出了合理情绪行为疗法的依据。该依据认为,人们是由于那些不合理的认知才导致心理障碍的。因此,如果使患者认识到这些不合理认知,并使其转化为合理的认知,就能取得有效的治疗结果。艾利斯把其信奉的哲学观点与讲究实效的行为主义结合起来创建了合理情绪行为疗法。艾利斯强调认知、行为、情绪的关联性,而且治疗的过程和所使用的技术都包含认知、行为和情绪三方面。虽然这种疗法起初遭到几乎所有治疗家的激烈反对,但通过他的不懈努力,终于使该疗法在实践中获得巨大成功,也使其反对者不得不信服和接受。

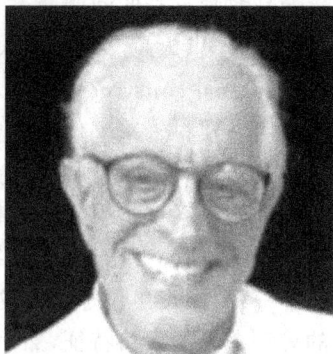

阿尔伯特·艾利斯
(Albert Ellis,1913—)

艾利斯认为在诱发事件(A)和情绪后果(C)之间介有信念系统(B)。他指出,人天生具有歪曲现实的倾向,有一种既理智又不理智的潜在性质,造成问题的不是事件本身,而是人们对事件的判断和解释。因为情绪总是由某个具体的情景通过知觉激发出来的,所以人的思维、情绪和行为是同时的,互相伴随着的。情绪是思维的产物,情绪障碍的一个直接原因就是人的错误看法,即非理性思维。但人也能接受理性,改变自己的不合理思维和自我挫败行为,可以用理性战胜非理性。所以改变情绪或行为要从改变不合理思维入手。艾利斯总结了十个经常造成人们痛苦的非理性思维:

(1)一个人要有价值就必须很有能力,并且在可能的条件下很有成就;

(2)某人是很坏的,所以他必须受到严厉的责备和惩罚;

(3)逃避生活中的困难和自己的责任比正视它们容易;

(4)任何事情的发展都应该和自己的期待一样,任何问题都应该得到合理解决;

(5)人的不幸绝对是由外界造成的,人无法控制自己的悲伤、忧愁和不安;

(6)一个人过去的历史对现在起决定性作用,一件事过去曾影响自己,现在也必然会影响到自己的行为;

(7)自己是无能的,必须找一个靠山才能生活,自己是不能掌握感情的,必须有别人安慰自己;

(8)其他人的动荡不安也必然引起自己的不安;

(9)和自己接触的人必须都喜欢和赞成自己;

(10)生活中有大量的事对自己不利,必须花大量的时间来考虑对策。

这些非理性思维可以从别人那里学到,也可以通过自我暗示及自我重复得到不断的强化,最后就形成了各种情绪和行为障碍。

3. 凯利的个人构念理论

美国心理学家凯利(Kelly GA,1905—1967)是个人构建理论的创始人,其主要著作是《个人构念心理学》。凯利从临床心理学的经验中得到启示:任何患者对自己和自己问题的看法有改变时,都会使其病情有所好转。他发现,凡是到心理诊所来诉说学生问题的教师,所暴露的恰恰是教师自身的问题而不是学生的问题。基于此发现,他认为人对客观存在的认识及其个人的经验、思想观念是影响人格形成、发展甚至导致变态的主要因素,从而提出了个人构念理论(personal construct)。个人构念就是个人对周围世界的看法、解释和赋予意义的过程,是一个人用来预料未来事件的主要工具。如果由构念产生的预期为经验所证实,那么这种构念就是有效的;如果这种预期没有得到证实,这种构念必须修正或被抛弃。每个人的生活倾向都是由个人构念系统指引的。个体要获得与现实十分一致的构念系统,需要经过大量的尝试,是一个曲折的过程。个人构念系统的机能异常会导致精神病理现象。基于个人构念理论,凯利开创了一种"固定角色疗法",这种方法是:治疗师先向来访者描述与来访者本人人格有显著差异的另一个人的人格特征,然后要求来访者在各种场合以不同长短的时间来扮演。通过这种方法,使来访者放弃自己原先的构念系统,重建新的有效的个人构念,从而改变其异常行为。

### 三、认知理论的意义与局限

认知理论自诞生以来,其影响的迅速扩大,是过去任何一种心理学流派和思潮都无法比拟的。认知因素在心理障碍形成中的作用已经得到各学派心理学家的认可。认知理论不断为心理障碍的治疗提供新的理论解释和治疗方法,并得到了一些实证研究的支持。

但是,认知理论也存在一定的局限性。人同时具有生物性和社会性,人的心理活动过程受到个体的目的、愿望、动机和情绪的影响,受到人格特征的制约,会表现出个体差异性,不能把人看成简单的智能机体,把人与计算机系统进行简单的类比。另外,虽然已建立了基于认知理论的情绪激活的模型,但总的来说,认知理论对人的情绪、需要、能力和人格等心理现象探讨不够,其研究重点仍然是认知过程的内部心理机制及其相互之间的整合作用,缺乏从整体上对人的心理活动进行把握。同时,认知疗法的适用范围也是有限的。

## 第五节　心理生理学理论

### 一、心理生理学的产生和发展

心理生理学(psychophysiology)理论主要是由沃尔夫(Wolff HG)和霍尔姆斯(Holmes TH)等人于20世纪50年代以后研究发展起来的。他们采用精心设计的科学实验来研究心理因素在疾病中的作用,并将研究变量数量化,如情绪与可测量到的生理、生化变化之间的关系。1960年美国心理学家戴维斯(Davis)等发起成立心理生理学研究会,标志着这门学科的独立。心理生理学理论的研究内容主要涉及心理活动的生物学基础和心身作用的生物学机制两大方面。研究方法主要有解剖法、破坏法、电刺激法、电记录法、生物化学法等传统生物学手段以及心理测量、行为分析和行为记录等。随着科学技术的发展,实验设备的改进,心理生物学研究领域逐渐兴起一些新的研究方法,包括分子遗传学技术、脑影像技术、神经电生理、生物化学分析法、脑的高级神经网络理论等。在心理生理学正式成为一门独立的学科之前,不同时期的生理学家和心理学家在这方面作出了许多重要贡献,他们的研究成果为心理生物学的发展奠定了基础,包括美国生理学家坎农(Cannon WB)和巴德(Bard P)、俄国神经生理学家巴甫洛夫、加拿大生理学家塞里(Selye H)、瑞士生理学家赫斯(Hess W)和美国心理学家沃尔夫等。

美国生理学家坎农(1978—1945)和巴德于 20 世纪 20 年代通过动物实验研究,总结了当时生理学实验研究成果,提出了情绪的丘脑假说。该假说认为情绪的控制中枢在丘脑,丘脑一方面传送情绪冲动至大脑皮层生成情绪体验,另一方面通过植物神经系统影响外周心血管活动和内脏功能,长期不良的情绪反应可导致躯体疾病的发生。

俄国著名神经生理学家巴甫洛夫也于 20 世纪 20 年代提出了高级神经活动学说和皮层内脏相关学说,认为高级神经活动能控制情绪并调节内脏功能;高级神经活动与内脏功能相关,它的异常可引起内脏机能失调,导致机体产生各种各样的疾病。

20 世纪 30 年代,加拿大生理学家塞里提出了应激(stress)学说,该学说认为应激是机体对各种有害刺激进行抵抗而出现的一系列非特异性反应,表现为一般适应综合征(general adaptation syndrome,GAS),可分为三个阶段,依次为警戒期、抵抗期和衰竭期。如果应激源持续时间较短、强度较弱,个体能够动员有关反应系统,使个体内部防御力量与紧张刺激建立新的平衡。如果应激源持续时间长、强度大,机体抵抗力就会逐渐衰竭,进入衰竭期,出现焦虑、头痛和血压升高等一系列症状,导致各种心身疾病。

瑞士生理学家赫斯于 20 世纪 40 年代通过动物实验找到了"情绪中枢"。他利用电刺激等方法研究动物的情绪反应,发现用微弱的电流刺激猫的下丘脑特定部位可引发出恐惧、发怒等情绪反应和攻击行为。在赫斯的研究带动下,后来的一系列研究已经发现下丘脑存在"性中枢"、"摄食中枢"、"饱食中枢"、"兴奋中枢"、"愉快中枢"等情绪中枢。

塞里
(Selye H,1907—1982)

美国心理学家沃尔夫在 20 世纪 40 年代以人为研究对象进行了心理生物学研究。在其 1943 年出版的《人类胃的功能》(Human Gastric Function)一书中,他详细描述了一个叫汤姆的胃瘘患者日常生活中各种精神因素对胃液分泌的影响。他发现,当汤姆情绪愉快时,胃黏膜血管充盈,分泌增加;当悲伤、沮丧时,胃黏膜苍白,分泌减少;当焦虑时,胃黏膜充血,分泌增加,运动增强;当怨恨、敌意时,分泌增加,胃黏膜充血,运动增强。沃尔夫根据他的研究结果,阐述了人类心理变量和生物学变量之间的关系,探讨了心理社会因素与生理因素相互作用及其对人类健康的影响。压力是普遍的心理生理现象,自 20 世纪 30 年代以来,关于压力(应激)的研究一直是心理生理学的研究重点,随着对其研究的深入,其理论也在不断变化和发展。

1. 生物应激学说

当前存在许多有关应激的生物学理论,主要有神经生理学家坎农(1932)的应激稳态学说和塞里的一般适应综合征理论等。

(1)应激稳态学说

应激研究的最早理论之一是坎农提出的"稳态"概念和应急学说。他提出"应急反应"(emergence reaction)和应急反应的"战斗或逃跑反应"(fight-or-flight response)。坎农提出,当个体觉察到威胁时,通过交感神经系统和内分泌系统的作用,躯体迅速地被激活和唤醒,这一系列的生理反应使得个体来对抗威胁或者逃跑。

坎农认为,这种"战斗或逃跑反应",一方面是适应性行为,因为它使个体迅速地对威胁做

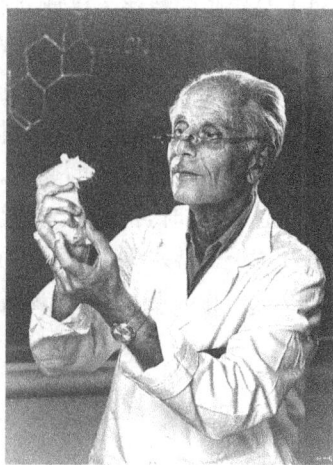

出反应;另一方面,这种应激反应也可能对个体有害,因为它损害了个体的情绪和生理功能,并且随着时间的延长可能会导致健康问题的产生。坎农的"应激稳态学说"为整个生理学建立了一个理论和实验框架。

(2)一般适应综合征

坎农开创性的研究为后来的加拿大学者塞里所继承和发展。尽管塞里最初是想探索性激素对小鼠生理功能的影响,但后来的实验结果使他有了新的发现。塞里发现,小鼠暴露在一系列的应激性条件下,例如高热或疲劳等,都能导致肾上腺皮质的增生、胸腺和淋巴腺的萎缩、胃和十二指肠的溃疡。因此,坎农的贡献主要在于探索了肾上腺髓质尤其是儿茶酚胺的分泌对应激的反应;塞里的主要贡献在于探索了应激导致的肾上腺皮质的反应。

塞里认为,不论外界何种刺激(包括物理的、化学的、生物的或心理社会的刺激),作用于机体后,无论刺激强度如何,机体均会产生一种非特异性的"一般适应综合征"。此时,机体主要有垂体—肾上腺系统的变化,形成三个发展阶段:第一阶段为警觉期,动员全身各系统的机能进行适应,此时,机体尚未产生适应性。第二阶段为抵抗期,机体动员全身的防御机制,抵抗的能力高于正常水平,是适应的最佳时期。如果刺激超强且持续存在,机体应激反应即进入第三阶段——衰竭期,则可出现各种疾病(图 2-5)。

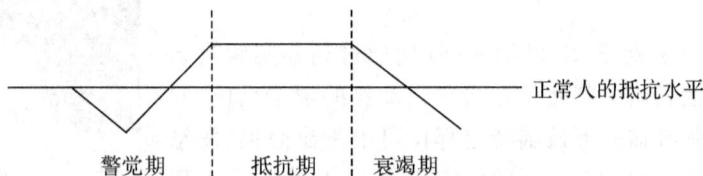

图 2-5　塞里(1974)一般适应综合征的 3 个阶段

在警觉期,机体初次对应激源作出反应,在这一阶段,机体的抵抗力降低。抵抗期是机体持续暴露于应激源时发生的,机体的反应主要是警觉反应的消失,抵抗力高于正常水平。而衰竭期是机体长期暴露于相同的应激源的情况下发生的。在这个阶段,机体抵抗力可能再次低于正常水平。

塞里的应激模式至今仍有着重要影响。首先,他提出了一种综合性的应激反应理论,提供了生理因素和环境因素相互作用的思维方式;其次,他提出了应激和疾病之间关系的生理机制假设。尤其是长期或反复的应激导致资源的耗竭,是许多疾病的危险因素。但是塞里的理论也有其缺陷,第一,他低估了心理因素在应激中的作用,他既没有提出当需求变成挑战时,个体的评估以及心理过程的影响作用,也没有考虑应对策略及其有效性。第二,塞里认为应激反应是一致的,但事实上并非所有的应激源都引起相同的应激反应。第三,塞里认为应激是一种结果,一般适应综合征的发生过程中应激才是明显的。但事实上,对应激源的期待也会像应激性事件一样引起应激,甚至引起更大的应激。

2. 心理应激学说

心理应激理论主要涉及心理动力学理论、学习理论和认知理论等。这里主要讨论认知—现象学—相互作用模型,也称认知评价交互作用理论。

拉扎勒斯(Lazarus R)是应激心理学观点的主要倡导者,他认为应激是否发生、以什么形式出现,都依赖于个体的认知评价,包括初级评估(primary appraisal)和次级评估(second appraisal)。当个体面对一个新的或变化的环境时,他们通过一个初级评估过程来赋予事件意义,事件可能被评价为积极的、中性的或者消极的。

初级评估的重要性在拉扎勒斯等人所进行的一个经典的应激实验中得到了证明。一群大学生被随机分成 4 组,观看一个部落首领的任职仪式,其中包括阉割生殖器的情节。第一组学生,听一个人类学家对这个仪式进行生理性的描述;第二组学生,听关于这个仪式的讲座,主要强调这个仪式给首领带来的兴奋;第三组学生,讲座强调这个仪式给首领带来的痛苦;第四组学生不给予任何背景知识的介绍,他们观看的电影也没有声音。自主神经唤醒水平的测量结果(皮肤电、心率)和自我报告显示,前两组学生体验的应激强度明显比后两组学生的应激程度轻。这说明,应激不仅取决于应激本身,也取决于个体对它的评价。

次级评估是指个体对自身应付资源、应付能力进行评价。当个体的资源足以对付困境时,他就不会感到应激(压力)。当个体发现他的资源足够应付困境,但必须付出很大的努力才能达到时,就会感到中等程度的应激(压力)。当个体觉察到自己的资源不可能满足环境的要求时,就可能经历很大程度的应激(压力)(图 2-6)。

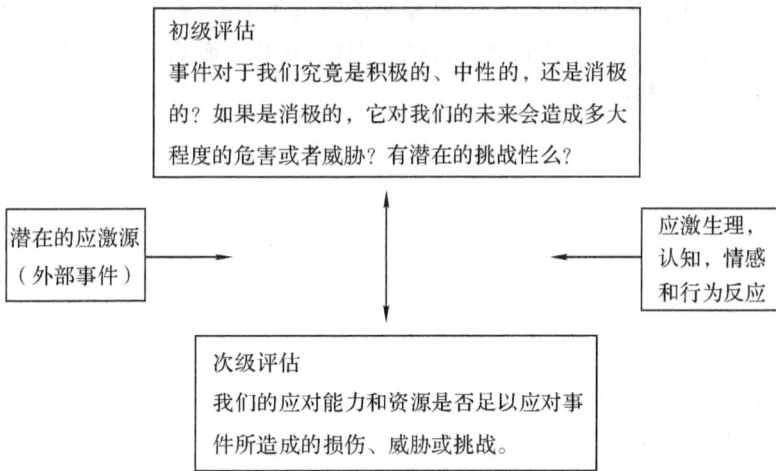

图 2-6　对应激源的认知评价过程

综上所述,我们认为来自外界的刺激对人形成压力,这种压力作用于人,便会引起相应的反应。由于不同的人有不同的人格特征和认知评价,再加之所处环境不同,社会支持不同,因此面对同样的应激源,不同的人会有不同的应激(压力)反应。

3. 社会应激学说

社会应激学说将个体与社会整合起来,个体的应激本身就是社会的一部分,这就是挫折—冲突理论。社会在某种程度上会强制自己的成员去遵守社会准则,要求个体不断适应社会环境的变化,不断地提升自己以获得更多的资源,但是有限的社会资源又会使个体产生冲突。当个体不能获得满意的工作、教育或进一步深造机会的时候,个体就会感到应激(压力)。

## 二、心理生理学研究现状

目前,心理生理学的研究主要在两个方向,一是心理因素对生理功能的影响,主要研究情绪、人格心理特征、行为方式以及生活事件在心身疾病的发生、发展和康复中的作用。目前,研究者们对心理行为已经有了更加深入的了解，并拥有了许多更客观的测量方法，对躯体和脑的测量已经可以从分子、细胞到整体各个水平上进行。二是心身作用生理机制的多层次综合研究，主要研究心身作用与外周分子水平、神经系统、免疫系统和心血管系统的活动之间的关系，以及中枢神经系统对心身作用的调控。这方面的研究建立在分子、细胞、系统和整体各个层次上。研究者们也强调要在整体观的指导下，充分考虑到环境和社会的影响因素。

### 三、心理生理学的意义与局限

心理生理学理论的研究成果已经在解释心理障碍和心身疾病的发生机制、治疗和预防心理障碍和心身疾病方面做出了重要贡献。在医学、生理学、心理学、体育及司法等学科或领域都产生了重要影响。多数心理学家都认为，对大脑的整体和细微结构进行综合研究是解释心理活动尤其是异常心理活动最本质的有效途径，也是心理科学和神经科学的前沿研究方向。

心理生理学的局限性表现在人的心理活动是生物因素、社会因素和其他多种因素交互作用的产物，生物学因素只是影响个体心理活动的因素之一，人类大脑的功能又非常复杂，不能仅通过生物研究手段研究单一结构或生化过程来推断人类的心理活动，并且把对动物实验的研究结果简单地应用到人类的方法缺乏严密性。因此，应该以整合论的观点来为心理活动的本质和规律提供科学的解释。

（朱婉儿、谢文婷）

# 3 心理发展进程

人生的发展是一个连续性的毕生发展过程。在特定阶段,每个人都有特定年龄时期的心理发展任务和目标。孔子曾对人生的全程做过描述:"吾十有五,而志于学,三十而立,四十而不惑,五十而知天命,六十而耳顺,七十而从心所欲,不愈矩。"在人生的整个历程中,人们要面临来自社会、生活等各种各样的问题和压力。如果某阶段的压力和问题未能顺利解决,就会影响下一阶段甚至以后的身心发展。在这一章中,根据人生各个不同时期的发展特点,我们将按照婴儿期、幼儿期、儿童期、青春期、青年期、成人期和老年期七个时期,来介绍每个时期的心理发展特点和心理卫生保健措施,希望能对个体自身的心理调适和下一代的健康成长有所帮助。

## 第一节 婴儿期的心理发展特点

婴儿期是指个体从出生到 3 岁的时期。在这个时期,婴儿的生理发育最迅速,其心理发展也最迅速。婴儿身体的各个系统、尤其是神经系统的成熟和发展,不仅是心理活动发展的基础,也制约着婴儿心理发生发展的过程和规律。

### 一、婴儿期的心理发展特点

#### (一)认知的发展

这一时期,婴儿的感知觉、记忆都迅速发展,思维的萌芽也开始出现。主要表现为:第一,与新生儿相比,婴儿的视觉有了很大进步,出现辨色视觉和双眼视觉。到 1 岁左右,他们能够认识物体的常存性和永存性。与此同时,婴儿的空间知觉能力也开始萌芽和发展。第二,婴儿的记忆也有长足的发展。虽然机械性记忆比较发达,以无意识记忆为主,但是它具有相当大的潜能,是以后出现有意识记忆的萌芽。第三,婴儿期的思维具有直观行动性的特点,与个体的知觉行动密切相关,处于皮亚杰的"感知"和"前运动思维"阶段。1 岁之前,为"感知"运动阶段,婴儿的行为多表现为反射作用,没有言语的发生,仅有些"咿呀学语"、哭泣、愉快等非语言性的声音。1 岁期间,婴儿从感知运动末期进入前运算思维阶段的初期,能使用简单的文字

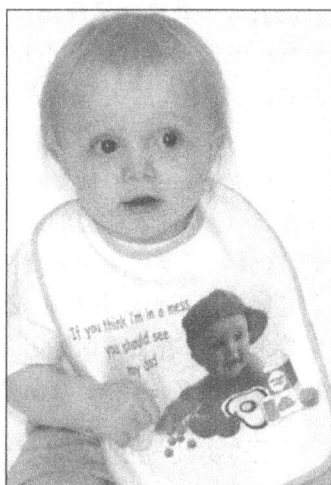

图 3-1 婴 儿

和象征性的符号来完成心理活动,偏向于"自我中心化"。

### (二)动作的发展和言语的获得

婴儿期最突出的变化就是动作的发展,主要包括行走动作的发展和手运用技能的发展,从躺卧状态发展到坐、站、行、走,并能用双手摆弄物体。马勒(Mahler M)在其客体关系的理论中指出,10~18个月婴儿的独立行走处于演练期,增强了其独立性,使孩子有了自主的快感,但也会造成婴儿与母亲分离的焦虑;到18~25个月,婴儿的发展进入和解亲善期,观察以及识别与母亲分离的能力更强,惧怕失去母亲,渴望与母亲亲密的感觉;在抚育者的教育和支持下,25~36个月的孩子逐渐完成个体化的过程,学习以有效的、持续的态度与他人维持稳定的关系,并进入了物体恒定的阶段。手部动作的发展,开始从无目的地乱抓(五指一把抓),发展到1岁时已能较熟练地用拇指和食指拿东西,初步具备独立活动的能力。一般认为,动作的发展能使婴儿在与客体的相互作用中构建自我和客体的概念,产生自我意识和最初的主客体之间的区别。动作在婴儿心理发展过程中既有诱导作用,又有促进作用。

与此同时,言语作为人类交流的重要工具,在婴儿的认知和社会性发展过程中也起了重要的作用。在婴儿期,他们会经历前言语的发展、言语的发生和发展。从言语结构来看,1岁半以前主要用单词句、重叠词;1岁半以后开始出现多词句;2岁时能模仿动物的叫声,到3岁末已能使用各种基本类型的句子。在言语发展的时间上,正常儿童可有4~6个月的时间差异。

### (三)婴儿社会性的发展

精神分析学家弗洛伊德从性心理的角度出发,将婴儿期定位在口唇期(0~1岁)和肛门期(1~3岁)。在口唇期,婴儿主要通过口腔感觉,借以进食消除饥饿感,获得舒适及饱足感。在这个过程中,婴儿与主要抚养者(通常是母亲)之间形成了最初的社会化联结——依赖。通常表现为,婴儿将其多种行为,如微笑、哭叫、注视、依偎、拥抱、追踪、咿呀学语等指向母亲;最喜欢同母亲在一起,在母亲身边能使他们觉得舒适、愉快,得到安慰;同母亲分离时,他们会觉得痛苦。在遇到陌生人和陌生的环境时,往往要寻找依恋对象母亲,母亲的出现能给他们安全和抚慰。这种安全型的依恋方式使他们喜欢与人交往,很容易与人发展出信任的关系。但是,如果主要抚育者对孩子的关照不一致,不可预测,他们在母亲离开时表现得非常苦恼,极度反抗;但是当母亲回来时又反抗与母亲接触,孩子就表现出对母亲焦虑矛盾型的依恋风格。如果孩子发现他们的养育人心不在焉、勉为其难,甚至有时候敌对凶狠,孩子就会意识到他人是靠不住的,在与他人的关系上表现为冷漠、退缩不前,成为回避型依恋。后两种依恋类型,会对孩子的人格、行为和心理的发展产生消极的影响。依恋感是婴儿信任感的重要来源。因此,在孩子抚育过程中,主要的抚育者(通常是母亲),应给予孩子积极、热情、安全的亲密接触,培养孩子积极、热情地进入社会的能力。在婴儿抚育中,婴儿有被关怀、照顾、爱抚及拥抱的安全感基础,这会对其今后复杂人际关系的发展非常重要。在肛门期,大小便的训练是重要的内容,这个过程必须要求幼儿身心成熟至某种层次,能控制肛门及尿道括约肌,并能感受及表达。有研究结果显示,若父母训练小儿大小便的态度过于严格,则易造成孩子日后刻板、强迫性的人格;如父母态度多为轻视,则易使小孩养成放纵、不在乎的个性。

## 二、婴儿期的心理卫生

在婴儿期,婴儿与外界完全处于依赖的关系,抚育者的养育方式和关爱对其身心的健康发展都有很重要的影响。此时的心理卫生应注意以下几点:

1.婴儿期是个体生长发育的重要时期,应给予充分的营养。根据婴儿的生理需求和爱的需求,要提倡科学育儿、母乳喂养,同时也要预防营养不良和其他一些婴幼儿疾病。母乳喂养时应当给予适当爱抚,满足其爱的需要。婴儿在2个月左右就显露出情绪反应,在安静、舒适、愉快的环境中,动听的音乐等均可培养婴儿良好的情绪;而噪声、强光可引起婴儿的惊恐反应,婴儿的长时间啼哭,使肾上腺素分泌过多,影响婴儿大脑的发育,造成婴儿情绪不稳定。因此,提供婴儿一个安全舒适的环境,对其获得安全感、良好情绪的培养和今后人格才能的健康发展都非常重要。

2.由于求知欲的出现,他们经常看到什么就问什么,这给成人用语言向他们进行教育创造了条件。成人应该耐心回答,不要对此感到麻烦。在此时,成人的人格态度对婴儿语言能力的发展影响极大。如有些父母对孩子学说话过于急躁,纠正过多鼓励较少,或采取恐吓、逼迫方法让儿童交代做错事的原因,都可能使孩子在讲话时产生"口吃"。因此,父母在孩子学说话时应积极鼓励,耐心教导,消除环境中的不良因素,教育孩子养成从容不迫的言语习惯。

3.在婴儿期,婴儿与环境完全是依赖的关系。因此,满足其爱的需求,使其对环境产生安全感,能够为其心理的社会化过程准备基础。埃里克森也认为,婴儿爱的需要的满足与否,在很大程度上决定着信任与不信任的态度。如果爱的需要被满足,就会对环境产生信任感。在婴儿爱的给予中,父母之爱极为重要。婴儿一出生就与父母接触,体会到自己与父母直接的爱的联系,体会到这种稳定而持久的联系是可以完全信任的。因此,父母在婴儿的抚养中,应有感情上的亲近和躯体上的爱抚,如身体接触、抚摸等感觉刺激和微笑等,培养婴儿良好的情绪反应。

# 第二节 幼儿期的心理发展特点

幼儿期指儿童3～6岁的时期。在这个时期,儿童处于正式入学之前,又称为学龄前期。进入幼儿期,儿童身心、生活范围等各方面都有发展,他们的独立性逐渐增强,对周围的世界充满好奇和探索的欲望,也初步产生了参加社会活动的愿望。

## 一、幼儿期心理发展的特点

在这一阶段,幼儿心理发展的主要特征有:

### (一)认知的发展

图 3-2 幼 儿

此阶段的幼儿动作逐渐协调,通过与父母和小伙伴们的交往、游戏等多种活动,其语言和智力能力也迅速发展,处于皮亚杰所谓的"前运算思维阶段"。幼儿期是儿童语言不断丰富的时期,表现为词汇数量的增加、词汇内容的丰富和深化、词类范围的扩大。在与成人的交流中,渴望把自己的各种体验、印象等告诉别人。在6岁左右,他们在与人交流时能比较流畅自如地运用对话语言,基本掌握了口头语言的表达能力,并逐渐向内部语言过渡,初步掌握书面语言。此时,父母应注意培养幼儿良好的语言习惯,鼓励幼儿多讲话,与家人多聊天,对幼儿的发问给予反应。除此之外,幼儿的语言发展扩大了其生活范围,语言的想像力也使其意识范围得到拓

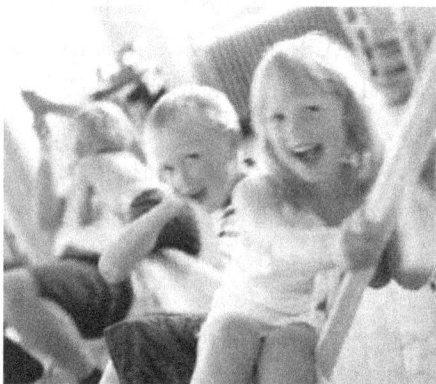

展。这些都有助于培养幼儿自我控制的能力。

游戏是这一阶段幼儿的主导活动。他们爱模仿成人的活动,可是又无实际能力。这种渴望和他们本身具备的知识和经验水平之间的矛盾成为幼儿心理发展的主要矛盾。游戏是解决这一矛盾的主要形式。精神分析理论也认为游戏是补偿现实生活中不能满足的愿望和克服创伤性事件的手段。儿童在游戏中学习、成长,不但可以练习各种基本动作,而且能够增强认知和社会交往的能力,学会表达和控制情绪,学会处理焦虑和内心冲突,培养良好的人格品质。

在幼儿初期,记忆以形象记忆、机械记忆为主,直观的、形象的、具体的事物,幼儿较易记住;对事物的表面特征和外部联系较易记住。因此,此时的思维主要凭借事物表象或具体形象联系而进行具体形象思维。其活动带有很大的不稳定性,很容易被新鲜事物所吸引而转移注意力,不能根据客观实际需要来控制和调节自己的行为。到幼儿中期以后,抽象逻辑思维开始出现。他们不仅仅停留在认识事物的一般概念,开始探索事物内部的特征。与此同时,幼儿的记忆策略、推理过程和解决问题的能力也随着年龄的增长有明显的提高趋势。因此,得到正确的答复可以促进他们智力和心理的发展。

**(二)人格和社会性的发展**

在婴儿期,个体就有着不同的气质类型。这种先天的差别在幼儿期的社会化过程中进一步扩大,逐渐形成对人、对事、对自己、对群体的一些比较稳定的心理倾向,各种人格心理特征就开始形成。幼儿的人格倾向首先表现在兴趣和爱好方面。在不同的抚育、教育环境下,有些幼儿热情、友爱,合作意识强;有些幼儿孤僻,破坏性和攻击性行为较多等。幼儿在与周围环境的相互作用中逐渐展露自己的人格时,其社会性发展也逐渐增强,主要表现为自我意识的发展,如自我概念、自我评价、自我体验。幼儿期儿童自我概念的发展主要体现在自我描述上,如身体特征、年龄、性别和喜爱的活动,还不会描述内在的心理特征。一些研究表明,幼儿期的自我描述是从比较具体的外部特征描述逐渐向比较抽象的心理特征的方向发展的。随着年龄的增大,自我概念逐渐复杂化,逐渐形成从身体的自我、学习的自我和社会的自我等不同方面来认识自己。自我评价的能力在婴儿期表现得不明显,其转折年龄开始在 3.5～4 岁,5 岁的幼儿大多数能对自己进行自我评价。但这种自我评价能力比较薄弱,易轻信别人,关注外部特征,带有主观情绪性。此时,成人对幼儿的评价在幼儿的人格发展中起着重要作用,应善于对幼儿做出适当的评价。自我体验在 3 岁的幼儿中还不明显,自 4 岁以后,幼儿绝大多数已表现有自我体验,其中最值得重视的是自尊感。个体在 3 岁左右就有自尊感的萌芽,如犯了错误会感到羞愧,怕别人讥笑,不愿被当众训斥。随着儿童生理、智力、社会技能和自我评价的发展,儿童的自尊感也得到发展。自尊感强的儿童对自己的评价较为积极,自尊感弱的则较容易自暴自弃。同时,自尊感与儿童的能力和对其自身能力的认识有关,受到父母的育儿风格和对儿童有重要意义的他人评价的影响。因此,父母应培养幼儿的自尊感。

另外,这一时期的孩子大多数会进入幼儿园接受教育,与其他人建立学习、同伴关系。许多心理学家指出,儿童间的交往是促进儿童发展的有利因素,同伴关系有利于儿童社会价值的获得,社会能力的培养以及认知和健康人格的发展。同时,这也存在着反馈联系。儿童的不良行为习惯和人格品质可能会引起同伴关系障碍而产生消极情感。有的儿童会改变自己,努力改善同伴关系。有些儿童可能会选择逃避,敌视同伴而恶化关系,长此以往造成适应困难。因此,儿童的同伴关系状况给幼儿的教育提供了一个信号,提醒成人更多地关心儿童的同伴交往,教育和帮助提高他们的同伴关系,为建立良好的人际交往能力作准备。

### (三)性别角色的认同

2岁半左右的儿童能够正确地说出自己的性别,具有初步的性别认同的能力。到五六岁,儿童开始理解性别的恒定性,明白自己的性别是固定不变的,继而会理解同性别他人的稳定性,最后是异性别他人的稳定性。同时,父母和社会规范从儿童出生时就有一套性别角色标准来指导和规范他们的行为。根据社会学习理论,儿童获得性别化态度和行为的两种机制是直接训练(强化适当的性别行为和惩罚不适当的性别行为)与观察学习。他们会使用性别标签,获得性别标准的刻板的印象。儿童的性别偏好和性别化行为可表现在对玩具的选择、游戏内容、穿着等方面。

## 二、幼儿期的心理卫生

### (一)保护幼儿的好奇心,促进幼儿言语活动的发展

幼儿期的儿童好奇心特别强,好问,对外界的事物会做主动性、概念性的探讨。比如会问"我是怎么来的?""为什么要去幼儿园?"等问题。艾里克森认为,这是处于心理和社会发展过程中发展主动进取任务阶段。此时,父母亲需小心自身的态度是否限制了幼儿好问主动的行为,让其觉得那是不好的、无礼的行为而感到内疚自责。因这些产生的罪恶感,会造成迟疑、不敢勇往直前的社会心理发展危机。因此,父母要多与幼儿交谈、聊天。父母可以在幼儿稍大些时给他讲故事,对幼儿提出问题等等。另外要做到对幼儿的问题要一一回答,使幼儿从成人回答问题中获得言语技巧。有时,尽管幼儿自言自语,对启发他们积极主动的言语也有很大帮助。幼儿言语活动的发展必然会促进思维活动的发展。同时,随着幼儿期儿童的注意、记忆等心理活动开始形成,父母在此时可有意识地锻炼幼儿的记忆能力。如使用幼儿喜欢的玩具、游戏有意识地吸引他们的注意力,使之在短时间内达到注意力集中;用生动活泼的小人书、画面给幼儿讲故事,要求他们记住故事内容,经常反复地重复故事内容以锻炼记忆力。

### (二)提高幼儿的自主感,锻炼幼儿独立行为的能力

在幼儿期,儿童的自主感逐渐增强,开始用行为探索自己究竟拥有多少独立与自由。他们否定别人的建议,坚持以自己的方式满足自己。但由于能力的限制,事情可能并不能如愿而产生挫败感,对自己的能力缺少自信,久而久之产生羞耻感,逃避新的尝试。此时,父母应对幼儿进行适当的教导,对幼儿的任务要求与期望要合乎幼儿本身的独立需求和能力。同时要培养幼儿的独立生活能力,父母要为幼儿提供锻炼独立行为的机会,要大胆让幼儿去实践,父母可给予帮助、鼓励,但切不可包办代替和妄加处罚性的批评。

### (三)培养幼儿良好的情感活动,逐步建立道德观念

幼儿期是情感活动发生、发展的重要时期。儿童活动和情感品质的培养都要从幼儿时期开始。幼儿从原来简单的满足和不满足所带来的愉快和不愉快的肤浅情绪反应,开始出现比较复杂的情感和内心体验,如对人、对物的了解态度,喜欢选择和他亲近的人交往,对喜欢的玩具玩得兴致勃勃,并在与亲人交往中产生愉快、幸福的内心体验,逐渐产生对他人的同情感(如看到电视里的小朋友死了表现出伤心、同情等),这时家长要培养幼儿良好的情感活动,如应该爱什么、恨什么等等,促使幼儿逐渐出现最初的责任感,逐步建立道德观念和自我标准。

## 第三节　小学儿童的心理发展

从 6 岁开始至 12 岁,儿童开始进入小学学习时期。学习活动花去了儿童的许多精力,逐步取代游戏活动成为主要活动。这一时期弗洛伊德称之为潜伏期,他认为此时儿童对性方面的兴趣似乎大大减少,主要精力投向外部世界和知识的获得。而且,同伴之间的交往变得相当重要。艾里克森认为这时期的儿童处于勤勉进取的时期。他们非常勤奋,有心向上,努力学习新的事物,并热心地帮助他人,以此增加其成就感及自我价值感,树立良好的自我概念。但如果失败了,就会产生自卑、无助及无价值感。

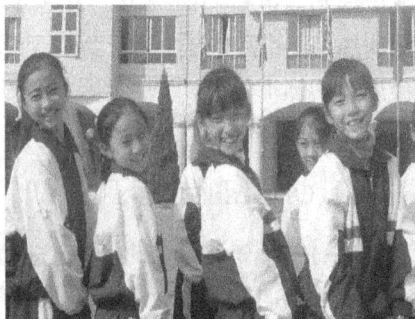

图 3-3　小学儿童

### 一、小学儿童的心理发展特点

#### (一)学习活动与儿童的心理活动发展相互促进、相互适应

从小学起,学习活动开始成为主导活动,它与儿童的心理活动发展相互促进、相互适应。儿童心理的不断发展为儿童的学习提供了前提和保证,同时,学习活动又促进了心理活动的发展。小学的学习活动与幼儿园的学习很不同,是在老师指导下有目的、有系统的学习过程,带有一定的强制性。这个时期,他们容易把成人的话当真理,教师是他们心目中最具权威性的人物。学习与心理活动的关系表现为:首先,学习是儿童必须完成的社会义务,在完成学习任务的过程中,不仅产生了责任感和义务感,也培养了儿童的意志力。其次,儿童在学习读、写、算等知识技能和知识经验的过程中,学习丰富了儿童思维能力、言语和情感表达能力以及智力水平。这促进了儿童心理活动的有意性和自觉性,其思维活动也逐渐从具体形象思维过渡到抽象逻辑思维。皮亚杰认为该时期为"具体运算阶段"。此外,在小学时期,儿童的自我意识逐渐客观化,是获得社会自我的时期。对自我概念的描述,从比较具体的外部特征(如姓名、年龄、性别等)逐渐向比较抽象的心理术语发展(品质、人际关系等)。随着自我意识的继续发展,集体意识也初步形成。在老师的教育下,他们逐渐意识到自己是集体的一分子,约束自己的行动使之与集体相一致,产生了集体荣誉感。

#### (二)在儿童人格发展的过程中,父母的教养方式对其形成有重要的影响

鲍姆琳德从控制和反应两个维度提出常见的四种教养方式:①权威型:父母属于高控制高反应型,他们对孩子进行一定程度的控制,要求孩子依规矩行事,但允许合理的讨论。他们愿意与孩子交流思想与意见,引导他们以理智的态度行事。②专制型:父母属于高控制低反应型,他们用一套行为标准去要求和改变孩子,较少允许孩子有自己的独特性和个人意志。这样的父母崇尚服从,很少与孩子交谈,相信惩罚可以控制孩子的行为,与孩子的感情比较疏远。③宽容型:父母属于低控制高反应型,他们不为孩子设立行为准则,也不要求孩子遵守规则,认为孩子本身就是规则。他们在与孩子的交流中,使用推理和解释的方法,在做家庭决策时也会征询孩子的意见。④放任型:父母属于低控制低反应型。他们对自己的父母角色缺乏相应的

责任感,通常被生活中的同伴所困扰而无心顾及孩子的教养。他们对孩子的感情需要不闻不问,在为孩子建立相应的行为规范、社会交往和道德培养上缺乏努力,放任自流。

鲍姆琳德还研究了不同类型的父母教养方式造成儿童发展方面的差异。来自权威型家庭中的儿童被认为具有较强的社会能力;专制型家庭的孩子独立性较低、社会责任感不强;而宽容型家庭中的儿童缺乏自控能力和自我信任,缺乏社会责任感和独立性,在认知和社会性发展中缺乏主动性。父母对孩子的情感投入与孩子的情感发展有着关联,例如在放任型的家庭中,母亲对孩子情感发展的低参与水平不利于孩子的发展和成长。随后的许多研究也发现,权威型的教养方式更有利于儿童认知和社会性发展,而专制型、宽容型和放任型的教养方式对儿童青少年的心理发展存在不同程度的影响。

**(三)小学期的儿童会出现一些早期的道德推理能力**

根据柯尔伯格对道德发展三阶段的划分,七八岁之前,儿童处于道德条约前期,其道德行为多以自我为中心,以趋乐避苦、服从权威为原则。之后,儿童进入道德条约期,开始注重别人的看法,并希望得到对其有意义的人物或团体的重视,有心求好。同时还会根据其部分内化的法则来判断自己和他人的行为,并以遵守社会规范为依据。

## 二、小学儿童的心理卫生

从"游戏"生活步入到系统的"学习"生活,儿童在身心发展上有重大的转折。不同的儿童有不同的适应过程。有些儿童由于对学校环境、学习方式的不适应,产生恐惧、焦虑等心理紧张状况,出现拒绝上学,害怕老师与功课,回避新情境等适应不良行为。这时期,家长和老师要帮助他们解决心理紧张的状况,渐渐摆脱对父母的依赖。培养儿童正确对待个人与集体的关系,克服学习中遇到的问题,为儿童创造一个有利于学习生活的环境。

虽然,在小学学习中,儿童的意志力逐渐形成,但是他们的注意力不够持久和稳定,行为的自制力和坚持性比较欠缺。因此,教师和家长应注意监督、检查,加强正面教育。同时,小学儿童的学习障碍问题也显现出来。所谓学习障碍,是指这部分儿童心理发展正常,也无情绪和机能障碍,但常常在学习、思考、说话、阅读、拼写等基本的心理过程和行为中出现问题。引起学习障碍的原因有很多,如生理条件,父母对儿童的态度、期望、教育方式,家庭环境(如父母的关系、文化层次等),学校教师(教师的文化素质和心理素质)等因素。因此,此时的心理保健应关心儿童心理发展的特点,注意学习心理、学习规划、智力、创造力和健康人格的培养,帮助儿童应对各种挫折,发展儿童积极的情绪,培养良好的情感品质,保护儿童的自尊心和自信心。同时,指导儿童的人际交往能力,包括同学之间、师生之间和亲子之间等。

# 第四节　青少年期的心理特征

青少年期是人生"疾风骤雨"的时期,个体不仅要面对生理特征的急剧变化,还要面对社会适应、学业要求等多方面的压力,这些对其心理健康的顺利发展提出了挑战,也为其今后人生道路的走向奠定了基础。由于在这个年龄时期,青春期和青年期的联系紧密,心理发展的连续性较强,在这一节中我们将分别介绍青春期和青年期的心理特点及其心理卫生知识。值得注意的是,随着社会生活水平的提高和个体差异的加大,个体青春期开始的时间不一致,与青年期也没有严格的分水岭,因此对两个时期的年龄划分仅供参考。

## 一、青春期的心理特征

### (一)青春期的心理发展特点

约十一二岁以后,个体陆续度过学龄期进入青春期,直到十七八岁结束。在这个时期,个体生理发育迅速,包括性成熟,而心理发育相对平缓。身心发展的不平衡表现出种种矛盾,使他们面临一系列的心理危机。

青春期是身体发育的第二个高峰期,主要表现在身体外形的改变(身高、体重等),内脏机能以及性的成熟。其中,与青春期前相比最大的特点是性的成熟。荷尔蒙受中枢神经系统的影响,尤其是下丘脑和垂体的刺激,分泌类固醇和性激素,促进生殖细胞的成熟。此时个体的生殖器官也已成熟,如男性睾丸、阴茎发育并具有射精的能力;女性子宫、卵巢等发育,并出现月经来潮的现象。除了遗传和体质因素,情绪、文化、经济水平、生活习惯等都会影响青春期的发育水平。这些生理性征的出现和身体外形的改变,使他们产生了成人感。因此,他们渴望尽快融入

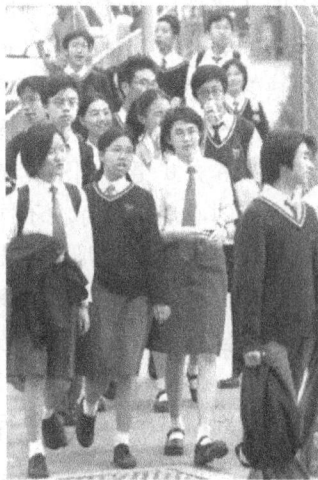

图 3-4　青少年

到成人的生活里,摆脱童年时的幼稚感,寻找新的社会准则,扮演新的社会角色,获得新的社会评价。但是由于心理发展并不与之平衡,他们也遇到种种的困惑。除此以外,由于性的成熟,使他们对性产生了好奇和兴趣,萌发了与性相关的一些新的情绪情感体验,产生了对性的渴望,但由于不能公开表现这种愿望和体验,他们会产生一种强烈的冲击和压抑。弗洛伊德将此期归入到"生殖期",也是基于其性成熟的发展。

青少年的思想心态及适应的发展也与发展前期有很大的不同。此时,是他们探索人生意义,形成价值观和人格品质的重要时期。他们面临着内在的矛盾和外在的冲突,想要极力摆脱保护、约束,企图以成人的姿态去生活,受到成人式的尊重;可是在许多方面他们显得心有余而力不足,缺少独立自主的能力。

青少年面临的心理矛盾主要有:

1.依赖与独立的矛盾

青少年逐渐产生对成熟的渴望和强烈的独立意识与自我意识,想通过各种途径表明自己的独立人格,维护良好的自我形象和自尊。他们抵制顺从,不愿意听取父母、老师和他人的意见。但他们在心理上并没有完全摆脱对父母的依赖,希望得到精神上的理解、支持和保护。

2.思维的抽象逻辑性与片面性、表面性的矛盾

在认知发展方面,皮亚杰认为青少年处于"形式运算阶段"。他们具有推论演绎及预测的能力,学习运用逻辑思考的方式,用假设和科学的方法来解决问题,并具有抽象思维的能力,也是学习能力最强的时期。他们具有强烈的求知欲,兴趣广泛,思维敏捷,在许多方面表现出强烈的创造欲望。他们的求异思维发展迅速,批判思维也明显增长,一方面他们不愿轻易接受他人的意见,另一方面他们开始有意识地认真思考自己的主张。同时,他们的思维又表现出一定的片面性和表面性,思想偏激、极端,不能全面、辩证地分析解决问题,缺乏严谨的逻辑性和全面性。同时还经常被事物的个别特征和外部表征所困扰,难以挖掘事物的本来特征。

### 3．自我认同与角色混乱的矛盾

在人格的发展上，自我意识增强，他们开始探索人生的意义，试图对自己的过去、现在、将来作评价，会探讨"我是个什么样的人？""我的人生是什么样的？""人生的追求是什么？"等一系列关于人生哲学的问题。艾里克森将其定义为人生周期中的"自我认同和角色混乱相矛盾"时期。若遭遇失败，未能发现自己的独特性和形成良好的自我意识，则容易造成角色混淆的危机。

#### （二）青春期的心理卫生

青春期的心理卫生着重要注意以下两点：

##### 1．帮助青春期的个体克服孤独和压抑

青春期，也被称为"心理上的断乳时期"。尽管个体主观上有独立的要求和愿望，可实际上很难在短时间内去适应独立生活，因此往往容易产生孤独的心境。同时，随着年龄的增长，压抑也是青春期个体的一种心理状态。他们有许多方面的要求，如生理的要求、社会尊重的要求等，可是往往由于经验的不足、社会的阻力、父母的限制而发生矛盾。虽然此时的个体独立意识增强，求知欲旺盛，容易接受新鲜事物，但这一时期如果处于不良的社会环境影响下，就会容易接受一些坏习惯，误入歧途。因此，父母和其他的教育力量要特别悉心教育和指导帮助，认真、热情、真诚地与他们交流，并引导他们去解决生活中面临的挫折和挑战，肯定自己的优点和长处。对于出现的错误和缺点，要讲清道理，悉心教育，使其乐于接受并加以改正。鼓励青少年以积极的态度参加有益的社会活动，使其有更多的机会磨练、锻炼自我管理的能力，培养他们快乐、健康的独立人格，良好的学习习惯和生活习惯。

##### 2．加强性生理和性心理教育

由于性成熟和第二性征的发展，青少年注重性方面的认识，关心生理变化并彼此相互比较。男性会在乎其身高、肌肉、容貌等，女性会在乎其身材、身高、胖瘦等，这会造成他们心理上的敏感。随着他们性发育的迅速成熟和性心理的相对幼稚，他们还会寻求性知识，企图揭开性的秘密，出现对异性的兴趣和神秘感。因此，有必要对其进行青春期的心理卫生知识教育，使他们树立正确的性认识，指导他们认识性发育，处理性意识和性行为，培养他们健康的爱情观和性道德观。

## 二、青年期的心理特征

### （一）青年期的心理发展

摆脱了尴尬的青春期，个体进入生机蓬勃的青年期。一般认为青春期处于十七八岁至二十四五之间。由于人生的每个阶段都是一个连续的过程，对年龄的划分很难给予明确的规定。尤其是青年期以后的年龄规定，不仅要依据生理成熟和心理成熟情况，还要参照青年的社会成熟情况。在青年期，个体的生理、智能等各方面发展逐渐走向完全，弗洛伊德将其界定为"生殖期"，属于正常的性发展期，其显著的特点是具备了爱和生产的能力。

##### 1．青年期是人格形成、自我意识发展和社会生活领域迅速扩大，逐步走向成人的时期

斯普兰格曾将青年期形容为"第二次诞生"。青年期的学习不仅仅在于知识的获取、占有，还要求运用知识、经验、技能，更好地发挥潜能去解决各种问题，承担和履行社会责任和义务，取得工作和人生各方面的成绩。皮亚杰认为此时期个体的思维达到"形式运算期"，抽象思考能力发展更加完善，并加以有效的应用。随着逻辑思维的形成和完善，以及社会生活经验的不

断积累,青年开始摆脱原先的肤浅、表面的对外界及自我的看法,自我意识有了迅速的发展。此时,青年在情绪上较青春期平缓,开始规划未来的工作和生活。同时在社会化过程中,逐渐形成稳定的世界观和人生观,形成青年人格的再构成。艾里克森认为,青年期的发展是自我同一性的确立。步入青年期的个体应该而且有能力承担诸多的社会责任和义务。但他们在做出某种决断的时候往往采取"暂停"的手段,延缓偿付所须承担的社会责任和义务,以尽可能地满足避免同一性提前完结的心理需要。因此,该时期也称为"心理的延续偿付期"。

2.青年期的个体开始深入体验人际关系

艾里克森认为,此期的发展重点在于亲密人际关系的建立和发展,包括同性之间的友谊和异性之间的亲密关系。他认为早期生活中发展出的信任、自主、进取、勤勉等特性是建立亲密关系的基础,而早期未解决的心理社会危机及冲突,会影响今后的交往,如缺乏安全感、自信心,有自卑感等,形成孤独的感觉。同时在人际关系中也表现出两极性的特点。对待友情上,他们一方面寻求与朋友建立深厚的友谊,另一方面又经常甘愿忍受孤独,形成既有亲密友情又倍感孤独的矛盾心理。对待双亲关系上,父母和子女之间的文化观

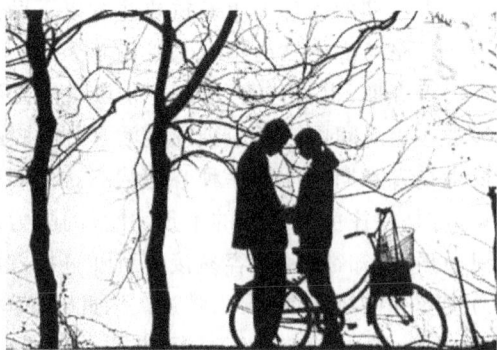

图3-5　青　年

念和价值观念会因时代的不同产生不同的观点和看法,造成思想和观念上的冲突。他们较容易对父母产生反抗的心理,但这并不意味着对双亲缺乏温情。这种亲密—冷淡矛盾心理会随着个体进入成年期而改变。在人际关系的表现上,也存在闭锁性和开放性的矛盾。他们既不像青少年期的天真率直,也不像成人期的深沉稳重。同时,性意识的迅速发展促进了对异性意识的改变和增强,对异性间的亲密关系的渴望,产生了恋爱情感和结婚愿望及婚姻现实。

**(二)青年期的心理卫生**

青年期是最富变化的时期,也是人生发展中较不稳定的时期。在这个人生成长阶段里,个体面临着学业、事业、恋爱、婚姻、社会交往和自我实现等各方面的考验,生理、心理和社会方面的冲突,容易出现各种心理问题。

哈维格斯特在1952年对青年期的发展课题进行了系统的论述。我国学者林崇德也总结了青年期的发展课题,认为如果这些课题顺利解决,青年就开始步入了成人社会。其内容主要有:第一,对身体的发育,特别是对性成熟引起的诸多变化的理解和适应;第二,从精神上和经济上脱离父母并走向独立;第三,逐渐完善作为男性和女性的性别角色;第四,对新的人际关系,特别是异性关系的适应;第五,正确认识自己在社会中的角色,通过各种社会活动完善自己;第六,树立作为社会一员所必须具备的人生观和价值观;第七,掌握作为社会一员所必须具备的知识和技能并付诸于社会实践;第八,选择职业及工作适应;第九,恋爱、婚姻及婚姻适应;第十,成就感的获得与自我实现。

因此,青年期心理卫生应重视以下几个方面:

首先,应提供适当的性心理卫生教育。到20岁左右,个体生理的发展基本上已成熟,但心理上成熟和社会性成熟的发展与其并不一致,各方面的发展表现出不平衡的特点。在生理发育和社会化过程中,有关性方面的矛盾会困扰青年人。他们从性的成熟而产生性的需求,到能

够通过社会认可的合法手段满足这一需求需要有一段时间间隔。有人形容此期为"性饥饿期"。青年人好奇心很强,急于需求性知识。但由于目前社会、学校和家庭的性教育缺乏,会出现性困扰、性心理障碍以及一些不正常的性观念和性行为。因此,提供正确、适当的性教育,帮助青年顺利度过这段时期,是青年期教育的重要课题。

其次,应进行适当的情绪健康教育。青年期个体逻辑思维能力很强,他们可能能够谈论化学的假设和矩阵的解答,但是情绪的发育并未与之平衡。此时,他们富于激情。但由于生活阅历和知识水平的局限,情绪表现出极不稳定的特点。一方面具有乐观、活泼、开放、热情、积极向上的情绪状态,另一方面又表现出遇事易冲动、不冷静、盲目狂热的负性情绪反应。同时,此时青年的情绪还逐渐表现出一定的内隐性。他们需要在他人面前保持良好的形象,具备一定的情绪控制能力,逐渐向稳定而成熟的情绪状态发展。

再次,应开展人际关系心理健康教育。要鼓励他们广泛地与社会接触,练习如何与他人接触,建立成年人的社会关系,从中不仅要建立、增强对自己的认识,树立对自己的基本信心;同时实现社会化的成熟。对待家庭关系上,个体要学习面对与父母在想法和见解上的差异,逐渐与父母、兄弟姐妹建立"成人与成人"的平等关系。在与异性的交往中,家长和教育者要鼓励其与异性接触,去发现异性眼光中的自己,了解异性的心理,以便迎接且应付择偶、结婚的心理发展与社会成熟过程。

最后,应为青年的心理发展提供良好的社会环境条件。社会、文化上的动乱,会使青年产生群体性的心理和行为问题,如酗酒、药物滥用、自杀等。埃里克森在青年期人格理论中曾强调:青年期心理发展的顺利与否很大程度上取决于社会环境条件。因此,家庭、教育机构和社会都应关注青年期心理发展的特点,为其顺利、平和地发展提供良好的环境。社会变迁也会对青年人的成长有影响。

## 三、大学生的心理卫生

进入大学是人生发展的重要转折点,是提高自身素质、发展自我的重要时期。大学期间,生活环境、学习环境、人际关系等方面都发生了变化。大学生要在独立生活中不断积累自我意识、人际关系、异性交往和社会意识等方面的经验,逐步形成自己的评判意识和独立的人格体系。大学新生从高考的成功中走入向往的大学校园,面对一系列生活、学习方面的变化,期望和现实的差异,处于入学适应阶段。适应的好坏,直接影响了整个大学阶段的意义。走过适应期,大学生活稳步开展和深化。每个人都以独特的方式塑造自己,形成贯穿一生、相对稳定的人生观和价值观。

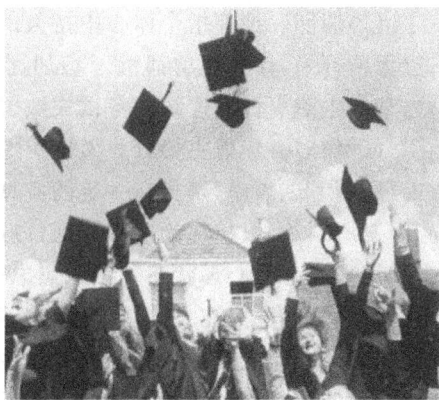

图 3-6　大学生

### (一)我国大学生的心理健康现状

当代大学生作为具有较高智力水平和较高自尊心的群体,有着比一般青年更高的抱负和追求,面临更多的机遇和挑战,因而也承受着更大的心理压力与冲突。因此,大学生是心理健康问题的高发人群。当然,目前我国多数大学生心理是健康的,有较高的智力水平,强烈的求知欲望,学习效率高,情绪稳定,乐观自信,充满朝气,人际关系良好,善于自我调节,适应良好。但是,也有相当一部分学生的心理健康状况令人担忧。樊富珉等人(2000)对清华大学学生的调查显示,71.3%的大学生在学习与生活中承受着很大或较大的心理压力,并至少有28.6%的学生在心理上有不良反应。许多调查研究(樊富珉等,2000;刘玉新,2001;李虹等,2004)结果表明,学业问题、情绪问题、人际关系问题、情感问题、性心理问题和适应问题是目前大学生中普遍存在的心理健康问题。

1.学业问题

学习压力大、学习动力不足、学习目的不明确、学习成绩不理想、学习困难等学业问题始终困扰着不少大学生。主要表现在以下四个方面:

(1)学习动力不足。一位学生这样写道:"在中学时代,各方面表现都很出色,进入大学后,沿着中学的惯性学习,尽管成绩还算理想,但学习虽然努力却常常感到心力交瘁,学而无所获。"

(2)学习目的不明确。很多同学为了应付不得不参加的考试而学习。尽管面对人才市场的巨大压力,很多学生也感到内心的危机感,但真正要努力学习,却提不起精神来。

(3)学习成绩不理想。学习困难的学生虽然在大学生群体中所占的比例并不大,但他们的负性情绪对心理健康是十分不利的。学习困难的原因可能与上课注意力无法集中、不适应大学生活等有关。

(4)学习动机功利化。市场经济的利益杠杆直接影响着学生的学习,对于学习,学生表现出空前的功利意识。面对一门新课程,很多学生问的第一个问题是"我学习这门课有什么用?"。而目前出现的"考证热"正是学习功利化的直接表现。

2.情绪问题

稳定的情绪、良好的心境和适当的情绪反应,是影响学生成才的重要因素,因此,情绪问题是大学生心理健康中值得重视的问题。大学生的情绪问题常常表现为:

(1)抑郁。抑郁指个体心中持久的情绪低落,常伴有身体不适、睡眠不足等,心情压抑、沮丧、无精打采,什么活动都懒于参加,什么事也提不起精神来。家庭经济状况差、家庭亲和感差、某些生活事件如连续的考试失败、失去亲人、失恋、同学感情失和等都是抑郁的直接诱因。

(2)焦虑。焦虑主要分为考试焦虑与自我形象焦虑。

所谓考试焦虑,是指在一定的应试情境激发下,受个体认知评价能力、人格倾向与其他身心因素所制约,以担忧为基本特征,以防御或逃避为行为方式,通过不同程度的情绪性反应所表现出来的一种心理状态。考试焦虑在大学生中普遍存在,并时常危害着大学生的心理健康。

大学生十分关注自己在他人尤其是异性心目中的形象。因为受很多因素的影响如长相、胖瘦、高矮、能力、魄力、魅力,有的学生会产生各种各样的自我形象焦虑。

(3)情绪失衡。大学生的社会情感丰富而强烈,具有一定的不稳定性与内隐性,表现为情绪波动性大,高低不定,喜怒无常。往往会因一点小小的胜利而沾沾自喜,也会因一次考试失败、恋爱受挫而一蹶不振,甚至无法控制自己的情绪反应,特别是负性情绪的控制相对较弱。

3.人际关系问题

大学生的人际关系问题主要表现在:

(1)孤独。进入大学,远离原来熟悉的人际环境,部分学生对大学的师生关系、同学关系、异性之间的关系显得很不适应。一位新生感叹说:"在大学,没有一个可以谈得来的朋友,心里真的感到好孤独。"

（2）不善社交。大学就是一个小的社会环境，但是部分学生由于缺乏社交勇气和社交技能，面对各种各样的活动，充满了兴趣，却又担心失败，于是不敢参加，久而久之，开始回避各种社交活动。

（3）被动交往。大学生从校门到校门，往往缺乏人际交往经验，于是有些学生不敢主动交往，更希望自己成为交往的对象而不是交往的直接发起者，总是消极被动地等待别人主动与其交往，从而妨碍了良好人际交往圈的形成。与此同时，由于个体间正常的交往不够，又易引发猜疑、妒忌等，不利于学生的心理健康。

4.情感问题

爱情困扰和友情困扰是大学生常见的情感问题。

（1）爱情困扰。正确处理爱情与学业的关系是学生的一门必修课。有不少大学生深受失恋、单相思等的困扰。

（2）友情困扰。大学生希望珍惜友谊却常常又不经意地与友谊失之交臂。

5.性心理问题

大学生性心理方面的问题并未得到很好的解决。由于性生理的成熟与性心理的不够成熟之间的矛盾，一方面对异性有好感，希望在异性心目中树立良好的形象，获得对方的认可，另一方面却面临这样的选择：最初的恋人可能不是最终的选择，性关系无论从道德上还是从心理上都使双方多了一份沉甸甸的责任。此外，由于性行为引起的后果及产生的心理压力，会给大学生带来困惑和苦恼。

6.适应问题

大学生的适应问题主要表现为：

（1）生活能力弱。很多学生不能够很好地处理自己的事务。

（2）挫折的心理承受力弱。面临学业、生活、感情方面的挫折，很多大学生显得无所适从，感到失去了生活的意义，甚至怀疑人生。

**（二）大学生心理卫生的主要内容**

从上述可知，在大学期间，由于主观和客观等诸多原因，大学生常会遇到各种各样的心理冲突和矛盾，继而引发一些心理健康问题。对此，大学生的心理卫生应主要包括：

1.培养正确的自我意识

自我意识是社会化过程的一个标志。大学生处于自我意识的分化期，他们注重内在的特质，关注自己的社会角色、社会责任和社会义务。但在发展阶段中，他们往往会遇到种种的心理冲突，如自我期望与现实生活的差异，独立意识的增强与对成人的依附心理，寻求友谊、渴望爱与归属的需要和自我封闭的倾向，入学前的优越感、强烈的自尊心和入学后的失落感、自卑感，较强的上进心、人生追求和遇到困难时的消极退缩等。因此，大学生要正确地认识自我，接受和认可自己，了解自己的优点和缺点，对自己要有肯定也要有否定，在自我意识的发展中保持两者的平衡。在自我意识中建立与他人的关系，对自己做出客观恰当的评价。客观地面对他人的评价，不应以过高的评价而沾沾自喜，也不应以过低的评价而失去信心。培养自己的自控能力，面对诱惑，要理智地把握自己，并要不断地塑造自己，超越自我。

2.提高适应能力

与高中时代相比，进入大学就意味着生活环境、学习内容、人际交往等都要发生变化。因此,在大学生的心理发展中,能否适应大学生活是一项重要内容。首先,大学生结束了原先一切由父母照料的生活,要自主、独立地开始集体生活。大学生要积极、主动地改变和提高自己的生活能力和自理能力,例如生活要有规律,按时作息,学会对钱财的管理,培养良好的生活饮食习惯等。其次,在学习上,要明白大学学习与高中学习的不同,提高学习的独立性、自主性和探索性。大学的学习不再是以高考为导向,更注重综合能力的培养和全面素质的提高。因此,大学生在学习课内外知识的同时,也要充分利用校园里的各种锻炼机会,提高自己各方面的能力。同时,应该对大学有正确、深入的认识。进入大学学习,并不代表着竞争的结束,相反,这是新的挑战的开始。正如《谁动了我的奶酪?》一书中所描述的,一切事物都在变化之中,我们要勇于承认变化,接受变化,随变化而变化。第三,对刚进入大学校园的新生来说,人际关系不和谐是一个重要的适应不良问题。大学生之间的交往范围扩大,交际的场合增多,交往的形式也更加多样化。交往的内容也不仅仅围绕日常的学习,对交际技巧、人际沟通的能力要求也提高了。面对不同的思想观念、生活方式、生活习惯和人格,一时大家都难以达到和谐、友好的状态。而且随着独生子女的增多,新一代大学生中各自的生活风格和行为习惯等方面的差异也在增大。因此,大学生要克服"自我为中心"的倾向,在强调自己人格的同时,也要尊重他人的观点和行为。

3. 树立健康的爱情观

爱情是大学生最为关心的话题之一。随着年龄的增长,生理和心理各方面日渐成熟,成人感和自主性不断发展,大学生产生了对爱情的渴望和追求。大学生的恋爱观不断开放,注重恋爱过程,以及对浪漫的追求。一方面,恋爱可以给大学生带来美妙、陶醉的情感体验,但另一方面,如果对爱情处理不当,也会产生不利于人生健康发展的心理问题。如有些同学的恋爱不是为了爱情本身,而是为了摆脱空虚、无聊的心境,随大流;不能处理好学业和爱情的关系,把过多的时间和精力放在恋爱上而荒废学业;不能及时化解因失恋带来的悲伤、痛苦、绝望等消极情绪,影响身心发展等。因此,大学生要培养健康的恋爱心理,树立正确的恋爱观,选择志同道合的爱情对象。大学生的主要任务还是学习,提高自己各方面的能力,因此,要摆正恋爱和学业的关系。其次,发展健康的恋爱行为,表现为恋爱行为要落落大方,控制和调节感情,理智行事。同时也要理解和尊重对方的意愿,培养爱的能力和责任,提高应对爱情挫折的能力。

4. 心理压力的调节和控制

大学生承受着各方面的压力,如父母的期望、学业的竞争、人际关系的处理以及对就业、前途的担忧等。一方面压力能够激发人的潜能,促进发展;但当这些期望和要求无法实现,压力无法缓解时,又会造成严重的身心问题。在对大学生压力源的调查中发现,大学生的压力主要来源于:学习、就业、人际关系、生活、恋爱关系、经济、社会、考试、家庭、生活及学习环境、未来发展、能力、个人(成长、外表、自信)、健康及竞争。面对压力,需要控制和调节。首先,很多生活的压力都可以通过努力得到消退。其次,要增加自身对压力的抵抗力,对压力要有正确的认知态度和正确的评价,也要培养多方面的能力,增强自信心,提高解决压力的能力,以免在遇到压力时束手无措。同时,现在的大学基本上都开展心理健康教育,设有心理咨询点等机构帮助同学们解决各种心理问题。因此,大学生要利用好这些机构,以安全、健康的方式发泄被压抑的情绪。

## 第五节　成年期的心理发展

成年期是青年完全融入社会,是向老年期的过渡,也是人生发展最辉煌的时期。根据艾里克森的观点,成年期发展的主要任务是获得创生感,即产生和创造个人价值和社会价值,避免停滞感,体验着关怀的实现。如果个体感到自己不能一如既往地竞争与创造时,就逐渐进入了停滞阶段,就会感到精力枯竭,生活无趣,过分地关心自己。艾里克森认为能否解决创生和停滞的矛盾,是成年期心理、品质发展的关键。而且成年期的特殊性还表现在,不仅个体对社会的影响最大,而且社会也对个体提出了最多、最大的社会期望和

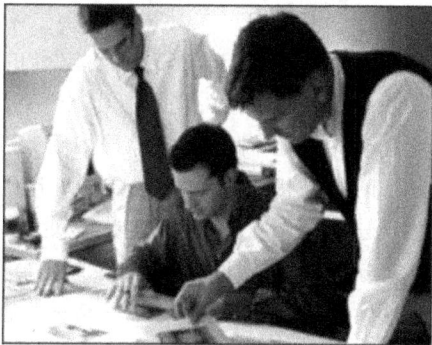

图 3-7　成年早期

社会责任,这些都影响着成年期心理的顺利发展。由于个体发展和社会实践的不同,成年初期、青年期的发展相互重叠、紧密地连接在一起。在此,我们将成年期分为成年早期和成年后期。

### 一、成年早期

成年早期是指 24～35 岁的时期,是人们开始按照自己的人生规划和目标,真正进入社会角色、职业角色的时期。在这个时期里,家庭生活、事业追求逐渐步入正轨。作为社会性成员的角色,在诸多社会体验和社会实践活动中得以实现。同时,也会遇到挫折和压力。因此,此期心理卫生的主要内容有:

1. 发展和完善恋爱、婚姻和家庭

个体在青少年期对性别角色的逐渐完善,对性的好奇和对异性交往的渴望,在进入青年晚期和成年早期的过程中,将这一情愫发展为爱情。恋爱是一种高级的情感交流,双方经过交往了解后表白自己的情怀,彼此接受对方的爱慕后,相亲相爱的恋爱关系便形成了。因此,在这一时期如何与异性建立良好的亲密关系,显得尤为重要。此时要鼓励年轻人多与异性交往,在实践中培养自己的人际沟通技巧,通过彼此的交往,促进对自我以及他人的认识,达到择偶的目的。随着恋情的发展,结婚是自然而然的结果。尽管,未必所有的恋爱都以结婚为最终目标。婚姻的实现是受当事人、父母、法律要求和外界影响等多方面限制的复杂过程。美满的婚姻关系,能够使双方形成完美的亲密关系和依赖感,相敬如宾,相濡以沫,享受延续的爱情。愈自信、人生目标愈清晰者,愈能在婚姻上建立亲密关系。但是两个具有完全不同生活背景的人一下子生活在一起,必定会产生许多的适应问题,如性生活的适应、处理新的人际关系、家庭经济生活的规划和生儿育女的适应。因此,在家庭中,伴侣之间要互相配合、理解、支持和帮助,包括家庭事物的分配、经济生活的安排和性生活的协调。在生儿育女上,夫妻双方要共同承担孩子的护理、照料、培养和教育,逐渐扮演好为人父母的角色,共同体验养儿育女的甘甜。其次,夫妻双方在调节新的人际关系的时候,也要处理好与亲属、朋友间的关系,以积极、健康的生活态度,磨练沟通社交的技巧;积极投入事业和接受继续教育,促进个人自尊、价值感、创造力的提高。另外,多参加有意的各种社会活动,学习关心他人,促进自我成长。

## 2.促进和完善职业生涯

在这个时期,大多数年轻人开始进入职业生涯,寻找工作机会,选择合适的职业。拥有适当的事业生涯规划,有利于实现自我价值和社会价值的最大化。但并不是每一个人都有自己的职业规划。面对严峻的就业压力,缺乏职业规划的年轻人往往会处于焦虑和不停地更换工作的恶性循环中。尤其是对大学生来说,尽管经过了高等教育,可是在工作经验、能力储备等方面还存在不足。如果没有对自己的发展有良好的规划,对能力的培养和未来的发展存在盲目性,就会在就业和择业过程中产生严重的障碍,影响人生价值的实现,造成心理困惑,危害心理健康。因此,年轻人应该对自己有准确的定位,认清自我,剖析自己的人格特点和爱好,明确自己的优势和潜力,同时也要发现自己的不足,并努力克服和提高。其次,要对社会需求和所学专业进行分析,形成一个整体、客观的认识。每个专业、职业都有诱人的优点,也会有让人不满意的地方,因此要辩证地看待,寻找适合自己的专业。要根据自己的能力和社会需要建立切实可行的目标和追求,并在行动中一步一步地实现,这样不仅可以获得成功感和自尊感,同时也实现了自我价值。值得注意的是,每个人在刚走上工作岗位时,都需要有一段时间来适应工作和职业的要求,需要实践经验的积累,这可能与当初的期望并不一致,产生适应困难。此时,需要年轻人有耐心,甘于吃苦,从错误中学习,不断提高自己的能力。

# 二、成年后期

成年后期多是指从 35～59 岁的时期,也称为中年期。个体在中年阶段,知识在继续积累和增长,经验也越来越丰富,在社会和家庭中处于中坚地位,承担着较大的社会责任和家庭责任。但是他们的各项生理功能却在不知不觉中开始下降。智力的继续增长,体力的逐渐衰减,是中年期个体最突出的生理和心理特点。

### (一)中年期的心理发展特点

1.中年期是个体生命发展过程中由生长、发育、成熟过渡到逐渐衰老的转折时期

中年期生理机能开始走下坡路,精力、体能都不如以前,容易产生疲劳感。这个时期也是疾病发生、发展以致恶化的主要时期,特别是一些

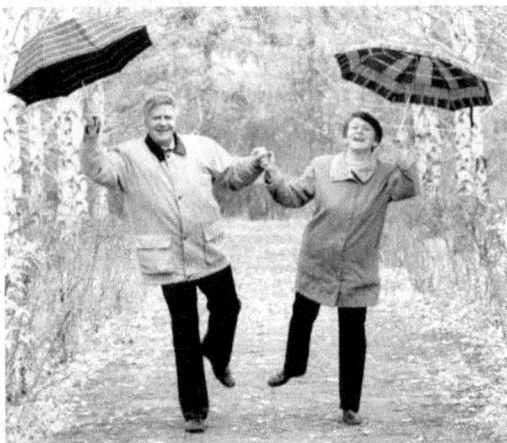

图 3-8　成年后期

慢性疾病会严重损害中年人的健康,如高血压、心脏病、更年期综合征等。这些不仅与生理功能下降有关,还与个人的生活习惯(如吸烟、酗酒、饮食不规律)、不良的人格特点(内向、孤独)和消极的情绪体验等有关。过渡到中年后期,男性和女性都会经历更年期。一般而言,女性45～55 岁、男性 50～60 岁进入更年期阶段,主要由于中枢神经系统的某些功能开始衰退,性腺功能的减退,神经内分泌和自主神经功能紊乱,而出现一系列更年期综合征。女性的更年期综合征症状往往比男性明显,出现月经周期紊乱,情绪不稳定,自控能力下降,面部潮红,阵发性全身发热,多汗,敏感,多疑,自我中心,烦躁等生理和心理症状。由于亲子关系紧张、夫妻不合、工作不顺心等因素,甚至会出现更年期精神障碍。男性则以性功能减退为主要表现,同时

也会有情绪变化、易疲劳等状况。

2. 中年期的智力发展达到最佳水平，并能在实践中最大程度地发挥，也是表现创造性思维的重要时期

我国学者王极盛曾以科学家、发明创造家为研究对象，系统研究他们创造力发展的特点，认为创造性思维的最佳年龄区间为 25～45 岁。创造性思维在成年初期被充分准备着，在该期达到成熟和发挥，使这一阶段成为人生发展的黄金时期。不可避免的是，智力的发展也有了改变。随着年龄的增长，生理功能的减退，通过掌握社会文化知识而获得的智力（晶体智力，crystallized intelligence）随着个体经验的丰富而不断提高。但是以神经生理为基础的智力（流体智力，fluid intelligence），诸如知觉速度、注意力的分配能力等，却呈下降的趋势。在中年，个体已有一定的事业成绩和社会成绩，开始对自我价值的评定有了新的认识。著名心理学家莱文森认为，中年时期的发展任务主要是巩固自己的兴趣、目标。人们开始用原先设定的目标来评价自己，如取得了哪些成就，还有哪些事情没有做。如果目标已经实现或即将实现，会表现出积极的自我意向。如果认识到目标没有实现或不可能实现，并不能调整自己的目标和志向时，则会出现消极的情绪体验。同时，有些中年人面对青年人逐渐赶超自己，自我价值有所动摇，会加重失落感，陷入迷茫之中。

3. 在中年期，人际交往方面逐渐完善，具有把握和适应环境的能力

在处理人际关系上，家庭内部的人际关系显得尤为重要。第一，亲子关系。从大多数家庭看，中年期父母面临子女从青春期进入青年期、成年初期。孩子的独立性日益增强，对父母的顺从和依赖逐渐减少，如果父母对孩子的教导方式仍一成不变，缺少交流，亲子关系就很容易产生冲突和隔阂。随着子女的就业、结婚、成立家庭，中年父母会觉得自己不再被需要而产生失落感、空虚感。此时的亲子关系中，一方面子女和父母在许多方面都是平等的，另一方面，中年人会将原先集中在孩子身上的情感投入转向伴侣和第三代，去寻找和获得新的满足感。第二，与父母的关系。步入中年，许多中年人面临父母年事已高，逐渐衰老甚至离去的现实。中年人要妥善照顾和关怀双亲，不仅要提供物质保障，还要保障足够的情感交流和沟通。第三，夫妻关系。在中年期之前，夫妻都不自觉地将对双方的爱大部分转移到孩子身上。个体逐渐进入中年期时，工作压力、家庭劳务增多，对夫妻之间的沟通则反而关注较少。有研究显示，在孩子即将离家时，中年人对婚姻的满意度最低。这些人际关系处理上的问题都是健康人格的影响因素。

**（二）中年期心理卫生的主要内容**

中年期是人生发展的黄金时期，也是各种家庭、社会压力相对集中的时期。子女的教养，年迈父母的赡养，繁重的家庭负担和社会工作，都有可能造成中年人紧张，影响身心健康。因此，面对各种情况，拥有良好的心理健康状态显得尤为重要。

1. 以科学的态度正确认识和对待生理变化

要认识到更年期是一种自然现象，是生命过程中必然经历的一个阶段。要注意消除顾虑，关注自身健康，减少思想负担，排除紧张、焦虑、恐惧等消极情绪，不要让一些无谓的烦恼来加重精神的负担，要心胸开阔，遇事豁达。还要注意安排好工作和生活，注意劳逸结合，生活有规律，积极参加和从事感兴趣的有意义的活动，保持愉快的心境，培养健康的生活方式，顺利渡过这个转折期。

## 2. 学会处理压力

要善于用脑、合理用脑,用正确的思维方法和工作方法来指导工作和处理各种矛盾。在对自我发展情况进行评价时,如果没有实现目标,就要根据实际情况调整自己的志向。同时,从社会发展上来看,中年人要不断学习新知识、新技术,否则就会被时代淘汰。从医疗卫生方面看,中年人还要预防有职业影响的疾病。因为,长期的职业习惯、所接触的理化因素和社会因素,有可能导致某些疾病的发生。如知识分子长期从事脑力劳动,承受的工作压力和心理负担较重,容易出现胃部疾病。因此,中年人要加强体育锻炼,促进新陈代谢,缓解工作压力。同时在工作之余也要积极培养各种兴趣爱好,调剂工作带来的压力。

## 3. 建立良好的家庭关系,尤其是夫妻关系

由于更年期的出现,要及时调整好性心理和性生活的改变。在中年期,夫妻有更多时间相处,要珍惜夫妻间的感情,满足彼此的需要,分担彼此的重担。同时要培养共同的兴趣,体验与青年期不同的、更为深刻的依赖感和亲密感,增加婚姻的满足感。

# 第六节　老年期的心理健康

老年期是指 60 岁以上的年龄阶段。众所周知,进入老年期,生理机能开始衰退,各系统的功能活动也明显下降。心理活动也相应地起变化,如反应迟钝、记忆力下降,抽象思维能力降低,情绪易于焦虑、抑郁。同时,很多人已离退休,生活规律和社交环境突然发生变化,面对行为习惯、生活模式的改变,往往一时不大适应,易于产生颓丧情绪和不安全感。老年期的适应和心理健康状况与此前的各阶段心理发展有很大的不同,又有密切的联系。

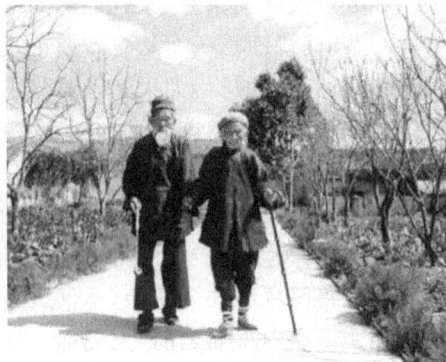

图 3-9　老　年

## 一、老年期的心理发展

由于生理、心理、社会环境的变换,老年人心理发展的特殊性主要表现在以下几点:

### 1. 各系统的功能逐渐衰退

主要表现为听觉减退、视力下降、记忆力减退等。这些会使老年人产生"老朽感"、焦虑、忧郁感。同时,由于生理机能的下降,老年人抵抗疾病的能力下降,易患各种疾病。但个体的衰老过程有明显的个体差异,与社会、生活因素有关。如积极、主动、愉快和丰富多彩的生活方式,可以延缓大脑细胞的退化,推迟衰老过程;而消极、被动、悲观的生活方式则可以削弱机体的抵抗力,加快衰老。在认知智能方面,人到老年期,概念学习、问题解决等思维过程的效能也出现逐渐衰退的趋势。但 Balles 的研究发现,老年人解决社会问题的晶体智力没有减退,他将来自于现实生活的、丰富的经验整合而成的能力称为智慧,并发现 60 岁老人的智慧有明显的增加。

### 2. 要面对退休的问题

离开原先的工作环境,失去了成就感,失去同事之间的交流和被尊敬的感觉,再加上年老

体弱,能力减退,会感到"门前冷落鞍马稀",因此会变得空虚和孤独,容易产生不满情绪和失落感。同时,集体生活的减少,也会使信息交流不够通畅。如果大部分时间呆在家里,便容易产生孤独感。在艾里克森的生命周期中,这一阶段的特点是完美无憾和悲观绝望。此时老年人主要解决的危机是能否处理自我概念的冲突。如果对自己一生工作满意,则会产生完美无缺的认识,可以心平气和地面对自己一生和未来的结局。如果感到在自己的一生中饱受挫折,错失了很多机会,则会对自己的一生比较失意,产生绝望和沮丧。但是对老年自我概念的研究表明:人到老年以后并不像我们一般所认为的那样,出现否定的躯体意象。

### 3.家庭关系和家庭生活发生了较大变化

老年人退休后,家庭生活占主导。如当子女因工作、学习、结婚等原因离家以后,家庭关系的重心由亲子关系转移到夫妻关系,老年夫妇独守空房会产生心理失调,出现一系列精神和躯体上的症状,如精神空虚、无所事事;孤独、悲观、社会交往少;食欲不振、失眠等躯体化表现,称为"空巢综合征"。同时,他们交往范围小,老伴成为其最主要的交流对象。一旦一方去世,另一方就会受到强烈的情绪刺激,会觉得更加的孤苦寂寞,产生丧失感、空虚感和抑郁感。调查研究表明,在失去老伴的人群中,一两年内去世的人数要高于夫妻健在的死亡人数的 7 倍。消极的家庭关系会导致老年人产生负性情绪,如子女不孝、亲子关系不合、家庭纠纷、赡养问题等家庭关系不和睦会困扰老年人的心理,使他们感到痛苦,产生忧郁感和孤独感。

## 二、老年人的心理卫生

老年人处于人生的最后阶段,拥有一个安乐、幸福的晚年是一件美好的事情。良好的心理保健,有助于提高老年人的生活品质。面对老年期带来的种种心理困惑和冲突,老年人心理卫生的主要内容有:

### 1.树立良好的价值观,加强体育锻炼

生理机能的老化随着"年龄"的增加而改变,它从生命开始之初就开始进行,在老年期变化的速度加快。因此,老年人要以平稳的心态面对年老的事实,注意营养、睡眠、活动的维持以及适度的环境刺激,保持恒定的状态。同时也要加强体育锻炼和娱乐活动,这样不仅可以促进新陈代谢,增强心血管系统的功能,而且还可以扩大交往的范围,增加生活乐趣,结识新的朋友,获得新的归属感,减少寂寞。但要注意"量力而为",动静结合,保持一定的活动量,也不要太疲劳。此外,老年人要树立积极向上的价值观,要有不服老的自我意识,保持积极、乐观、愉快的情绪,不断丰富生活。同时也不忘加强自我积极暗示,克服消极暗示,延缓心理衰老,因为自我积极暗示(我要多参加集体活动)可以使人精神振奋,心情愉快;消极暗示(我老了,没用了)可以使人心神不安,情绪低落,精神萎靡,有害于身心健康。

### 2.面对退休,老年人事先要有一定的计划和准备

积极调整退休后的生活环境,有工作能力的老人,可以发挥余热,继续为社会做贡献;而且要做自己乐意、又有数量质量要求的工作,在晚年的工作和劳动中体验人生的价值和意义。做情绪的主人,在生活中尽力培养积极情绪,尽力减少消极情绪的发生。其次要扩大自己的交往范围,避免自我封闭、离群索居的生活方式。老年人要更新自我意识,调整自己的心态,积极地适应环境变化,在新的环境中建立新的人际关系。同时,老年人要注重培养新的兴趣爱好,"老有所乐";还可以参加老年大学等学习活动,更新自己的知识。

3.在家庭生活中,要参加力所能及的家务劳动,要尽力坚持自我服务性劳动

老年人的依赖感,一方面不喜欢被怜悯同情,另一方面他们又需要家人的照顾和安慰。因此,家人应掌握老人的心理变化,了解老年人的人格特点,当出现不稳定的情绪时要给予体谅、宽慰和适当的安全感。同时也要重新调整夫妻关系。老年期夫妻要克服"空巢综合征",把注意力转移到夫妻感情上,夫妻间的依赖感和亲近感会再次深刻地表现出来。这对老年期生活和情绪的稳定是非常有意义的。最后,生老病死是每个人都要面临的事,是无法避免的。当面临失去老伴、朋友的心理危机时,他们必须独立或经由他人来帮助渡过这段哀伤期,重新了解死亡的意义,树立新的人生态度。

人生是一个非常美妙的过程,在每个阶段,每个人都有不同的风景,时而阳光明媚,时而暴风骤雨。在与风浪的抗争中,有的人能避开风浪、顺利前行,有的人却败走在风雨后。因此,健康、良好的心理状态显得尤为重要。健康心理的拥有和保持,需要完成自身心智的成熟和社会化的过程,如健康的人格,正确的价值观和人生观,与他人、社会顺利交往的能力等。对于生活的问题和压力,要积极面对和解决。我们学习心理卫生,认识一生发展的过程和特点,不仅是为了了解自己,发展自己,更是为了体验多姿多彩的生命。

（俞蓉蓉、许　晶）

# 4    记忆与思维

## 第一节　记忆概述

对于记忆,我们总是有很多的感触,因为记忆记录了我们过去的点点滴滴。随着我们的成长,随着时间的流逝,我们经历过的悲伤与快乐,成功与失败,欢聚与离别,这些记忆有的渐渐离我们远去,越来越模糊,而有的却历历在目,清晰得恍如发生在昨日。记忆是人一切心理活动的基础。人们的一切活动,从简单的感知、观察,到复杂的思维、想像,从学习、劳动到发明、创造,所有这些只有在记忆的基础上才能进行。凭借记忆,我们不断地获取知识、积累经验、发挥才智。凭借记忆,我们不断解决困难、实现梦想、创造美好的未来。

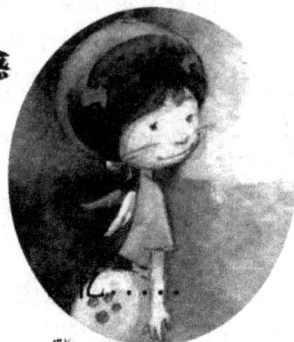

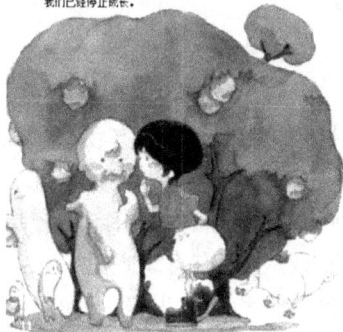

图 4-1

### 一、记忆的基本概念

当你看了一部小说,你往往会记得书中感人肺腑的情节;当你听过一首歌,你会记住那美妙动听的旋律;当游览过各地的名胜古迹,山水风光,你可能会常常想起那些秀丽美好的景色,这些都是记忆。记忆就是在头脑中识记、保存和提取个体经验的心理过程。

由此,我们还可以引发出另外一个概念——记忆表象。记忆表象是指记忆的内容保存在头脑中的具体形象,具有直观和概括的特性。记忆表象的直观性使其与客观世界的各种具体事物紧密联系在一起,而概括性则使其脱离感性世界的具体事物向理性的境界延伸,使人对世界的认识向理性阶段发展,为理性认识活动打下了基础。从而,记忆在保存感知成果的同时,也使感性认识向理性认识过渡。表象的直观性和概括性是密切联系在一起的。从表象的直观性来看,它和知觉相似;从表象的概括性来看,它又和思维相似。因此,表象是介乎知觉和思维之间的中间环节,是感性认识到理性认识的过渡阶段。表象是头脑中知识的一种重要的表征形式。

根据形成表象的感官不同可以把记忆表象分为视觉表象、听觉表象、嗅觉表象、味觉表象、运动表象等。例如,我们回忆起看到过的电影情节、人物相貌、风景等各种形象,这是视觉表象;回忆起听到过的音乐、风声、雨声等各种声音,这是听觉表象;回忆起闻到过的各种香味、臭味,这是嗅觉表象;回忆起尝到过的酸、甜、苦、辣等各种味道,这是味觉表象;回忆起做过的跳远、游泳、打篮球时的动作形象,这是运动表象。运动表象产生时,会引起人体相应部位骨骼和肌肉的微弱运动。

根据表象的概括性,可分为个别表象和一般表象。例如,特定的某一个人、某一根香蕉、某一朵花的表象是个别表象。而同一类事物共同的一般特征,如香蕉是弯弯黄色带皮的,吃起来甜甜的水果,这个表象就是一般表象。一般表象比个别表象更具有概括性。

有人做过这样的实验:实验者先让儿童用实物进行加减法计算,然后把实物遮起来,要儿童心里想着实物计算,也就是利用表象计算,经过这个环节,发现儿童能较快地进行口算或心算了。由此说明,表象的概括性和抽象性能帮助学生较快地理解知识信息。

此外,表象是想像的基础,通过一定的表象联系,能够丰富想像力,使得形象思维和创造思维得以实现。而且,对于某些特殊的职业活动,如画家、厨师、工程师、音乐家等,他们都需要运用鲜明的、稳定的、完整的表象来创造性地工作。

## 二、记忆的过程

记忆包括识记、保持、再认或回忆三个过程。

### 1.识记

识记就是认识并记住的过程,也就是获得事物的印象并成为经验的过程。识记可分为无意识识记和有意识识记。顾名思义,无意识识记是指在没有任何预定目的和要求的无意识状态下,事物的印象被不自觉地记录在脑海中的一种识记形式。相对地,有意识识记就是指在有明确目的和要求的前提下,凭自己主观有意识地进行识记的方式。

有意识识记又可分为机械识记和意义识记。例如,背诵诗歌,小时候在不认识汉字的情况下,只是根据发音,一遍又一遍地重复机械背诵,强行记忆,这就是机械识记。而在我们看得懂汉字,并理解诗歌含义的前提下,根据诗歌表达的意思和思路进行的记忆背诵就是意义识记。

### 2.保持

保持是把通过实际获得的印象在大脑中保存的过程。

保持中的信息是按照特殊的、连续的顺序系列地组织并分类保存起来的。例如,背诵单词时,总是按照 A～Z 的次序记忆,记一词组时,又往往是分类储存的,如桌子和椅子分为一类,香蕉和苹果分为一类。

保持中的信息并不是一成不变的,随着时间的推移,信息的数量和性质就会发生变化。多次实验表明:根据记忆画出的图形,和识记的图形比较,表现出来的变化,大致可以分为下列各类:①简略、概括。原来图形中的有些细节,特别是不甚重要的细节趋于消失。②完整、合理。重画的图形,较识记的图形更为完整、均衡,更为合理,更有意义。③详细、具体。和简略概括的趋向相反,在有的重画的图画中增添了识记图形中所没有的细节,使图形更为详细,更接近具体事物。④夸张、突出。和完整合理的趋向相反,在重画的图形中,可能把原来识记的图形的某些特点突出、夸大,使它更具有特色。

3. 再认或回忆

再认是指过去经验过的事物再度出现时仍能认识;回忆是指人们过去经验过的事物在头脑中重现的过程。

根据信息论的观点,记忆的形成是一个信息加工过程,它包括三个阶段:编码、储存和提取。和电脑一样,人脑要将各种信息储存起来,首先要对该信息进行编码,转化成大脑所能识别储存的信息形式,也就是将实物转化为表象的过程。储存是将已经编码了的信息进行保留的过程,但保留的时间长短不一。最后是提取,或称检索过程,是从储存在大脑中的大量信息中检索出需要的部分,并将其回忆的过程。

## 三、记忆的分类

### (一)形象记忆、运动记忆、情绪记忆和逻辑记忆

根据记忆内容的不同,记忆可分为形象记忆、运动记忆、情绪记忆和逻辑记忆。

1. 形象记忆

形象记忆是以感知过的事物形象为内容的记忆,保持的是事物的具体形象,包括视觉的、听觉的、味觉的、嗅觉的、触觉的等等。我们感知过的物体的颜色、形状、体积,人物的音容笑貌、仪表姿态,音乐的旋律,自然景观,触摸过的物体,各种气味和滋味等的记忆都属于形象记忆。不同的人对不同的记忆方式的效果是不同的。例如,背英语单词时,有些人觉得一边背一边大声地朗读比较容易记,但有些人却觉得写下来容易记住。而从事不同职业的人所擅长的形象记忆也是不同的,如画家擅长于视觉形象记忆,音乐家擅长于听觉形象记忆,美食家则擅长于味觉形象记忆。

2. 运动记忆

运动记忆是以过去做过的运动或动作为内容的记忆。例如,对游泳、体操、舞蹈动作的记忆,对制作风筝步骤的记忆等都属于运动记忆。运动记忆是对运动动作的形象、动作的程序和对肌肉、骨骼、关节活动的精细控制等一系列活动的记忆。运动记忆是运动、生活和劳动技能的形成及熟练的基础,对形成各种熟练技能技巧是非常重要的。运动记忆与其他类型记忆相比,易保持和恢复,不易遗忘。相对地,大肌肉的动作不易遗忘,而小肌肉的动作易遗忘。

3. 情绪记忆

情绪记忆是以体验过的某种情绪和情感为内容的记忆。例如,对过去的一些美好事情的记忆,对过去曾经受过的一次惊吓的记忆,或对过去曾做过的错事感到后悔的记忆等都属于情绪记忆。"一朝被蛇咬,十年怕井绳",这说明被蛇咬的恐惧情感会长时间保持在头脑中。积极愉快的情绪记忆对人的活动有激励作用,而消极不愉快的情绪记忆有降低人的活动的作用。情绪记忆是人们精神健康的重要条件,也是人的道德感、理智感和美感发展的心理基础。过度的刺激造成的情绪记忆,还可能引起习惯性恐惧等异常症状。

4. 语词逻辑记忆

逻辑记忆是以概念、公式、理论、推理为内容的记忆。这种记忆所保持的不是具体的形象,而是客观事物的本质和规律等。例如,我们对心理学概念的记忆,对数学、物理学中的公式、定理的记忆等都属于逻辑记忆。这些内容都是通过严密的逻辑思维过程所形成,又与语词密不

可分。它具有高度的概括性、理解性、逻辑性和抽象性,还具有一定的形式化特点。它是人类所特有的,具有高度理解性、逻辑性的记忆,对我们学习理论知识起着重要作用。

### (二)外显记忆和内隐记忆

按记忆过程中意识参与程度划分,记忆可以分为外显记忆和内隐记忆。

#### 1.内隐记忆

内隐记忆是指在无法意识的情况下,个体过去的经验对当前任务产生无意识的影响而表现出来的记忆。例如,有些你学过的英语单词,现在让你写可能写不出来,但是当你阅读文章时却能在不自觉间理解这个单词,这就是内隐记忆的作用。

#### 2.外显记忆

外显记忆是指在意识的控制下,个体过去的经验对当前任务产生有意识的影响而表现出来的记忆。例如,在你学过了游泳的相关知识技巧以后,你下次再去游泳时就会有意识地根据这些知识经验去规范自己的动作。

研究发现,内隐记忆随时间延长而发生的消退要比外显记忆慢得多,外显记忆很容易受到其他无关信息的干扰,而内隐记忆则没有。将内隐记忆从外显记忆中分离出来的方法,是当代记忆心理学研究的一个重要突破。

### (三)感觉记忆、短时记忆和长时记忆

根据记忆材料保持时间的长短,记忆可分为感觉记忆、短时记忆与长时记忆。

#### 1.感觉记忆

感觉记忆又称瞬时记忆。感觉记忆是指客观刺激物停止作用后,它的印象在人脑中只保留一瞬间的记忆。它的特点是:信息完全根据事物的物理特性编码,具有鲜明的形象性;信息保持的时间很短。据研究,视觉的感觉记忆在1秒钟以下,听觉的感觉记忆在4～5秒钟之内;记忆痕迹易衰退,只有当被登记了的信息受到关注才会转为短时记忆。感觉记忆的最明显的例子是视觉后像。例如,当我们看电影或电视的时候,画面上的人物原本是静止的,而我们的视觉系统却将它们看成是连续动态变化的,这就是视觉后像的作用。

在感觉记忆中呈现的材料如果受到注意,就转入记忆系统的第二阶段——短时记忆。

#### 2.短时记忆

短时记忆是指记忆的信息在头脑中储存、保持的时间比感觉记忆长些,但一般不超过1分钟,是信息由感觉记忆到长时记忆的中间环节。例如,我们从电话簿里查到一个电话号码,记住后,马上就能根据记忆拨出这个号码,但打完电话后,刚才拨打过的电话号码就忘了,这就是短时记忆。实验研究表明,短时记忆的内容保持的时间(在没有复述的情况),18秒后回忆的正确率就下降到10％左右,大约1分钟之内就会衰退或消失。短时记忆的内容若加以复述、运用或进一步加工,就会被输入长时记忆中。例如,有些人在背英语单词的时候,追求快而多,往往只念一两遍就过去了,这时候,短时记忆还没有转变为长时记忆,记忆很快就消失了,虽然他一下子背了几百个单词,但回过头来却忘得一干二净。

#### 3.长时记忆

长时记忆是指信息在记忆中的储存时间超过1分钟以上,直至终生的记忆。长时记忆就像是一个看不到边界的信息储存库,容量似乎是没有限制的,它储存的信息时间长,可随时提取使用。长时记忆的信息主要来源于短时记忆,但也有些长时记忆是由深刻的印象一次形成的。长时记忆的信息是以组织的状态被储存起来的,主要以意义的方式对信息进行编码,通过

整理、归类、储存并提取。信息编码有言语编码和表象编码两种形式。言语编码是通过词来加工信息，按意义、语法关系、系统分类等方法把言语材料组成组块，以帮助记忆。表象编码是利用视觉、听觉、味觉和触觉形象组织材料，帮助记忆。

记忆的三种类型若按信息加工的理论来划分，它们的关系是：外界刺激引起感觉，其痕迹就是感觉记忆；感觉记忆中呈现的信息如果受到注意就转入短时记忆；短时记忆的信息若得到及时加工或复述，就转入长时记忆，其关系如图4-2所示。

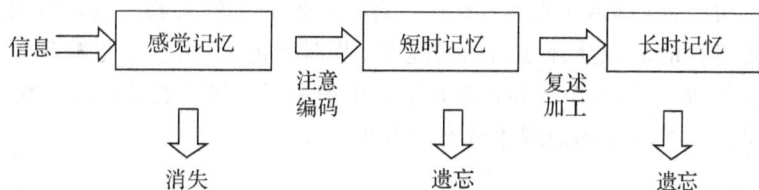

图 4-2　记忆系统模式图

下面做一个实验来帮助理解短时记忆与长时记忆的区别与联系。

请你看一眼右边这张图片然后遮起来，并立即做下面的加法题，做完以后再回忆刚才看到的图片。

加法题　479＋542＝
　　　　145＋616＝
　　　　396＋321＝
　　　　580＋168＝
　　　　920＋ 91＝
　　　　591＋711＝

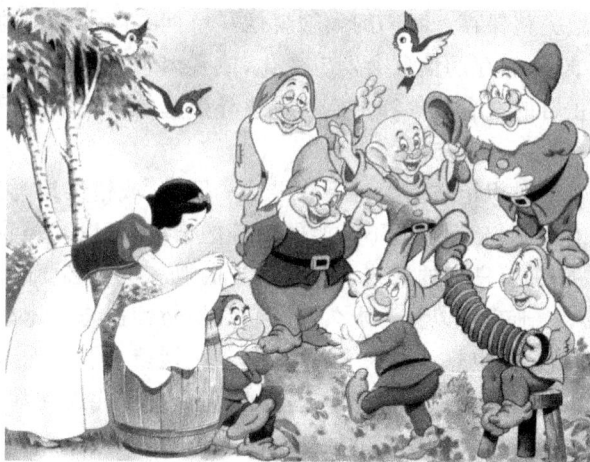

图 4-3

怎么样，还记得图片中的内容吗？有几只小鸟？白雪公主和小矮人都分别在干什么？可能已经记不清了吧？

如果不做加法题，而是仔细地观察图片，你就能把它们记熟。记熟以后，即使有一段时间不再看着图片，你也仍然能够把内容回忆出来。所以说，短时记忆中的信息的保持离不开复述，而且复述要达到一定程度，信息才进入长时记忆；而长时记忆中的信息则是没有复述也能保持较长时间，并且短时记忆容易受干扰，而长时记忆则不易受干扰。

心理学家曾经在小鼠身上模拟过上述过程。他们把一只小鼠放在一个高出地板几英寸的平台上。当小鼠跳下平台，接触到带电的地板，四肢受到电击，疼痛难忍。这时，心理学家立即对小鼠脑部通以电流，扰乱其神经活动，结果，当第二次把小鼠放上平台时，它又毫不犹豫地跳了下来。可见，脑部通电干扰了它的短时记忆，使它忘记了受电击的痛苦经验。但是，如果在小鼠受到电击后，经过较长时间再对它的脑部通电，那么，它再上平台时就不肯往下跳了。这是因为时间一长，神经系统发生了结构上的变化（意味着信息进入长时记忆），脑部通电干扰已无效，痛苦经验得以长时间保持，小鼠当然就不肯往下跳了。

## 第二节　记忆障碍和提高记忆力的方法

　　1960年，一个叫尼克的年轻空军雷达技术员经历了一次意外的创伤，永久地改变了他的一生。尼克正坐在桌边，而他的同事正在玩一把微型钝头剑。突然，尼克转过身去，这时他的同事的剑正巧刺中了他，剑穿过他的右鼻孔一直穿入他的左侧大脑。这场事故使尼克的方向感严重受损。更糟糕的是，他因此患上了遗忘症，长时间内无法记忆，他忘记很多刚刚发生的事情。在他读了几段文字后，第一句话就从记忆中消失了。他不能记住电视剧的情节，除非在广告中间他主动去回想和复述他刚才看到的东西。

### 一、记忆障碍

　　我们知道，并不是所有被我们识记过的内容都会被我们永久清晰地牢牢记住，被大脑永久地完整保存。我们的大脑就像一个拥有巨大容量的信息储存库，但是这个储存库随着时间的推移，储存的信息会发生变化，或者由于意外的发生，导致信息的改变。而记忆障碍就表现为正常的遗忘现象和由疾病或意外引起的不正常的记忆错误现象。

#### （一）遗忘

　　对识记过的内容不能再认和回忆，或错误地再认和回忆就是遗忘。遗忘是正常现象，正常的遗忘，忘记一些不必要的琐碎的杂事，可以减轻我们大脑的负担，使我们有更清晰明确的思路，拥有良好的情绪，因此，适当的遗忘也是必要的。

　　遗忘可以分为永久性遗忘和短暂性遗忘。比如，有人告诉你一个电话号码，隔了一段时间后，你再也想不起来了，这就是永久性遗忘。当你看到过去的同学，打招呼时发现明明就在嘴边的名字却怎么也想不起来了，但是过了几天你却又能记起来了，这就是短暂性遗忘。

　　关于发生遗忘的原因有很多假说：

　　（1）衰退理论：记忆痕迹得不到强化而逐渐减弱、衰退，以致最后消失的结果。

　　（2）干扰理论：学习前后的事件相互干扰而影响记忆。心理学上称为前摄抑制（先学的经验影响新的学习）、后摄抑制（新学的内容干扰先前的经验）。

　　（3）压抑理论：弗洛伊德认为记忆是永恒的，所有的遗忘都是动机性的。压抑是一种潜意识的防御机制，用来阻止不愉快的记忆进入意识领域。

　　（4）线索依赖理论：记忆有时候需要依赖线索的提示。

　　影响遗忘的其他因素还有：学习材料的性质与数量，学习材料的类似性与系列位置，学习的程度，学习者的心理状态等。

　　最早系统地研究遗忘现象的是德国心理学家艾宾浩斯，他在做遗忘规律实验时，选用了一些根本没有意义的音节，也就是那些不能拼出单词来的众多字母的组合，比如 asww，cfhhj，ijikmb，rfyjbc 等等。他经过对自己的测试，得到了一些数据（表4-1）。

　　然后，艾宾浩斯又根据这些点描绘出了一条曲线，这就是著名的艾宾浩斯遗忘曲线。图4-4中纵轴表示学习中记住的知识数量，横轴表示时间（天数），曲线表示记忆量变化的规律。

其结果表明,识记后最初一段时间遗忘较快,此后遗忘(速度)逐渐减慢,稳定在一个水平上,遵循"先快后慢"的原则。随着时间的推移,遗忘的速度减慢,遗忘的数量也就减少。艾宾浩斯遗忘曲线被广泛地应用到各个识记领域中,其中也包括学习方法。有人做过一个实验,两组学生学习一段课文,甲组在学习后不久进行一次复习,乙组不予复习,一天后甲组保持98%,乙组保持56%;一周后甲组保持83%,乙组保持33%,乙组的遗忘平均值比甲组高。这个实验表明,学习新知识时,在它的痕迹没有完全消退的时候及时地复习,巩固这个痕迹,加深印象,那知识的保持就会更长久。

而且,艾宾浩斯还在关于记忆的实验中发现,记住12个无意义音节,平均需要重复16.5次;为了记住36个无意义章节,需重复54次;而记忆六首诗中的480个音节,平均只需要重复8次!这也就是说,对新知识理解了,就能记得迅速、全面而牢固。而死记硬背,不仅困难,而且保持时间短,效果差。

表 4-1

| 记忆完成后时间 | 记忆保持量(%) |
| --- | --- |
| 0 | 100 |
| 20 分钟 | 58.2 |
| 1 小时 | 44.2 |
| 8~9 小时 | 35.8 |
| 1 天 | 33.7 |
| 2 天 | 27.8 |
| 6 天 | 25.4 |
| 1 月 | 21.1 |

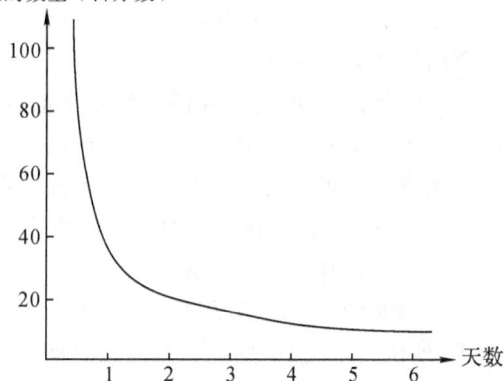

图 4-4 艾宾浩斯遗忘曲线

### (二)记忆错误与疾病

记忆错误是指再现发生歪曲,主要有:

#### 1. 错构

错构指在对一个真实事件的追忆中添加了错误的细节。再现歪曲,在正常人有时也会见到,但弥漫性脑病变可使错构倾向更为强烈。

#### 2. 虚构

虚构指以想像的、没有真实根据的内容来填补记忆缺陷。患者谈论这些"经历"时仿佛确有其事。由于虚构情节不能保存,所以在询问时内容常有改变。

#### 3. 柯萨可夫综合征

柯萨可夫综合征又名遗忘—虚构综合征,其特点为近事遗忘,虚构和定向障碍,往往有欣快情绪而否认患病。常提示下丘脑,尤其是乳头体附近有病变存在。主要见于慢性酒精中毒、脑外伤、脑肿瘤等脑器质性病变。

#### 4. 似曾相识感

似曾相识感指病人接触完全陌生的事物时,有一种早先经历过的熟悉感。反之,在感受早已熟知的事物时,有一种初次见面的陌生感,则称旧事如新感。正常人亦可出现这两种体验,但以神经症和癫痫更多见。

除了上述遗忘和记忆错误两大类外,某些强迫症、躁狂症和偏执性障碍可以见到记忆增强，也就是能记住一般人不能够记住的事，表现为病前不能够且不重要的事都能回忆起来，许多久远的事件甚至细节都能回忆出来，如患者回忆他童年的某些生活事件，做过一些什么游戏，又和谁表演过什么舞蹈等。即使是非常细致的情景都能清楚无遗地回忆起来，或者有些他正常时已经完全丧失了的回忆，此时也能够重新恢复。

### (三)记忆力损害

随着科技的发展，对记忆力恢复、记忆力康复的研究引起了诸多科学家们的注意。研究发现，记忆力损害的原因有很多：

#### 1.高脂肪饮食会损害记忆力

多伦多大学的科学家在《学习与记忆神经生物学》期刊上发表文章，他们通过实验证明，吃类似人类吃的高脂食物的小鼠，无论在记忆、学习及集中能力方面，都较饮食脂肪较低的同类弱。

#### 2.过分依赖电脑导致人脑记忆力减退

最新的科学研究结果显示，由于过分依赖电脑，越来越多处于二三十岁的电脑一族患上了严重的记忆力丧失症。

科学研究表明，这个伴随人们日常生活的东西会让大脑分析问题的能力逐步退化，这样大脑就由于容量缩小而不能与常人一样接纳信息。很多患者就是因为大脑分辨不出什么事情重要什么事情不重要而痛苦万分。研究人员在对 150 名 20～30 岁之间的电脑迷进行调查后发现，这些人中的 10％在记忆力上出现严重障碍。

#### 3.超负荷吸纳信息造成人们无法记住新的信息

美国亚特兰大心理学研究所负责人大卫·坎特博士研究人脑记忆力衰退课题已有 20 多年了，他认为，人脑达到了存储信息的极限后仍超负荷地吸纳信息，才造成人们无法记住新的信息。而人们在第一次接触某件事时总是不能集中精力也是人们爱忘事的主要原因。

除此之外，睡眠不足、长期持续疲劳对记忆力的损害也是很大的。虽然这方面的研究还需要长期的研究证明才能得出定论，但这也足以引起我们的重视。

## 二、良好记忆品质的培养

记忆品质是衡量记忆力优劣的标准，记忆品质包括四个方面：①记忆的敏捷性，即记忆的速度和效率；②记忆的持久性，即记忆的保持时间；③记忆的准确性，即记忆正确和精确；④记忆的储备性，即记忆信息提取与应用。

要使自己拥有良好的记忆品质，心理学家、教育学家归纳了 5 个要领：

(1)要有明确的记忆目标，在记忆的要领中，首先是要有一个明确的记忆目标，给自己提出要求，并时时检查，这样才能记得牢。

(2)要对记忆对象有浓厚的兴趣，学生对所学的知识有了兴趣，就会产生积极的情感和主动的热情，因此记忆得也就比较深刻。

(3)要在理解的基础上记忆，对记忆对象要进行深入研究，充分了解它的本质、规律、特点，通过理解来加深记忆。

(4)不断复习加深记忆，对记忆对象要及时并经常复习，强化它在大脑中留下的痕迹。

(5)排除不良干扰。

一个人知识的多少，往往取决于他在大脑中记忆了多少学问。作为学生，好好学习是最重要的任务,而学习成绩好坏,与记忆的好坏显然有着密切关系。那么,如何提高学习中的记忆呢?

**(一)创造良好的记忆条件**

**1.科学用脑,注意用脑卫生**

大脑是记忆的器官,记忆是大脑的功能,要想发展良好的记忆力,首先要保持大脑的良好状态。清醒的头脑,能提高记忆的效率。而疲劳则会降低大脑的工作效率,会大大降低脑细胞的活动能力。随着脑细胞活动能力的降低,记忆的效率也会明显下降。平日里,有些人不注意保养大脑,经常加班加点、通宵开夜车、打疲劳仗,结果头脑发胀、昏昏沉沉、疲劳过度,最终导致记忆力下降。此外,严重的营养不良,缺乏蛋白质,或者酒精中毒、吸毒、脑部受伤等都将导致大脑记忆功能的衰退。因此,在保证营养、积极休息、进行体育锻炼等保养大脑的基础上,科学用脑,防止过度疲劳,保持积极乐观的情绪,能大大提高大脑的工作效率。这是提高记忆力的关键。

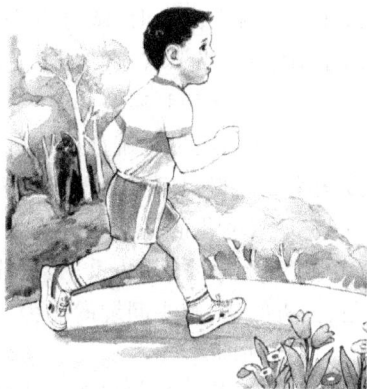

图 4-5　注意用脑卫生

**2.要有能够记住的自信心**

学习中,当我们碰到很难记忆背诵的概念或公式时,如果怀疑自己的能力,觉得不可能记住,总想着放弃,会导致心神不宁,无法集中注意力,记忆效果自然就不好。而相信自己能够记住,不断地给自己心理暗示,增强记忆的信心,最终才能达到记忆的目的。

**3.明确记忆的目的任务**

有了明确的目的,才会有动力,在记忆时挑选重点进行重点记忆,并且不时地检查自己的记忆效果,这样记忆才会更加牢固深刻。如果只是盲目地背诵,机械地重复,记忆的效果就不会很深刻,容易忘记。

另外,在记忆时集中注意力,同时保持稳定的情绪,在放松的学习环境下记忆,效果会更加显著。

**(二)要熟悉记忆方法**

好的方法可以显著地提高学习、记忆的效率,甚至改善记忆。不同的人,有适合于自己的不同记忆方法。具体的记忆方法有很多,比如:

**1.图像记忆**

图像记忆是目前最合乎人类大脑运作模式的记忆法,它可以让人在短时间内记忆上百个电话号码,而且可以达一个星期之久而不遗忘。在此用一个实验加以说明:

现在你要记住以下几个词语:火车、河流、风筝、大炮、鸭梨、黄狗、闪电、街道、松树、高粱共十个词。你可以想像这样的情景:一个人登上了高速的火车,火车在河流上奔驰,河流上飘来一个大风筝,风筝上架着一门大炮,大炮的炮筒里打出来一只鸭梨,鸭梨打进黄狗的嘴里,黄狗像一道闪电,迅速地路过街道,爬上一棵老松树,咬住了老松树上长着的一棵高粱。

现在回想一下:火车怎么了?在河流上奔驰。河流怎么了?上面飘着一个风筝。风筝怎么了?上面架着一门大炮。大炮怎么了?射出一只鸭梨。鸭梨怎么了?打进了一只黄狗的嘴里。黄狗怎么了?像闪电一样在路过一条街道。然后呢?爬上了一棵松树。再后来呢?咬住了长在老松树上的一棵高粱。

如果你再回想几次,很快就能把这些词都记住了。

要注意的是,这是运用想像力来形成一个电影的镜头画面,所以必须要有颜色、有物体、有声音,并可以成功地利用想像力来"骗过"头脑,让头脑以为真的发生过这件事。所以,在想起火车在河流上奔驰时,脑海中必须要有火车、河流,火车是什么颜色,有几节车厢,有没有鸣笛,河水清澈吗,当风吹过时河水有没有涟漪等这些细节都要想像出来,在脑海中呈现。

2. 意义识记和理解记忆

记忆时,应尽量避免用机械重复的方法,而要多发展意义识记和理解记忆的能力。这两种方法不仅记得快而且记得牢。对于那些我们不理解的东西,则很容易遗忘。因此,对学生来说,在理解消化的基础上对概念、公式、定理进行记忆,就容易多了。另外,通过理解,找出事物间的规律和联系,举一反三,也能够帮助记忆。这样,在培养记忆的同时,也锻炼了自己理解问题、分析问题、解决问题的能力。

3. 记忆术

记忆术是人类记忆的方法技巧,是为了促进人们记忆知识材料的一种程序。目前最流行而又取得公认的记忆术是 PQ4R 法。PQ4R 法的取名是下面所述学习材料应该遵循的 6 个步骤的英文缩写:

P:预习(Prepare):涉猎全部学习材料,以确定要探讨的一些课题,确定作为重点来阅读的各分段。

Q:提问(Question):提出有关分段的问题,把各分段的主题改为适当的问句。

R:阅读(Read):仔细阅读各分段的内容,尝试回答各分段所拟定的问题。

R:思考(Reflection):在阅读时思考内容,力图给予理解,想出一些例子,把材料和自己已有的知识联系起来。

R:复述(Repeat):学完一个分段后,尝试回忆其中所包含的知识,力图回答自己对各分段所提出的问题。如果不能充分回忆,就重新阅读记忆困难的部分。

R:复习(Review):学完材料后,默默回忆其中的要点,再次尝试回答自己所提出过的各个问题。

根据情况,灵活地运用分类记忆、图表记忆、缩短记忆及编提纲、作笔记、卡片等记忆方法,均能增加记忆效果。

### (三)掌握记忆规律

根据艾宾浩斯遗忘曲线,知道遗忘"先快后慢"的发展规律,我们可以制订合理的复习计划,强化记忆,将遗忘降到最少。

1. 及时复习

遗忘进程先快后慢的规律告诉我们,刚刚达到记住的最初时刻是遗忘最严重的时刻。这是因为,新学过的材料在头脑中建立的联系还不巩固,痕迹很容易自然衰退,不及时复习,仅几个小时就可能有 64.2％的遗忘,1 天之后遗忘率达 66.3％。苏联教育家乌申斯基说过,记忆就像建筑物,不要等快倒塌时再去修复,否则,那就等于重建,这说明及时复习是极为必要的。复习的作用在于强化联系,如果说识记是利用已有知识对新输入的信息进行加工编码的过程,那么复习就是不断地进行再编码,增加对信息加工的深度,提高对信息编码的水平,提高编码适宜性的过程。复习贵在及时,使即将消失的、微弱的痕迹重新强化,变得清晰,并在头脑中进一步巩固。复习还能促进理解，使所学过的内容更加条理化、系统化，更便于精确记忆。及时复习就是要在新学过的材料尚未遗忘之前，趁热打铁，使之巩固，这样既节省时间，效果又好。

2.复习多样化

复习并不意味着单纯地、机械地重复所学的材料，复习方法的单调既容易使人感到枯燥乏味，又容易产生厌倦、疲劳。多样化的复习方法，可使人感到新颖、容易激发智力活动，使所要复习的材料与有关知识之间建立新的联系，就能更牢固、更灵活地掌握。在复习过程中可以用到多种感官，做到眼到、心到、耳到、口到、手到，结合各种感觉通道，在大脑皮层建立广泛的联系，以加强记忆效果。

3.合理地分配复习时间

复习要注意累积效果，刚学过的知识不但要及时复习，而且也应适当地增加复习的时间，随着记忆巩固程度的提高，可逐渐减少复习的次数和时间，逐渐延长间隔时间，这样就能不断刺激短时记忆转化为长时记忆。连续地进行复习称为集中复习，而有一定的间隔时间的复习称为分配复习。在遗忘曲线快速下降的时间段进行集中复习，而在遗忘缓慢的时间段进行分配复习，巩固记忆，效果就会很好。

**（四）坚持做记忆训练**

一个人具备了良好的记忆条件，懂得了有效的记忆规律，但并非就一定能高效率地记忆。大脑得不到训练的机会，会使其功能退化，记忆力自然就下降了。只有通过不断的记忆训练，才能逐渐增强记忆力。有这样一个故事：传说，宋朝时的金溪县有一个叫方仲永的人，他从小就过目不忘，才智过人，五岁便能作诗。消息不胫而走，众人为之惊奇。不久，有人请他父亲去做客，期间也有人送钱给他父亲，他父亲一时贪起，便拉着方仲永到处拜见众人，以获取钱财，却不让他安心学习。结果，方仲永长到 20 岁时，才能完全消失，泯然众人。这说明，记忆具有用进废退的特性。

据意大利《晚邮报》报道，意大利一所大学三名教授进行了这样一项实验：他们挑选了一位记忆中等的青年学生，让他每星期接受三至五天、每天一小时、背诵由三个数至四个数组成的数字训练。每次训练前，他如果能一字不差地背诵前次所记的训练，就让他再增加一组数字。经过 20 个月约 230 小时的训练，他起初能熟记 7 个数，以后增加到 80 个互不相关的数，而且在每次练习时几乎能记住 80% 的新数字，使得他的记忆力能同一些具有特殊记忆力的专家媲美。

可见，通过训练记忆力的确是可以提高的。专门研究锻炼记忆力方法的美国学者布鲁诺•弗斯特说："要具备一个可靠的记忆力，必须每天费一刻钟到半个小时的时间，做一套有计划的脑力练习，复杂的或简单的均可，只要能迫使你去动脑筋。"

下面就介绍几种有效的记忆力训练方法：

1.积极暗示法

许多人之所以记忆力不佳，是由于对自己的记忆力缺乏自信。在面对一个要记的材料时，这些人会想："这么多怎么记啊?""我肯定记不住……"，这些想法都会阻碍提高记忆力。

美国心理学家胡德华说："凡是记忆力强的人，都必须对自己的记忆力充满信心。"要想树立起这种信心就要进行积极的自我暗示，经常在心中默念："我一定能记住！"当你对能否记住缺乏信心时，也可以回忆自己过去的成功经验，如"我曾在全班各科考试成绩排前五名"、"我几岁的时候就能背许多唐诗"。当这些过去良好的记忆形象再次浮现时，会增强你"一定能记住"的信心。

### 2.精细回忆法

我们在平时的学习和生活中,识记了很多东西,却很少去回忆。识记和回忆之间的不平衡,使我们的记忆变得十分模糊。

经常回忆,回忆得尽可能精细,是锻炼记忆力的好方法。例如:

想一想,你今天午饭吃了什么,那些菜的味道如何,和什么人一起吃的,他穿着什么样的衣服,你们谈论了一些什么问题?

回忆一下你最近看过的电影,电影里都有哪些主要人物?发生了什么事?他们都做了什么?结局如何?要尽可能回想电影中的每一个镜头。

回忆一下你童年的伙伴,你们在一起都做过什么,他们都叫什么名字,他们都长什么样子,他们的家都住在什么地方?

### 3.限时强记法

在规定的时间里去背诵一些数字、人名、单词等等,可以锻炼博闻强记的能力。例如,在3分钟内,背诵圆周率小数点后30位数字:3.141592653589793238462643383279;在2分钟内,背诵10个陌生的人名;在10分钟内,背诵一篇英文短文。

另外,记忆时可以辅助做记忆保健操,在头颈后部找到"天柱"、"风池"二穴,将两手交叉于脑后,用拇指的指腹按压这两个穴位,每次按压5秒钟,突然加压,然后将拇指移开,按压5至10次后,会感到头脑清醒。而记忆的最佳时间一般来说是在上午9～11时,下午3～4时,晚上7～10时。

### (五)提高记忆小常识

最近的科学研究表明,如果调整一下日常生活习惯,也可以收到较好的效果。

### 1.控制饮水

科学家们最近指出,人体下丘脑合成的抗利尿激素具有增强记忆的作用,而饮水量的多少可调节抗利尿激素的分泌量,间接地影响记忆力。当人们大量饮水时,血中的水分增多,渗透性下降,血容量增大,人体下丘脑的渗透压感受器兴奋性下降,容量感受器的兴奋性增强,两者都会使下丘脑合成的抗利尿激素减少,从而不利于大脑的记忆活动。反之当饮水减少、血浆渗透压提高时,抗利尿激素大量分泌,作用于大脑边缘系统,可以增强其记忆功能。所以,适当控制饮水量,对增强记忆力是有益的。

### 2.先学后睡

学习前的小睡可能会加速你的遗忘,这是最新的研究成果,称之为"前睡效应"。研究发现30分钟的前睡都较显著地损害了记忆,但如果在醒来后待2小时或4小时再学习,记忆就不再受前睡的影响。而且,6小时的前睡比4小时和少于4小时的前睡导致的遗忘要少。这种"前睡效应"是由于较高的促生长激素水平对人的记忆不利,可使记忆严重受损的结果。而人在入睡后30分钟之内促生长激素迅速释放,并持续一段时间,直至醒后才逐渐地恢复正常。这就是短睡后记忆不好,而清醒一段时间后记忆灵敏的奥秘所在。

美国专家经过研究发现,学习之后睡觉的学生比学习后整夜不眠的学生记忆力强。

据报道,专家们将24名学生分为两组,让他们在60秒钟内记住显示在电脑屏幕上隐藏在竖线条中的三条斜线。然后让其中一组头天晚上睡觉,另一组不让睡觉。第二天和第三天晚上两组学生都睡觉。第四天进行测验,让学生回忆在电脑屏幕上看过的斜线。第一天晚上睡觉的学生记忆力明显高于当晚没有睡觉的学生。对睡眠有助于加强记忆力的原因还有待进一步研究。

**3. 某些食物还具有增强记忆力的功效**

一般来说,人体在正常情况下,血液呈碱性,当用脑过度或体力透支时,血液呈酸性;所以若长期偏好吃酸性食物,会使血液酸性化,大脑和神经功能就易退化,引起记忆力减退。含磷、氯、硫的食物都属于酸性食物,如白糖、啤酒等,常常食用会使血液酸化;反之,含有钠、钙、镁的食物则属于碱性食物,如蔬菜、水果、豆类、海带、牛乳、茶叶等,其中又以海带所含碱性最大,其次为水果和豆类,所以常用脑的人(如考生、科学家)都应该多吃海带,还有草莓能够增强长期记忆。

另外,一些干果类,如腰果、胡桃及芽菜类如苜蓿芽、豆芽以及菇类等等,都含有丰富的蛋白质、脂肪、糖类、维生素 A、E 和矿物质钙、磷、铁等,对记忆力都有相当程度的帮助。还有一些含有卵磷脂的食物,像蛋黄、芝麻、花生等,不定期食用,也能产生一定的益智效果!

# 第三节　思维概述

一天,牛顿坐在一棵树下打瞌睡,被树上成熟的苹果掉下来打到,对于这个司空见惯的现象,牛顿开始了一个极其复杂的思维过程。牛顿思考为什么苹果会往下掉呢,而不是飞起来或悬浮在空中? 牛顿在分析苹果落地这个现象产生的各种原因后,提出了多种假设,经过综合考虑各种假设的合理性后,得出结论:苹果是受到了一个往下的力的作用。然后,牛顿把苹果落地的现象和月亮绕着地球转等说明地面有引力的各种现象进行全面的比较,再抽象出一个理论,即万有引力定律:每一个物体都吸引着它周围的其他物体,而两个物体间的引力大小,正比于它们的质量,会随着两物体中心连线距离的

图 4-6　思　维

平方而递减。最后,人们就可以运用万有引力来解释各种现象,如,因为地球和太阳之间存在引力,地球才会有自转、公转周期,地球上才会有昼夜交替、四季轮回。这就是具体化的过程。

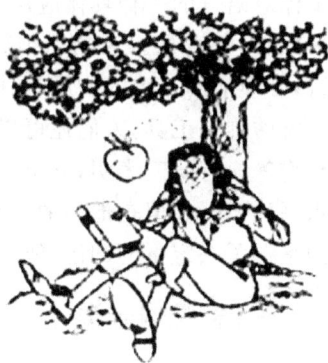

## 一、思维的概念

思维是人最复杂的心理现象之一,是人脑对客观事物的本质属性及其内在规律的反映。和感知觉一样,思维也是人脑对客观现实的反映,但思维的反映又不同于感知觉,它是人脑对客观现实概括的和间接的反映,是其共同的、本质的特征和内在联系。

思维作为认识的高级形式,具有间接性和概括性两个特性。

思维的间接性,是指利用一定的中间媒介物和过去已有的知识经验对事物的本质属性和规律的间接认识。例如,早晨看见路面潮湿,可推知夜里下过雨。夜里下雨是通过路面潮湿为媒介,根据下雨的相关知识和经验推断出来的。医生能通过观察病人的舌头、体温、脉搏、血压、脸色等媒介,根据自己的医学知识和经验,可以推断病人身体内部器官的健康状态。正是由于思维的间接性,使人的认知能力突破了时空的限制,人类既可掌握那些没有直接经历感知

过的或根本不可能经历感知到的事物,而且还可预见和推知事物发展的过程和结果。例如,学生可以通过课本,了解到许多肉眼看不到的星体变化,了解历代王朝的兴衰。

思维的概括性,是指在大量感性材料的基础上,把同一类事物共同的特征和规律抽取出来,加以概括。思维的概括性表现在两个方面,其一,它反映了一类事物共同的本质属性及规律。例如,通过对水星、金星、地球、火星、木星、土星、天王星和海王星的观察,科学家们给行星作出这样的定义:行星是围绕太阳运转,自身引力足以克服其刚体力而使天体呈圆球状,并且能够清除其轨道附近其他物体的天体。其二,它反映了事物之间的内在联系和规律。看到“月晕”要“刮风”,地砖“潮湿”要“下雨”,就能得出“月晕而风”,“础润而雨”的结论。一切科学的概念、定理、规律、法则,都是思维概括的结果,都是人脑对客观事物的概括的反映。思维的概括性使人的认识摆脱了具体事物的局限性和对具体事物的直接依赖性,并在思维的概括活动中形成概念和命题,从而无限地扩大了人的认识范围和加深了人类对世界事物的了解。

## 二、思维和语言

语言是人类的思维发展到一定阶段的产物,是人们进行思维的最重要的工具。语言是一种符号系统,由基本词汇、语法构造形成。人们应用语言进行思想交流的形式为言语。言语是个体对语言的一种具体应用,因此,言语是一种个体现象。个体的言语一般有三种形式:口头、书面、内部言语。人的思维就是通过内部言语的形式进行的,因为思维的进行不可能凭空进行,必须借助一定的物质基础,这种物质基础就是无声的言语,即内部语言。当然,语言并不是思维的唯一工具,人们还可以利用其他符号系统和表象进行非语言思维,如形状、颜色、声音、动作等。有研究表明,五个月大的婴儿,就能根据颜色和形状区分物体,并对这些物体进行低水平的概括。但是他们的思维能力只不过是动作思维和形象思维。只有在两周岁左右,当他们掌握了一定量的词语,能与他人进行语言交流后,其抽象思维才能逐渐发展起来。

## 三、思维的分类

### (一)动作思维、形象思维和抽象逻辑思维

根据思维活动凭借物的不同,可将思维分为动作思维、形象思维、抽象逻辑思维。

#### 1. 动作思维

这是以实际动作为支柱的思维过程,即边动作边思考的过程。三岁前婴儿尚未掌握语言,他们通过触摸物体,在实际操作中认识物体属性,动作停止,思维也就停止。聋哑人靠手势与表情进行交际,机修工人、家电修理人员等一边操作一边思维,这些都属于动作思维。

#### 2. 形象思维

这是以实物的直观形象和已有表象为支柱的思维过程。形象思维是3～6岁儿童的主要思维方式,他们会模仿成人的行为方式、说话口气,玩角色扮演的游戏,这就是利用储存在他们头脑中的感性情景,进行形象思维的表现。成人有时候也会运用形象思维,例如,画家运用线条、阴影、空间、色彩等构造画面,音乐家以音乐的弦律、节奏、速度、力度等表达辉煌、幽静或庄严。

#### 3. 抽象逻辑思维

这是运用抽象概念进行判断、推理,得出命题和规律的思维过程。7～11岁儿童可以以定义的形式获得一些抽象概念,但这种定义必须与肯定例证相结合,否则就无法理解。例如,小

学生可以通过定义的形式学习"劳动"这个概念,但教师必须举出各种体力劳动和脑力劳动的例子,否则,学生就难以理解"劳动"这个概念,或错误地把劳动理解为体力劳动。随着年龄的增长、经验的积累,抽象逻辑思维逐渐向理论型发展。到 11 岁以后,开始能逐渐从定义直接理解概念。例如,中学生运用公式、定理解数学题、物理题的思维;医生诊断治疗疾病的思维都属于抽象逻辑思维。抽象逻辑思维使人类思维具有了创造性、预见性和超越现实能力。

但是,抽象逻辑思维可能需要形象材料相伴随并支持,有时还需要动作的支持。例如,飞机设计中利用鸟类飞翔的形象,技术师在运动操作中排除机械故障等,均说明思维中形象和动作所起的作用。可见,上述 3 种思维是互相联系着的。个体思维有一个从动作思维向形象思维、逻辑思维发展的过程,而成人思维根据所凭借的任务在思维的进行中往往并不运用单一思维形式,而是三种思维共同作用的。

### (二)聚合思维和发散思维

根据思维过程中的目标方向不同,可将思维分为聚合思维和发散思维。

#### 1. 聚合思维

聚合思维是指思考的信息朝一个方向聚敛起来,从而形成单一的、确定的答案,即利用已有信息,达到某一正确结论。聚合思维是一种有方向、有范围、有组织、有条理的思维方式,其主要功能是求同。例如,如果 A>C,A<B,B<D,我们根据不等式的传递性规则,经过推理得出 D>B>A>C 的结论。这个思维过程就是聚合思维。

#### 2. 发散思维

发散思维是指思考问题时,沿着不同的途径去思考,尽可能作出合乎条件的多种解答。其主要功能是求异与创新。譬如,"试列举砖头的各种用途"。可能的答案是:可以造房子、砌围墙、铺路、刹住停在斜坡上的车辆、作锤子、压纸头、代替尺划线、作书架、掷人等等。以上答案已把砖头的用途发散到各个领域,并且每一个答案都是对的。

### (三)根据思维的创新程度,可分为习惯性思维和创造性思维

根据思维的创新程度,可分为习惯性思维和创造性思维。

#### 1. 习惯性思维

这是指按照经验证明、行之有效而进行的程序化思维。它是人们按照现成的方案或程序,用惯常的方法、固定的模式来解决问题的思维方式,具有规范、节约时间的优点,但同时也局限了思维的发散,缺乏新颖性和独创性。例如,有经验的医生写病历,就可按照规范的格式、程序(如住宿、现病史、既往史、家庭史、体重检查、诊断、治疗等)写下来。

#### 2. 创造性思维

这是指在头脑中重新组织已有的知识经验,以新异、独创的方式来解决问题的思维。创造性思维是人类思维的高级过程,它既是发散性思维与聚合性思维的结合,也是直觉思维与分析思维的结合,不仅包括抽象思维,也离不开形象性思维。

## 四、思维的过程

思维的过程极其复杂。思维心理学研究认为,思维进行的具体过程,一般经历了分析、综合、比较、抽象、概括、系统化和具体化等阶段。思维就是由这些阶段构成的一个完整的综合过程。

### 1. 分析与综合

分析与综合是思维过程的基本部分。分析是指在思想上把事物整体分解成各个组成部分，或将个别属性分解出来的过程。如把一棵完整的植株分为根、茎、叶、花的过程。综合与分析正好相反，即在思想中把组成事物的各个部分、各个个别属性组合为整体的过程。如在思想中将根、茎、叶、花组合为一棵完整的植株的过程。

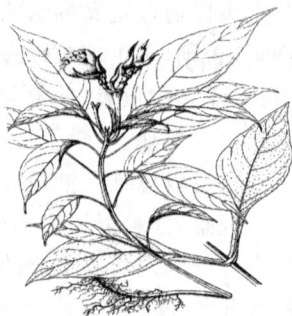

图 4-7

分析与综合是同一思维过程的两个方面，它们是相互统一的，在一个比较复杂的思维过程中，往往要经历由综合到分析，再由分析到综合的多次循环，才能形成对事物的正确认识。

### 2. 比较

比较是分析与综合的一种具体表现，是指在思想上把对事物的各个组成部分、个别属性进行对比，确定出它们之间的共同点和不同点的过程。如我们之所以能辨认出这个事物那个事物、认识这个人那个人，这个符号那个符号等，都是通过比较达到的。有比较才有鉴别，不经过比较就不能把事物区分开来，也就不能认识事物。在教学过程中，比较具有更重要的意义，通过同类事物的比较，我们可以将同一类事物的本质属性与非本质属性区分开来，使学生能把握事物的本质。因此，比较是学习概念的基础。

### 3. 抽象

抽象是指在思想上把事物的本质和非本质属性区分开来，抽取出本质属性而舍弃非本质属性的过程。概括则是把抽象出来的事物本质属性加以综合的过程。如通过分析、综合、比较，我们发现鸟类的属性很多，如鸟是动物、有羽毛、尖嘴、有翅膀、有爪、卵生、能飞、骨骼轻、血液循环快等，通过进一步认识，发现鸟的本质属性只有两点，即鸟有羽毛、是动物，而其他的许多属性则都是非本质属性，这就是抽象的过程。当人们在思想上将这两点本质加以结合，就得到

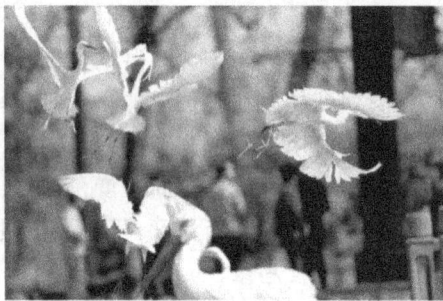

图 4-8

对鸟的本质认识，或理性的认识，即"鸟是有羽毛的卵生动物"，这就是概括的过程。显然概括须依赖于抽象，因为只有首先对个别事物抽象出基本属性或特征，才能进行概括。而概括则是抽象的必然发展，它直接影响着抽象的趋向。抽象和概括是形成概念的关键性一步，在从感性认识上升到理性认识的过程中起着规定性的作用。

### 4. 系统化

系统化是指通过分析和综合把整体的各个部分归入一定的顺序，并使各个组成部分形成一个有机统一的整体。例如，我们将鲫鱼、鲤鱼、青鱼等联合成"鱼类动物"，又将"鱼类动物"、"两栖动物"等联合成"动物"，再将"动物"、"植物"、"微生物"联合成"生物"，这个过程就是系统化。

### 5. 具体化

具体化是指把抽象、概括出来的概念、原理运用于具体对象或个别场合的思维过程。概念和原理是对事物的理性认识，只有将这种理性认识具体化，才能将一般与特殊综合起

来,更好地了解一般。也只有用一般的理论去解决具体问题,才能使一般的理论显示出应有的意义。在教学中,具体化常常表现为引证具体事例来说明理论问题,或应用一般原理去解决特殊问题。

本节开头就是描述了一个完整的思维过程。

## 五、思维的形式

人的思维就其形式而言,是概念、判断、推理,无论何种形式的思维都通过这三种形式表现出来。

### (一)概念

概念是人脑反映客观事物的一般特性与本质特征的一种思维形式。人自出生以来,就要不断接触各种社会现象和自然现象,在这个过程中,人们学会了许多概念。在日常生活中,人们学会了花、鸟、水、鱼、风、雨、雷、电;进入学校以后,学会了正方形、万有引力、溶解度、国家体制、伦理道德等科学概念。概念是在对具体事物的认识中,通过对具体事物的分析、综合、比较、抽象及概括才形成的。概念一旦形成,也就脱离了原来的具体事物而具有了抽象性。任何概念都是抽象的。

每一个概念都有它的内涵和外延。所谓内涵,是指概念的含义,即概念所反映的事物的本质属性;所谓外延,则是指概念的范围。概念外延的大小是由它的内涵决定的。例如"钟表"这个概念的内涵主要是"用来显示时间工具",它的外延包括各种各样的钟表。"手表"除了具有钟表的一般特点外,还增加了"有表带,能戴在手腕上"这一特点,也就是说,"手表"这个概念的内涵比"钟表"的内涵丰富,而"手表"的外延比"钟表"的外延要小,它把挂表、怀表、闹钟等都排除在外。由此可见,一个概念的内涵越多,它的外延就越小;反过来,概念的内涵越少,它的外延就越大。

概念是各门科学的基石,是人类智慧的结晶。人为了生存和发展,就必须不断地获得并掌握各种概念。获得概念的途径有两条:概念的形成和概念的同化。

1. 概念的形成

概念形成是通过同一类事物的大量例证,经过比较发现其共同的、本质的属性,从而获得概念的方式。例如,人们看见蜜蜂、蝴蝶、蜻蜓、金龟子等,通过比较发现,它们与牡丹、玫瑰、荷花、百合等花类很不相同,多次接触以后,逐渐形成了"昆虫"这一概念。概念的形成一般认为要经历三个阶段:抽象化、类化和辨别。例如,要形成"昆虫"这一概念,首先要对昆虫的各种特征予以抽象化:

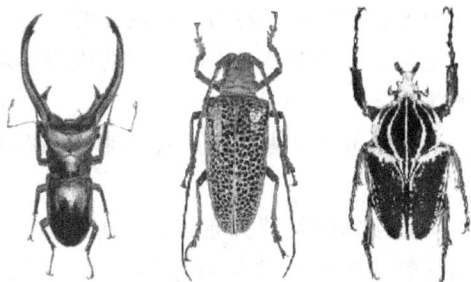

图 4-9

六足,无骨骼,身体靠体表的硬壳支撑,分为卵、幼虫和成虫三个生长阶段,身体为多节状;然后,要将蝴蝶、蜜蜂、蜻蜓等的共同属性加以认同,将它们类化为昆虫;最后,要认识事物属性之间的差异性,能辨别出蜘蛛不属于昆虫。

2. 概念的同化

概念的同化是学习者利用已掌握的概念,通过对新概念定义的理解,从而获得新概念的方式。例如,学生学习"矩形"的概念时,教师就直接给出"矩形"的定义:"矩形是角为直角的平行四边形。"这是因为学生在学习"矩形"概念以前,已经掌握了"角"、"直角"、"平行四边形"等概念,教师正是利用这些概念来指导学生学习"矩形"的概念的。

3.概念的运用

获得了概念以后,我们就要把概念运用到实践中去。

概念的运用是把已经概括了的一般概念,应用到个别的特殊的场合。这通常不是一个简单的逆转过程,因为概念并不是一成不变的。随着历史的发展,有些概念的内涵也在发展并经历着不断的变化。例如关于宇宙的概念,以前人们认为,太阳是绕着地球转的,宇宙中的一切都以地球为中心运转着。但是,随着人们的实践活动,人们对自然的认识逐步深入,

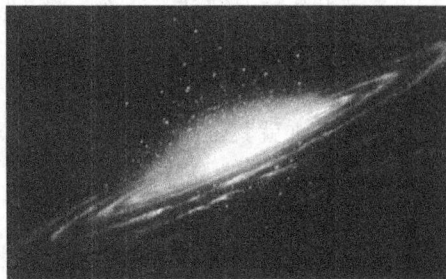

图 4-10

才有了哥白尼的"日心说",再后来,人们又认识到太阳只不过是浩瀚宇宙中的银河系中的某一个小小的恒星系,才有了我们今天的关于太阳系和宇宙的概念。显然,目前关于宇宙的概念还将随着宇宙空间研究的发展进一步修正和丰富。

因此,我们不能把已有的某一个概念直接运用到实践中去,要能很好地运用概念,需要在运用概念时结合其内涵及其相关概念的主要特征。例如,在把握了原始社会、奴隶社会、封建社会和资本主义社会诸概念后,对"社会制度"的概念就容易理解了。同时,把握了"社会制度"的概念,对原始社会、奴隶社会等的概念的理解也就加深了。

(二)判断

判断是人脑对客观事物之间的内在联系,即内在规律性的反映形式。它有两个逻辑特征:任何判断必定有所断定,即必定有所肯定或者有所否定;符合真理实际的称为真,违背真理实际的称为假,任何判断必定是真的或者假的。例如,"金属是导电体"是肯定、真的;"鲸鱼是鱼"是肯定、假的;"5 不大于 3"是否定、假的。判断不仅是人们对客观事物的一种反映,而且也是人们巩固对客观事物的认识成果的一种形式,如"水能结冰""水能灭火"等,这就是用判断的形式把人类长期以来对水的认识的成果固定下来,并便于在此基础上对事物的属性做更进一步的认识。

判断可以分为感知形式的直接判断和抽象形式的间接判断。

直接判断是感知形式的,并不参与复杂的思维活动。间接判断反映对象的联系和关系。对象的联系和关系表现在因果、时间、空间、条件等等方面,其中制约思维过程的基本关系是事物的因果关系。例如观察如图 4-11 所示的这幅图片。

直接判断的话可能会觉得这个正方形的四条边是弯的,但仔细观察,通过复杂的思维活动后,最终的间接判断结果是,这是一个四条直边的正方形。

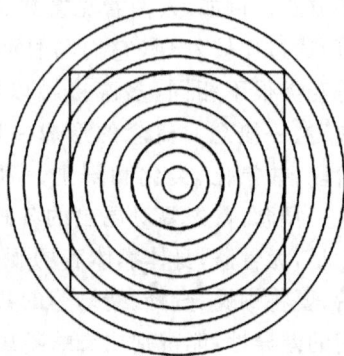

图 4-11

### (三)推理

推理也是人脑对客观事物之间的本质联系或关系的一种反映形式,推理是由一个或几个已知判断推出新的判断的思维形式,反映判断与判断之间的联系。思维能够间接地对事物的本质属性和规律做出反映,主要就是通过推理而实现的。通过推理,我们能由感知到的推出未感知到的或根本不可能感知到的事物,跨越时空的界限。推理是人类认识世界、改造世界的一种重要的有效手段和方法。

推理包括两种类型:归纳推理和演绎推理。

#### 1.归纳推理

归纳推理是从个别事实推出一般性原理的思维过程,包括前提和结论两部分,又包括完全归纳法和不完全归纳法两种方式。

例如,某班有 50 个学生,我们了解到每一个学生的学习情况后,发现他们的成绩都很好,于是我们得出结论:该班所有学生的成绩都很好。这就是完全归纳法。又如,我们在观察了某一地区的所有树叶以后,我们得出结论:世界上所有的树都是绿色的,这就是不完全归纳法。完全归纳法得出的结论是确定的,而不完全归纳法得出的结论往往是不确定的。

#### 2.演绎推理

演绎推理是从一般性原理推出个别结论的思维过程。演绎推理是一种必然性推理,由大前提、小前提和结论三部分组成。例如,大前提:定义传播方向和振动方向平行的波为纵波。小前提:声波的传播方向和振动方向平行。因此得出结论:声波是纵波。

演绎推理从一般原理出发,具有极强的严密性、逻辑性等特征,因而成为进行科学性论证和科学发现的有效工具。演绎推理中,只要推理的前提是正确的,推理的形式合乎逻辑规则,那么演绎出的结论总是正确的。

下面出一道题,来考考大家的推理能力:

已知:下列加法算式中,十个字母分别代表数字 $0 \sim 9$,$D = 5$。

问:其他字母分别代表的数字是什么?

$$
\begin{array}{r}
\text{D F N A L D} \\
+\text{G E R A L D} \\
\hline
\text{R F B E R T}
\end{array}
\qquad
\text{答案是:}
\begin{array}{r}
D_5 F_2 N_6 A_4 L_8 D_5 \\
+G_1 E_9 R_7 A_4 L_8 D_5 \\
\hline
R_7 F_2 B_3 E_9 R_7 T_0
\end{array}
$$

# 第四节　问题解决

## 一、什么是问题解决

人们在工作、学习和日常生活中,常常要完成各种任务。当要完成的任务非常复杂,又未曾有过完成这类问题的经验时,人们必须进行认真的思考,才能找到完成任务的方法或途径。这种任务在心理学上被称为问题。完成这类任务的思维活动叫做问题解决。问题解决是一系列有目的的、有指向性的认知操作过程,它必须具备三个条件:一是必须有明确的目的性,否则就失去问题解决的方向;二是必须有一系列的心理操作程序,否则就构不成问题解决的条件;三是必须有思维认知成分的参与。因此,我们要把问题解决的思维过程同一般的思维过程区分开来。

## 二、问题解决的思维过程

一般说来,解决问题的思维过程可以分为以下四个阶段:

### (一)认识问题和明确地提出问题

要解决问题,首先要知道要解决的问题是什么,这样才会促使人们去思考、去解决、去改进方法。爱因斯坦说:"提出一个问题比解决问题更重要,因为后者仅仅是方法和实验的过程,而提出问题则要找到问题的关键、要害。"可见,发现问题是解决问题的起点,而且也是解决问题过程中的一种动力。

问题广泛地存在于人们社会生活的各领域。有的问题比较明显,容易发现,或是已经有人提出来过的,如学生解的各种习题。但有的问题比较隐蔽,不易被发现。有人对问题熟视无睹,有人则善于发现问题。人和动物看见食物会流口水,这是人们熟知的事实,但却不是所有人都对此进行深入地研究思考,而巴甫洛夫正是从这个被人们忽视的现象中发现了条件反射,从而揭示了任何动物的高级神经活动规律。归纳起来,发现问题和明确地提出问题依赖于以下三个条件:

#### 1.依赖于主体的活动积极性

一般而言,主体活动量越大,接触面越广,越能发现问题和提出问题。从事研究、经常向未知世界探索的研究者总是能发掘平常人所不注意的问题。

#### 2.依赖于主体的求知欲

求知欲是人追求某种现象或弄清某个问题的内部原因的动力。求知欲强的人总是抱着"打破沙锅问到底"的精神,非把问题弄个水落石出不可。他们通常不满足于对事实的现有解释,在别人发现不了问题的地方,在已有公认解释的事实中提出问题。

#### 3.依赖于主体的知识水平

发现问题和明确地提出问题也和人的知识经验联系着。一个人知识不足,对于事物都感到新奇,都要问个究竟,会促使他提出许多问题。有人将幼儿期(4～5岁左右)称为"发问期",处在这个时期的儿童特别好问。他们有时候向大人提出"天上有人吗?""月亮为什么跟人跑?""水开后为什么会冒烟?"等一系列的问题。但这些问题都抓不住问题的主要矛盾,也就不能提出深刻的问题。所以,钻得愈深,了解得愈多,提出的问题就愈多、愈重要、愈深刻。例如,一个教授往往要比一个刚入门的助教在科学研究中更容易发现问题,提出具有科研价值、科学性的重要问题。

### (二)分析问题

提出问题以后,必须对问题进行全面深入的分析。任何问题都包括条件和任务两个方面。分析问题就是找出条件和任务之间的联系,把握问题的实质,确定解决问题的方向。

例如,有这样一块蛋糕要分给八个人吃,但是只能切三刀,要怎么分? 要解决这个问题就必须把任务和条件结合在一起进行分析。按照一般切一刀对半分,那么需要切四刀才能分成八份,而条件是只能切三刀,从而了解到问题的关键在于要想到垂直切和平面切,这样就明确了解决问题的方向。

现实生活中的问题有时候是十分复杂的,问题的分析就更加困难,只有凭借丰富、充实的知识经验,才能提高分析问题的质量。比如,一个维修电路的电工,看到室内的电灯不亮了,就会马上运用自己已经掌握的电工知识,与眼前发生的现象相结合,进行客观的分析,得出灯丝断了或是跳闸了等结论。而一个孩子看到"灯不亮了",只会说:"灯坏了。"孩子这种肤浅的分析就在于缺乏知识经验。

**(三)提出假设**

在深入地分析了问题以后,总能找到一些相对较为合适的解决问题的手段、途径和方法的方案与策略。这些暂定的初步方案和策略,就称为假设。恩格斯说:"只要自然科学在思维着,它的发展形式就是假设。"在科学发展中,提出假设几乎是必经之路。

能否提出假设,一方面依赖于个体在该领域的知识经验,知识经验越丰富,就越容易提出假设,另一方面依赖于个体的灵活性,个体的思维越灵活,提出的方案就越多。例如,怎么使鸡蛋从高空掉下来不破?你也许能想到许多方法,有些甚至不是按照常规思维方式提出的方案,只要能行得通,想到的方法越多,说明你的思维越灵活。

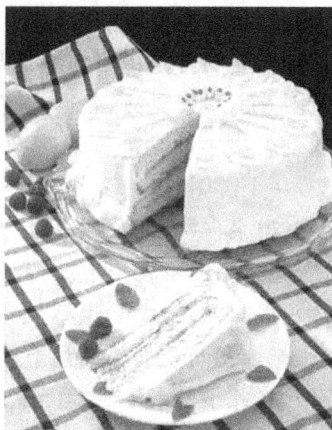

图 4-12

**(四)检验假设**

解决问题的最后一步是验证假设。假设中提出的问题是否可行,还必须以一定的方式加以检验,要看原来的假设是否符合实际,能否使问题得到顺利的解决。如果证明假设是错误的,就需要寻找新的解决问题的方案,重提假设。

验证假设的途径有两条:一种是直接验证法,即依据直接的检验结果来判定假设的正确与否;另一种是间接验证,即以知识经验来判断假设的正确与否。这种检验方式常常用于不能用实际行动来检验的假设,如作战方案、重大工程设计、对学生的教育措施等。

当然,还应特别指出的是,虽然解决问题的四个阶段的先后是有一定的顺序性,但也不是绝对的,有时是交错地进行着的。

## 三、影响问题解决的心理因素

影响解决问题的因素有主观的和客观两个方面,而这两种因素又是互相联系、互相影响的。下面主要讨论解决者个人及其心理因素对问题解决的影响。

1. 迁移

迁移是指已有的经验知识对解决新课题的影响。迁移一般可以分为两种类型,一种是正迁移,表现为一种知识、技能的掌握促进另一种知识、技能的掌握;另一种是负迁移,表现为一种知识、技能的掌握,干扰了另一种知识、技能的掌握。

学了运动物体的惯性作用以后,就能够在公交车启动、刹车、左右转弯时掌握身体的运动,从而能够保持身体平衡;学过钢琴的人,总能较好抓住音乐的节奏和音调,从而更容易学习其他的乐器,这就是正迁移。相反,在学英语的同时又学汉语拼音,就会造成相互干扰;或者,你学了羽毛球,并且习惯了打羽毛球的方式后,如果现在又去学打网球,你可能会发现打网球的姿势总是受羽毛球影响,姿势不够标准,这就是负迁移。

一般地说,思维越灵活、知识概括化的水平越高,迁移的范围和可能性越大;思维越刻板、知识概括化的水平越低,则迁移越难。例如,有的学生虽有相关的知识经验,但不会分析新课题,不会举一反三、触类旁通,就是因为不能迁移。

## 2. 功能固着

功能固着是指习惯地把某种功能牢固地赋予某一物体,看不到事物其他方面的功能。功能固着不利于灵活、变通地解决问题。邓克尔做的有关盒子问题的实验很好地揭示了被试在问题解决中的功能固着现象。实验中,邓克尔给被试的问题是:"有三个小纸盒子,一个装火柴,一个装图钉,一个装小蜡烛。请把蜡烛点燃置于木屏风上。"参加实验的被试均为大学生。一般说来,这个问题并不难,只要先用图钉把小纸盒子钉在木屏风上作小台子,然后将蜡烛点燃,把它粘在小台子上就行了。但是,在实际的实验中,当把火柴、图钉和蜡烛分别装在各自的盒子里时,一些大学生感到束手无策。在此条件下解决此问题的成功率为 61%。只有把火柴、蜡烛和图钉都从纸盒子里拿出来,把空盒子放在桌子上时,多数大学生才会想出上述办法来。在此条件下解决此问题的成功率上升到 98%。这是因为纸盒子里装了东西后,会给人暗示:这是容器,从而使大学生的思维固着在"纸盒子是容器"上,影响了其对问题的解决。

## 3. 定势

定势是指心理活动的一种准备状态,它影响着解决问题时的倾向性。这种倾向性既有利于我们利用已掌握的种种原则与方法,迅速解决自己所面临的各种问题,促进认识发展;但也会在一定程度上限制我们的思路,阻碍问题的解决与认识发展。因为,一个人如果用某种思路解决了若干问题后,往往会促使他以同样的思路去解决以后所遇到的各类问题。关于思维定势,最为著名的研究当推卢钦斯的取水问题。卢钦斯的实验要求被试用三个给出的容器,取出所需要的水量,具体问题如表 4-2 所示。

在上述问题中,前七个问题属于一个共同的模式,解决这几个问题的方法是:B−2C−A。第 6 题和第 7 题也可以用一种更为简单的方法加以解决,第 6 题是 A−C,第 7 题是 A+C。第 8 题只能用一种比较简单的方法来解决,即 A−C。

卢钦斯让两组被试同时完成这些问题,其中一组被试是从第一题开始做起,一直做到第 8 题,另一组被试则只做最后三道题(即第 6、第

**表 4-2**

| 问题编号 | 容器大小 | | | 所取水量 |
| --- | --- | --- | --- | --- |
| | A | B | C | |
| 1 | 21 | 127 | 3 | 100 |
| 2 | 14 | 163 | 25 | 99 |
| 3 | 18 | 43 | 10 | 5 |
| 4 | 9 | 42 | 6 | 21 |
| 5 | 20 | 59 | 4 | 31 |
| 6 | 23 | 49 | 3 | 20 |
| 7 | 15 | 39 | 3 | 18 |
| 8 | 28 | 76 | 3 | 25 |

7、第 8 题)。结果发现:第一组被试中,有 80% 的人在做后三道题时,仍然采用与前五道题一样的方法,并且在规定的时间内,大部分人未能解答完最后一道题。第二组被试在完成第 8 题时没有遇到什么困难,并且大部分人在解答第 6、第 7 个问题时采用了比较简单的方法。造成上述结果的原因是第一组被试在解答问题的过程中形成了以某种方法处理这些问题的一种思维定势。尽管可以利用比较简单的方法来解决问题,他们却不能改变这种问题解决的思维,并且也没有在规定的时间内解出第 8 题。

## 4. 情感与动机

当一个人面临问题时,必然会产生各种情感和动机状态,而这些状态又必然会影响解决问题的效果。例如,当我们乐观、平静时,或者因初步找到了解决某一问题的方法而怀有愉快的情绪时,积极的情绪状态有助于问题最终解决。相反,在解决问题中如因暂时出错而苦恼、忧

愁时,消极的情绪状态对最终解决问题则颇为不利。有的学生在考试时,一碰到难题就会感到紧张,会产生畏难情绪,这种消极情绪反作用于人的认识过程,往往使思路阻塞,或头脑空白,原来熟记的知识会忘得一干二净,从而无法继续解题。

动机对解决问题的作用也是明显的,它是促使人去解决问题的动力。动机的性质影响到整个解决问题过程的进展。动机对人愈是有意义,为解决问题而做的探索就愈紧张、愈积极、愈顽强,就愈有利于主观能动性的充分发挥。动机的强度与解决问题的关系,可以描绘成一条"倒 U 型曲线",即动机过弱不能激起解决问题的积极性;动机过强,则使人过分注意直接的目的而忽略可用来解决问题的相关因素,使意识变得狭窄。一般而言,中等水平的动机最有利于问题的解决。应当指出,这条曲线的形状和顶点是因人而异的。

5.人格

人格和解决问题能力的发展有着密切的关系。人格中的智慧因素对解决问题有重要影响。另外,自信心、灵活性、创造力、毅力都会影响问题解决。研究证明,一切科学家、发明家、文学家、艺术家都具有强烈的解决问题的欲望,好动脑筋的习惯,积极的进取心、上进心,以及干什么事都坚持到底的意志力等人格特征。这种人格特征是解决问题的内部动因。所以,布鲁纳强调,不仅要有发现的知识,而且要有发现的态度。

除了以上五个因素外,还有问题情境、认知结构的限制、策略、人际关系等诸多因素也会影响问题的解决。

## 第五节　思维形式障碍和思维训练

如图 4-13 所示的丑陋玩具很多人都见过,而它背后的故事则是创造性思维的典型事例,因为一个小主意,赢得了无尽的胜券。

这一炮果然打响,"丑陋玩具"给艾士隆公司带来了巨大的收益,使同行羡慕不已。于是"丑陋玩具"接踵而来,如"疯球"就是在一串小球上面,印上许多丑陋不堪的面孔;橡皮做的"粗鲁陋夫",长着枯黄的头发、绿色的皮肤和一双鼓胀而带血丝的眼睛,眨眼时又会发出非常难听的声音。这些丑陋玩具的售价超过正常玩具,但一直畅销不衰,而且在美国掀起了行销"丑陋玩具"的热潮。

图 4-13

这"丑陋"的灵感获得商业成功,为艾士隆公司广开财源,其根本原因就是抓住了两种消费心理:追求新鲜和逆反心理。

### 一、思维形式障碍

我们知道,并不是所有人的思维都拥有良好的品质,都能顺利地进行思维过程。某些患有精神疾病的人还可能会出现思维上的障碍,常常表现为思维形式障碍。

思维形式障碍即思维的逻辑结构障碍,是指概念的运用和判断推理等方面的逻辑紊乱,使词或句之间缺乏正常的联系,失去不同概念之间的区别性。

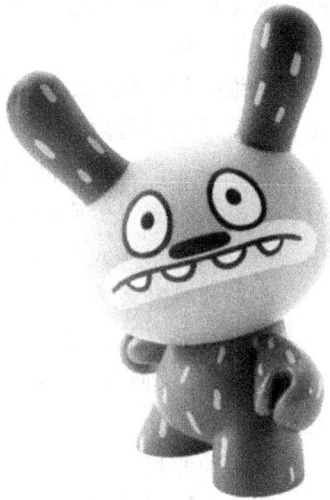

思维形式障碍包括联想障碍以及思维逻辑障碍。常见的症状如下：

### 1.思维奔逸

思维奔逸又称观念飘忽，指联想速度加快、数量增多、内容丰富生动。患者表现健谈，说话滔滔不绝、口若悬河、出口成章，脑子反应快，特别灵活，好像机器加了"润滑油"，思维敏捷，概念一个接一个地不断涌现出来。说话增多，语速加快，说话的主题极易随环境而改变（随境转移），也可有音韵联想（音联），或字意联想（意联）。多见于躁狂症。

### 2.思维迟缓

思维迟缓即联想抑制，联想速度减慢、数量减少和困难。患者表现言语缓慢、语量减少、语声甚低、反应迟缓。患者自觉脑子变笨，反应慢，思考问题困难。患者感到"脑子不灵了"、"脑子迟钝了"，多见于抑郁症。

### 3.思维贫乏

思维贫乏指联想数量减少，概念与词汇贫乏。患者体验到脑子空洞无物，没有什么东西可想。表现为沉默少语，谈话言语空洞单调或词穷句短，回答简单。严重的患者也可能什么问题都回答"不知道"。见于精神分裂症、脑器质性精神障碍及精神发育迟滞。

### 4.思维散漫

思维散漫指思维的目的性、连贯性和逻辑性障碍。患者思维活动表现为联想松弛，内容散漫，缺乏主题，一个问题与另外一个问题之间缺乏联系。说话东拉西扯，以致别人弄不懂他要阐述的是什么主题思想。对问话的回答不切题，以致让人感到交谈困难。

### 5.思维破裂

思维破裂指概念之间联想的断裂，建立联想的各种概念内容之间缺乏内在联系。表现为患者的言语或书写内容有结构完整的句子，但各句含意互不相关，变成语句堆积，整段内容令人不能理解。严重时，言语支离破碎，个别词句之间也缺乏联系，成了语词杂拌。多见于精神分裂症。如在意识障碍的背景下出现语词杂拌，称之为思维不连贯，例如："鸡在叫，人生，人生，我是周老爷（病人姓周），宝莲灯，保养身体……"

### 6.病理性赘述

病理性赘述是指思维活动停滞不前或迂回曲折，联想枝节过多，做不必要的过分详尽的累赘的描述，无法使他讲得扼要一点，一定要按他原来的方式讲完。见于癫痫、脑器质性及老年性精神障碍。

### 7.思维中断

思维中断又称思维阻滞，患者无意识障碍，又无外界干扰等原因，思维过程突然出现中断。表现为患者说话时突然停顿，片刻之后又重新说话，但所说内容不是原来的话题。若患者有当时的思维被某种外力抽走的感觉，则称作思维被夺。两症状均为诊断精神分裂症的重要症状。

### 8.思维插入和强制性思维

思维插入指患者感到有某种思想不是属于自己的，不受他的意志所支配，是别人强行塞入其脑中。若患者体验到强制性地涌现大量无现实意义的联想，称为强制性思维。两症状往往突然出现，迅速消失，对诊断精神分裂症有重要意义。

### 9.思维化声

思维化声指患者思考时体验到自己的思想同时变成了言语声，自己和他人均能听到。多见于精神分裂症。

10. 象征性思维

象征性思维属于概念转换,以无关的具体概念代替某一抽象概念,不经患者解释,旁人无法理解。如某患者经常反穿衣服,以表示自己为"表里合一、心地坦白",常见于精神分裂症。正常人可以有象征性思维,如以鸽子象征和平。正常人的象征以传统和习惯为基础,彼此能够理解,而且不会把象征当作现实的东西。

## 二、思维品质

思维能力是人认识事物的本质和规律,解决各种问题的能力。每个人在具体的思维过程中思维能力也存在着差异,而思维品质则是衡量思维能力强弱的标志。培养良好的思维品质是培养思维能力的根本途径。

良好的思维品质主要包括思维的广阔性、深刻性、独立性、批判性、灵活性和敏捷性等。

### 1. 思维的广阔性与深刻性

思维的广阔性是指思路开阔,能从各个角度、多个方面揭露事物的联系,全面地思考问题。具有思维广阔性品质的学生,在学习中,能进行周密的思考,善于进行分析与综合,既考虑整体,又考虑部分。

思维的深刻性反映出一个人思维的深刻程度。个体之间的思维深刻性存在着差异。有的人思维肤浅一些,对事物的本质属性难以全面把握;有的人思维深刻,善于透过事物种种错综复杂的现象深入到事物的内在本质,善于去伪存真,善于真正把握事物的内在本质属性与内在规律性,善于预见事物的进程与事物的结果。牛顿从苹果落地,想到宏观物体之间都存在着引力,推导出万有引力定律。爱因斯坦通过大量的实验和研究,提出了关于物体的质量和能量之间关系的结论,即著名的质能关系公式:$E=mC^2$,揭示了物体的质量是它所含能量的量度。这使当时无法解释的放射性元素特别是镭为什么能够不断释放出如此强大能量的现象,以及太阳能的来源问题,都得到了合理解释。这都是思维深刻性的具体表现。

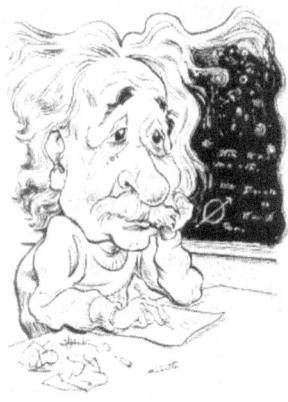

图 4-14

思维的广阔性与思维的深刻性是相互联系的,思维的深刻性是以思维的广阔性为基础的,没有对事物的全面理解是不能对其进行深入思考的,是不能发现事物的本质属性和内在联系的;同时,思维的深刻性又离不开思维的广阔性,没有"去粗存精,去伪存真"、"由表及里"的深入思考,就不能打开思路,发现事物的各种联系和属性。

### 2. 思维的独立性与批判性

思维的独立性表现为善于独立地提出问题、分析问题、解决问题,不人云亦云,不迷信权威。其实,许多成就显赫的名人、伟人他们都具有思维独立性品质,因此都能从人们司空见惯的现象中发现问题,勇往直前地追求真理,有所建树。19~20 世纪,德国物理学家普朗克在攻克热力学难题——黑体辐射问题的过程中,遭遇了多次失败。他的老师约里劝他说:"物理学是一门已完成了的科学,因此继续研究是不会有多大成果的。"普朗克很敬爱他的老师,但是他不甘心受"中止"观点的束缚,他认为物理学远没有完成,于是继续研究,终于在 1900 年发表了用能量子概念导出黑体辐射公式的论文。

思维的批判性是指在思维过程中善于以客观事实为依据,以客观现实为出发点,严格根据客观标准判断是非与正误,能冷静而客观地评价和自觉控制自己的思维活动,不受自己的情绪和偏爱的影响,不盲从或附和。亚里士多德早就认为,重的物体比轻的物体下落得快,这种观点一直被封为经典。但伽利略不迷信权威,他看到亚里士多德的理论并没有相关的实验证明依据,于是伽利略大胆假设,重物体和轻物体落得一样快,并通过实验证明了自己的假设,得出了自由落体理论。这是思维批判性的典范。

思维的独立性与思维的批判性是相互联系、密不可分的,两者不可偏废。只有具有思维的批判性,从事实出发,经过严密论证,才能确保独立思维的正确性;同时,只有排除陈规陋习的束缚,不迷信前人的结论,才能客观评价自己的思维活动。

### 3. 思维的灵活性和敏捷性

思维的灵活性是指在思维过程中善于根据客观实际情况,及时地提出符合实际的解决问题的假设和方案,又善于根据具体情况的变化及时修改原来解决问题的假设与方案,并能及时地、迅速地提出解决新问题的有效方法与途径。具有灵活思维品质的学生,能灵活自如地运用各种规则、原理和规律,将书本中的知识与自己的见解进行比较和融合,而不把书本当教条;同时能举一反三,由此及彼,善于迁移。

思维的敏捷性是指能够通过缜密而正确的思想,单刀直入事物的核心,迅速把握事物的本质与规律,这表现出个体能否快速地解答问题,能否快速地处理疑难问题,能否迅速地对外界刺激做出反应。也就是说,思维的敏捷性不仅要求思维速度快,而且要求正确性高,从而能迅速有效地理解知识和解决问题。

## 三、创造性思维的训练与培养

创造性思维是指在头脑中重新组织已有的知识经验,以新异、独创的方式来解决问题的思维,即通过思维不仅能揭露客观事物的本质联系,而且要在此基础上产生新颖的、前所未见的思维成果。本节开头讲述的小故事说的就是创造性思维,因为一个小小的创新主意,布希耐为公司赢得了无尽的荣誉和财富。创造性思维是创造的源泉,一切新思想、新发明、新理论、新形象都源于创造性思维,因此不断增强创造性思维能力至关重要。鲁迅曾说过:"即使是天才,生下来的时候的第一声啼哭也和平常的儿童一样,决不会是一首好诗。"这就是说,人的才能和能力并不是全靠先天得来的,后天的培养更加重要。创造性思维的能力也是如此,平时注意多加训练,持之以恒必然会有所加强。

下面来介绍几种培养、激发创造性思维的方法途径。

### 1. 想像力培养

心理学家认为,人脑有四个功能部位:一是接受外部世界刺激的感受区;二是将这些感觉收集整理起来的储存区;三是评价收到的新信息的判断区;四是按新的方式将旧信息结合起来的想像区。只善于运用储存区和判断区的功能,而不善于运用想像区功能的人就不善于创新。想像力是人类运用储存在大脑中的信息进行综合分析、推断和设想的思维能力。在思维过程中,如果没有想像的参与,思考就发生困难。爱因斯坦说过:"想像力比知识更重要,因为知识是有限的,而想像力概括着世界的一切,推动着进步,并且是知识积累的源泉。"爱因斯坦的"狭义相对论"就是从他幼时幻想人跟着光线跑,并能努力赶上它开始的。世界上第一架飞机,就是从人们幻想能像鸟类一样飞翔开始的。幻想不仅能引导我们发现新的事物,而且还能激发我们作出新的努力、探索,去进行创造性劳动。

2.培养发散思维

发散思维之所以具有很大的创造性,就是因为它可以使人在遇到问题时使思维迅速而灵活地朝着多个角度、多个层次发散开来,从给定的信息中获得多个新颖性的答案。由于学生受传统思维方式的影响和束缚,在遇到问题时往往思路狭窄,拓展不开,成为影响创造性思维的首要障碍,因而在实际训练中对发散思维的训练应该特别注意。

培养学生的发散思维,在引导学生吃透问题,把握问题实质的前提下,关键是要学生能够打破思维的定势,改变单一的思维方式,运用联想、想像、猜想、推

图 4-15

想等尽量地拓展思路,从问题的各个角度、各个方面、各个层次进行或顺向、或逆向、或纵向、或横向的灵活而敏捷的思考,从而获得众多的方案或假设。例如学生作文,从审题、立意到选材、结构,从一个词的选用到一句句子的修饰,几乎无不需要发散思维。思维发散得好,可供选择的东西就多,所选取的结果就新颖而富有创造性,所写的文章也就会在各个方面给人以新意。

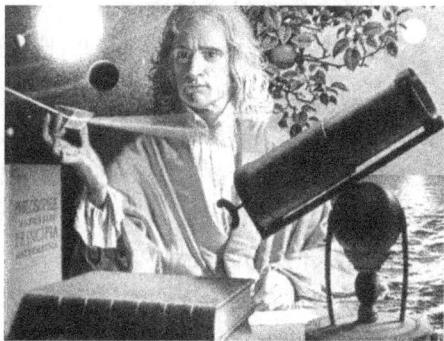

3.发展直觉思维

直觉思维是对于突然出现在面前的新事物或新问题及其关系的一种迅速识别和直接判断,认识问题的直接性、快速性是它的最大特点。很多心理学家认为,直觉思维是创造性思维活跃的一种表现,它既是发明创造的先导,也是百思不解之后突然获得的硕果,在创造发明的过程中具有重要的地位。例如,物理学上的"阿基米德定律"是阿基米德在跳入澡缸的一瞬间,发现澡缸边缘溢出的水的体积跟他自己身体入水部分的体积一样大,从而悟出了著名的阿基米德定律。又如,达尔文在观察到植物幼苗的顶端向太阳照射的方向弯曲现象时,就想到这可能是因为幼苗的顶端含有某种物质,在光照下跑向背光一侧的缘故,经过许多科学家的反复研究,终于在 1933 年找到了这种物质——植物生长素。

直觉思维的培养,要重视学生平时知识经验的积累,直觉的产生必须以有丰富的知识经验为基础。我们很难想像一个对于逻辑推理一无所知的人能够对一篇文章的推理错误作出直觉的判断,也很难想像一个对诗词常识一无所知的人能够出现诗词创作的灵感。

直觉思维在学习过程中,有时表现为提出怪问题,有时表现为大胆的猜想,有时表现为一种应急性的回答,有时表现为解决一个问题,设想出多种新奇的方法、方案等等。为了培养我们的创造性思维,当这些想像纷至沓来的时候,可千万别怠慢了它们。青年人感觉敏锐,记忆力好,想像极其活跃,在学习和工作中,在发现和解决问题时,可能会出现突如其来的新想法、新观念,要及时捕捉这种创造性思维的产物,要善于发展自己的直觉思维。

4.培养思维的流畅性、灵活性和独创性

流畅性、灵活性、独创性是创造力的三个要素。流畅性是指针对刺激能很流畅地作出反应的能力。灵活性是指随机应变的能力。独创性是指对刺激作出不寻常的反应,具有新奇的成分。这三性是建立在广泛的知识的基础之上的。20 世纪 60 年代美国心理学家曾采用所谓急骤的联想或暴风雨式的联想的方法来训练大学生们思维的流畅性。训练时,要求学生像夏天的暴风雨一样,迅速地抛出一些观念,不容迟疑,也不要考虑质量的好坏或数量的多少,评价在结束

后进行。速度愈快表示愈流畅,讲得越多表示流畅性越高。这种自由联想与迅速反应的训练,对于思维,无论是质量,还是流畅性,都有很大的帮助,可促进创造性思维的发展。

5.培养强烈的求知欲

古希腊哲学家柏拉图和亚里士多德都说过,哲学的起源乃是人类对自然界和人类自己所有存在的惊奇。他们认为,积极的创造性思维,往往是在人们感到"惊奇"时,产生对这个问题追根究底的强烈的探索兴趣时开始的。因此,要激发自己创造性学习的欲望,首先就必须使自己具有强烈的求知欲。而人的欲求感总是在需要的基础上产生的。没有精神上的需要,就没有求知欲。要有意识地为自己出难题,或者去"啃"前人遗留下的不解之谜,激发自己的求知欲。青年人的求知欲最强,然而,若不加以有意识地转移到发展智力、追求科学上去,就会自然萎缩。求知欲会促使人们去探索科学,去进行创造性思维,而只有在探索过程中,才会不断地激起好奇心和求知欲,使之不枯不竭,永为"活水"。一个人,只有当他对学习的心理状态,总处于"跃跃欲试"阶段的时候,才能使自己的学习过程变成一个积极主动"上下求索"的过程。这样的学习,就不仅能获得现有的知识和技能,而且还能进一步探索未知的新境界,发现未掌握的新知识,甚至创造前所未有的新见解、新事物。

（周芳杰、吴花林）

# 5　自我概念

　　自我认识这个问题由来已久,人类历史上对此有着很多的记载。古希腊哲学家苏格拉底经常引用一个命题:"认识你自己。"他认为,人之所以能够认识自己,在于其理性;认识自己的目的在于认识最高真理,达到灵魂上的至善。中国道教代表人物老子曾说过"知人者智,自知者明";春秋末著名军事家孙子(公元前 535 年)则有"知己知彼,百战不殆"的名言传世。大哲学家笛卡尔(Rene Descartes)的名言"我思故我在",这句名言对后世影响巨大。德国著名哲学家、哲学史家恩斯特·卡西尔(1874—1945)晚年写的著作《人论》一开始就提出:"认识自我乃是哲学探究的最高目标——这看来是众所公认的。在各种不同哲学流派之间的一切争论中,这个目标始终未被改变和动摇过:它已被证明是阿基米德点,是一切思潮的牢固而不可动摇的中心。"书中写到:"人被宣称为应当是不断探究他自身的存在物——一个在他生存的每时每刻都必须查问和审视他的生存状况的存在物。人类生活的真正价值,恰恰就存在于这种审视中,存在于这种对人类生活的批判态度中。"1890 年,著名心理学家威廉·詹姆斯(James W,1842—1910)在其巨著《心理学原理》中把自我当作"最难解的谜题",并认为自我的研究是"有发展但无头绪的困惑"。可以说,从古到今,人们对于自我的认识始终处于一个不断的探索之中。

　　狮身人面像实际上是古埃及法老的写照,由于它状如希腊神话中的人面怪物斯芬克斯(Sphinx),因此西方人以"斯芬克斯"称呼它。

　　认识自我,是一个千古年来最难解决的命题。在西方的神话寓言体系里,这被表述为著名的斯芬克斯之谜。狮身人面兽斯芬克斯每天都在问过往的行人一个问题:"有一种动物,它在早晨的时候四条腿,在中午的时候两条腿,在晚上的时候三条腿,那么这个动物是什么呢?"过往的人答不上来,就被狮身人面兽吃掉了。后来,年轻的阿狄浦斯给出了答案:"这个动物就是人。在生命的早

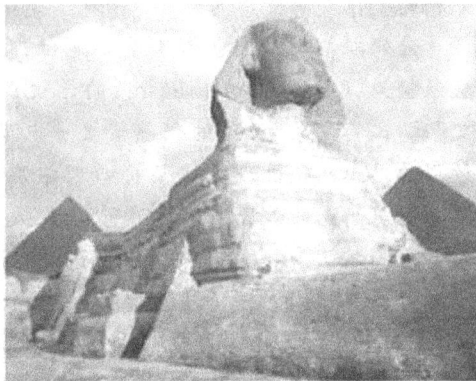

图 5-1　埃及狮身人面像

晨,人是一个娇嫩的婴儿,用四肢爬行。到了中午,也就是人的青壮年时期,他用两只脚走路。到了晚年,他是那样老迈无力,以致于他不得不借助拐杖的扶持,作为第三只脚。"斯芬克斯大叫了一声,就从悬崖边跳下去了。

## 第一节 自我概念的定义及理论

### 一、自我概念的定义

自我(self)指的是一个人对自己所有方面的认知,是一个独特的、持久的、同一身份的我。自我概念(self-concept)就是一个人对自己行为、能力或价值观的感觉、态度及评价。从本质上讲,自我是个人现象场中,以自我为反映对象的一组知觉,在一个人的现象场中具有核心的意义。

这里的自我用通俗的话来讲,就是一个人真实的自我;而自我概念则是一个人对自己的知觉和认识。自我概念并不总是与一个人自己的体验或机体的真实的自我相同。自我概念这个名词虽然在国内外已被广泛使用,但历来专家学者对其的解释却不太相同。

### 二、自我概念的理论

1. 詹姆斯关于自我的理论

最早从科学心理学的角度来阐述与研究自我问题的是著名心理学家威廉·詹姆斯,他同时也是美国机能主义心理学派(实用主义心理学派)创始人之一。

机能主义是近代心理学发展中与构造主义相对抗而形成的一种学术思想,它主张心理学的目的不在于把心理分解为一些元素,而在于研究心理适应环境的机能作用。机能主义于19世纪末在美国兴起,到20世纪20年代成为美国心理学的主导势力。詹姆斯认为,意识是连续不断的,人的心理是作为不可分割的整体发挥作用的。

詹姆斯在哲学上也占有重要地位,他创造了他命名为"彻底经验论"(radical empiricism)的学说;同时,他也是"实用主义"或"工具主义"理论的倡导者之一。实用主义观点,强调有效用的思想就是真理。他坚持心理学应该把有效用的心理过程而不是静态的心理内容作为研究对象。

威廉·詹姆斯
(James W, 1842—1910)

詹姆斯认为,人类有将自身看作客体,进而发展自我感觉和关于自身态度的能力,并进一步区分了"物质自我"、"社会自我"、"精神自我"的概念,但他更多地关注个体内在的心理活动;库利进一步修正了自我的概念,把自我看作是个体在其社会环境中,将自身连同他物一起视为客体的过程,同时他也认识到自我源于同他人的交往。正如美国社会学家特纳强调的那样,人们是在与他人的互动中发展自我态度与情感的。行动者是以一种能够强化自我概念的方式来表现自己的。

1890年,詹姆斯在《心理学原理》一书中,首次提出了将自我分为主体我(the "I")与客体我(the "me")两个部分,其理论主要分析的是客体自我的结构。客体我可以分为身体自我(bodily self)、社会自我(social self)、物质自我(material self)和精神自我(spiritual self)四种

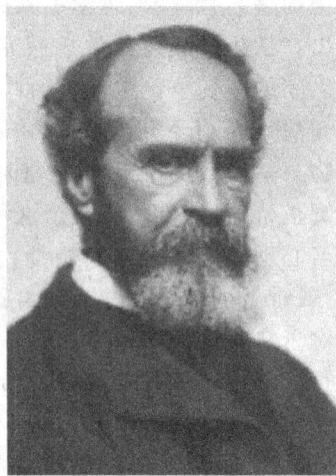

水平或部分。这些成分自我概念以其价值的不同在层次上是有序的,各成分自我概念的总和构成总体自我概念。詹姆斯认为,主我是主动的自我、进行中的意识流,是个人主体的纯粹经验。客我是作为思维对象的自我,它包括一个人所持有的关于他自己的所有知识与信念,是经验性的内容。

2. 精神分析关于自我的概念和理论

弗洛伊德提出的精神分析理论把人格分为本我(id)、自我(ego)和超我(superego)三个部分。自我是该理论的核心概念,是人格的执行者,协调代表原始欲望的本我和代表良心、道德的超我及现实三者之间的关系。作为协调者,自我使得个人适应现实社会生活,让个人行为超越简单快乐原则而遵循现实原则。虽然,自我的概念中包括一定的反身意识的意思,但在弗洛伊德的概念体系中,自我除了协调本我与超我之间关系的功能外,自我还直接与无意识的心理活动相联系。当自我不能同时协调本我与超我之间相互冲突的要求时,它会发展出各种自我防御机制来解除自我的压力,使机体免遭损害。根据弗洛伊德的理论,自我防御机制是同无意识心理活动相联系的心理功能,自我功能的发挥,更多情况下也是无意识的。

## 三、罗杰斯的自我概念理论

人本主义心理学家罗杰斯(Rogers C)提出自我概念是个人现象场中与个人自身有关的内容,是个人自我知觉的组织系统和客体自身的协调方式。自我概念控制并综合着对于环境的反应。所谓现象场,是指所有人都生活在自己知觉的主观世界中,这个主观世界就叫做这个人的现象世界。他认为,对于一个人的人格与行为具有重要意义的是自我概念,而不是真实自我(real self)。罗杰斯(1951,1959)根据自己的临床实践,提出了与现实自我相对应的理想自我概念,并发现现实自我与理想自我的差距是诱发神经症的一个原因。在人本主义人格理论中,自我是贯穿始终的核心内容,是在个人思想和经验中最重要的部分。简单地说,自我概念是关于你对自己人格特点看法的积累,即你认为自己是一个什么类型的人。自我概念会影响个人如何去认知周遭的世界,从而影响个人的行为。

自我概念的涵义较自尊(self-esteem)有所不同,自我概念包含个体看自己的各种角度,涉及所扮演的各种角色,对自身所有的标示与描述。

自我概念是我们对我们是谁以及我们看来像什么的主观知觉。我们对自己的观点对于我们的人格来说是最重要的。罗杰斯也认为自我的概念是习得的。他区分了两种自我概念:现实自我(the self)与理想自我(the ideal self)。前者是我认为我是什么样的人,后者是我希望成为什么样的人。理想的自我概念(ideal self-concept)是自己希望成为的型态,现实的自我概念(actual self-concept)指的是目前自认为的型态。当两者较为接近时,个人拥有较好的自我概念;当两者差距太大时,个人对自己有较多的不满,并拥有较差的自我概念。他认为这两种自我概念都很重要,任何一种出现困难都可能导致心理问题。特别是当两者出现严重偏差时,就易于激发心理障碍。另外,罗杰斯还提出,不准确的自我概念也会引起心理问题,而把我们的情感与信息进行符号化后,我们才会对它们有明确意识。这明确意识对我们是有益的,否则,就可能以激发焦虑的形式影响我们。人本主义认为人的成长源于个体自我实现的需要,而自我实现的需要是人格形成发展、扩充成熟的驱力。

### 四、奥尔波特的自我概念理论

奥尔波特(1955)在罗杰斯之后提出一个新的概念"统我"(proprium),以替代自我概念。他将个人的躯体自我感觉、自我同一性、自我扩展、自尊、自我意象、理性活动的自我意识、对统我的追求及主体自我等内涵都归到统我的概念之中。实质上,他的这种理解与罗杰斯自我概念的理解是一致的。不过,到1961年,奥尔波特将主体自我的内涵从统我概念之中独立了出来,认为所谓"自我",指的正是主体自我,而其他以自身作为对象的各个方面则为统我。此时他的"自我"概念与詹姆斯、米德的主体我("I")类似,而所谓统我则与相应的客体我("me")相类同。

奥尔波特是美国人格心理学家、人格特质论者(trait theory of personality),实验社会心理学之父,美国人本主义心理学家的代表人物之一。1937年出版了《人格:一种心理学的解释》一书。两年后,他当选为美国心理学会主席。

奥尔波特认为特质是人格的基础,是心理组织的基本建构单位,是每个人以其生理为基础而形成的一些稳定的人格特征。奥尔波特将人格特质区分为共同特质(common traits)和个人特质(personal traits)。共同特质是人所共有的一些特质,人与人之间都可以在这些特质上加以比较,如外向性,任何人都具备,个体之间的差异只在于不同的人具备此种特质的多寡或强弱不同而已。

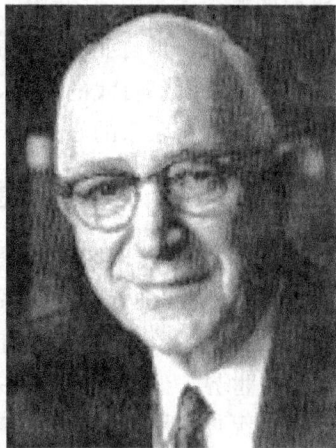

### 五、其他研究者的理论

奥尔波特
(Allport GW,1897—1967)

1. 沙沃森的自我多维多层次理论

1976年,沙沃森等人(Shavelson, Hubner & Stanton)提出了自我的多维度、多层次的、有组织的自我概念模型,是稳定的但又是不断发展的,具有评价性和可区分性,为自我的实证研究提供了理论指导。在沙沃森(Shavelson)模型理论的基础上,1982年,Harter发表了"儿童能力自知量表"。1984年,Marsh等人又据此发表了"自我描述问卷"(Self Description Questionnaires,SDQ)。这两个量表在多维自我概念评定量表中影响最大。

2. 伯恩斯的自我概念结构图

1982年,伯恩斯在其《自我概念发展与教育》一书中对前人在自我概念方面的研究成果进行了一次总结,并得出了一个自我概念结构图。该结构图继承了詹姆斯的经典自我理论,仍然把自我作了主体我与客体我的划分。在综合了罗杰斯的理想自我与现实自我的概念、罗森伯格(1979)的期望自我与现有自我的概念以及库利的"镜像自我"的概念(镜像自我指的是当我们与其他人交谈时反射给我们的自我的视象)后,伯恩斯把自我概念从新的视角进行了新的划分,阐述了自我的态度系统。在自我的内容方面,伯恩斯仍然把自我概念分为物质自我、社会自我与心理自我。伯恩斯的自我概念结构图对自我研究史上几个影响较大的理论进行了总结整合,有很大意义。

3. 格根的后现代心理学的自我研究

美国著名社会心理学家格根(Gergen KJ)从后现代的视野出发,认为很有必要用一种建立在社会建构论基础上的科学的元理论,这样一种元理论会将知识从依仗数据、专注实证的向度转向处于相互联系之中的人与人之间的活动上。在心理学领域,可以说社会建构论代表了后现代主义的立场。格根(1988)认为,科学技术的进步导致了人类社会关系的复杂化,并促使人们的交往活动日益走向饱和。在这频繁的交往过程中,人们的身份也在相应发生急剧变化,个体再要保持恒定不变的自我概念几乎不太可能了。所以,在后现代社会中,我们要注重的是不断解构自我、重建自我,形成一种新的、动态的、发展的自我概念模型。格根在《作为历史的社会心理学》中指出人的心理不同于自然科学所研究的物质,人的心理是历史的产物,随时间、地点、文化、历史的不同而不同。

4. 包梅思德的自我状况研究

1998 年,包梅思德(Baumeister RF)在《社会心理学手册中》提出了自我状况三分法理论。他提出假设:自我状况(selfhood)的来源由三部分组成:反身意识(reflexive consciousness)、人际存在(interpersonal being)和执行功能(executive function)。在这三部分中,反身意识是基础,只有当意识注意转向自身时,才能逐渐构成对自身的概念。没有反身意识,自我将没有意义或价值,而且几乎不会存在。自我是在社会中形成与发展的,自我状况的人际方面展示了自我是与他人相联系的媒介,而且自我是使人际关系和互动成为可能的关键。

# 第二节　自我概念的结构

"我们是谁"的自我表征包括自身的想法的方方面面,从个人的情感、思想到我们在各种关系结合中的位置、社会角色和文化制度(Cheek,1989)。在某种程度上把自我看作是一个抽象的、完整的和重要的整体,并随文化的不同和在同一文化背景下的不同群体而不同(Cross,Markus)。Donahue、Robins、Roberts 和 John(1993)测量了人们的分化与整合自我的相对程度,发现不同社会角色自我表征的高度一致性与良好的心理调节有关系。

在过去的一个世纪里,心理学家们不断地精炼和改进威廉·詹姆斯提出的自我组成部分和过程的自我模型。詹姆斯在《心理学原理》一书中分析自我的结构时,他笼统地将自我分成主体自我和客体自我两个部分。前者指个人主体的纯粹经验,后者指经验的内容。

美国早期著名社会学家和社会心理学家查尔斯·霍顿·库利(Charles Horton Cooley,1864—1929)进一步修正了自我的概念,把自我看作是个体在其社会环境中,将自身连同他物一起视为客体的过程。同时他也认识到自我源于同他人的交往。1902 年,库利在《人的本性和社会控制》中提出了镜像自我的概念,认为镜像自我指的是当我们与其他人交谈时反射给我们的自我的视象,"人们彼此都是一面镜子,映照着对方"。库利认为,我们通过想像别人对我们的行为和外貌的感觉来理解我们自己,因为这里的自我正反映了别人的意见,所以叫做"镜像自我(the looking-glass self)"。

把自我当作社会的产物,库利将它的出现分为三个阶段:对自己的行为给别人造成的印象的知觉;对别人对我们行为的评价的知觉;以及对他们的评价的感觉。一句话,我们是在人际传播中通过别人的反映来评价自己的行为。与他人的信息交流,犹如一面镜子,能帮助自我概念的形成。

后来符号互动学派的创始人米德在吸收詹姆斯的"社会自我"和库利的"镜像自我"的基础

上,提出了他的观点。

米德是美国社会学家、社会心理学家及哲学家,符号互动论的奠基人。1888年,米德赴德国莱比锡大学攻读哲学和生理心理学博士学位,在这里,他受到W·冯特和G·S·霍尔的影响,尤其是冯特的"姿式(gesture)"概念后来成了支撑符号互动论的中心概念。后来在芝加哥大学期间,米德受到机能主义运动和行为主义理论的影响,研究自我理论,是20世纪最重要的自我理论家之一。米德生前从未出版过著作,在米德去世后,他的学生把他的讲稿和文稿编成4卷文集:《当代哲学》、《心灵、自我及社会》、《十九世纪的思想运动》和《行动哲学》。米德的符号互动论在心理学界及社会学界有较大的影响,成为20世纪20年代美国社会学中的一个重要学派。米德的自我理论对于建立在当代人本主义心理学基础上的现代自我理论,特别是对C·罗杰斯的个人中心理论产生了一定的影响。

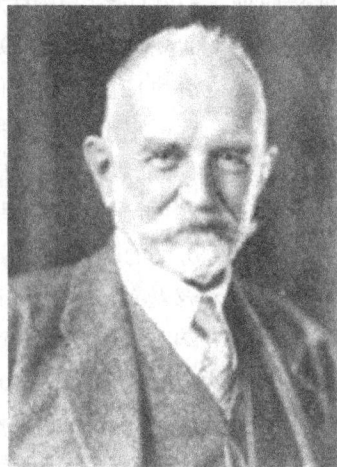

乔治·赫伯特·米德
(Mead GH, 1863—1931)

米德去世后的第三年(1934年),其著作《心灵、自我与社会》出版,其中阐述了他著名的符号互动论的思想,提出了"一般化他人(the generalized other)"的相关概念,指出自我来源于社会互动。总之,库利与米德都强调自我是社会的产物,是习得的而不是天生的,一个脱离社会孤独成长的人是不能形成自我的,因为自我需要社会经验及其反馈信息。

米德认为自我是两种"我"(主体我"I"和客体我"me")的结合体。"me"是指通过角色扮演而形成的社会中的自我,"I"是指并非作为意识对象的独立个体。客体我是自我意识的对象,同时也是自我意识的本体,它是通过接受别人(社会)对自己的有组织的态度系统而形成的;而主体我是自我的动力部分,是自我活动的过程,虽然它在客体我的框架范围内活动,但它具有面向未来的前瞻性,它使人可能超出现有的客体框架,使人的行为具有自由特征、创造性与新异性。而个人与社会的变化、发展与改良都源于主体我的特性。在主体我与客体我的关系上,米德认为客体我是自我活动的本体建构,它制约主体我的活动,而主体我是客体我变化发展的引导者,前一时相的主体我活动将成为后一时相的客体我的内容。

在罗杰斯之后,自我概念的涵义已明确包括客体我与主体我两个方面。这种改变的一个重要理由是,个人的自我是一个完整的实体,经验必定与经验的内容有关,自我意识不可能以脱离内容的抽象形式存在,其内容也总会与意识到其存在的过程相联系。詹姆斯本人也承认,尽管在语言上可能有主体我与客体我的划分,但它们实质上是经验同一体的不同方面。

于是,伯恩斯(1982)提出了一个同时包括主体与客体自我的自我概念结构图(图5-2)。该结构以詹姆斯的理论为基础,将自我概念理解为自我态度系统,并在这一系统的具体内容上将罗杰斯的理想自我的概念融汇了进去。这一结构忽视了自我价值维度的考虑,没有如道德自我等内容,但它在总体上对自我概念的结构做了很多合理的考虑,并将以往经典的自我理论有机地结合到了其中。

罗森伯格(Rosenberg M,1979)则提出自我可以划分为现有自我、期望自我(相当于理想自我)与表现自我。这一观点从另一个侧面反映了人们客观的自我概念结构。

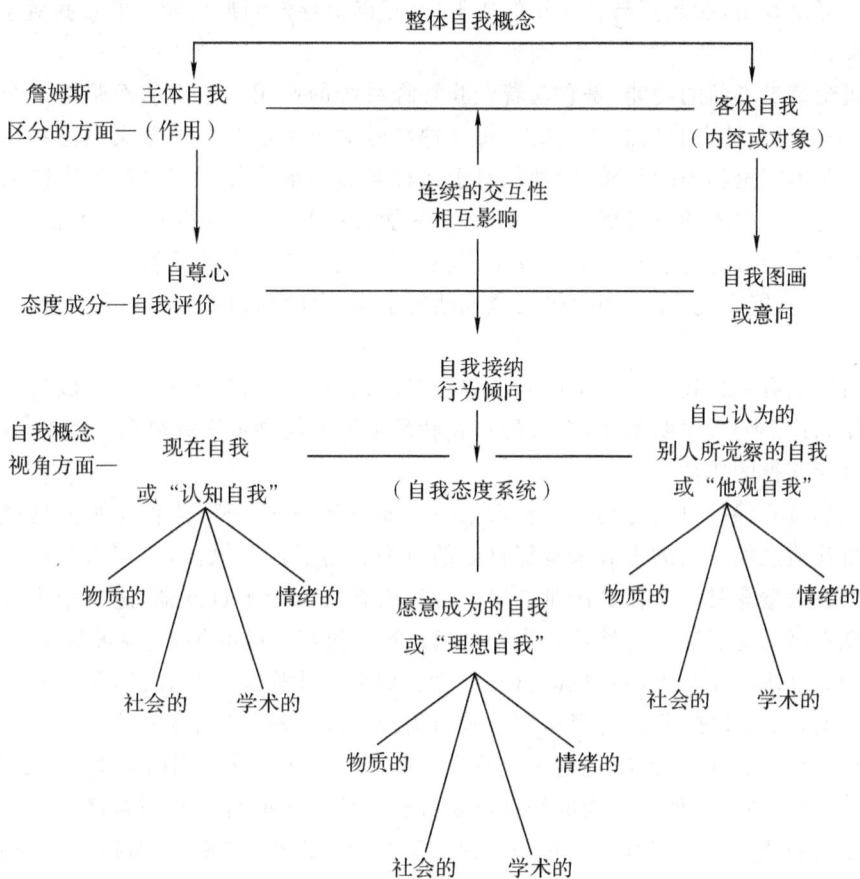

图 5-2　自我概念结构图
（Burns,1982）

# 第三节　自我概念的功能

　　伯恩斯在其《自我概念的发展与教育》(1982)一书中,系统论述了自我概念的心理作用,提出自我概念具有三种功能:保持内在一致性、决定个人对经验的解释和决定人们的期望。个人怎样理解自己,是其内在一致性的关键部分。因此,个人需要按照保持自我看法一致性的方式行动。达顿等人(D. Dutton & Lake,1973)发现,当人们自认为自己没有种族歧视,但情境使人们遭遇可能被怀疑为具有种族偏见时,人们会努力做出显示自己的确没有种族歧视的行动,向自己证明自己反对种族歧视的倾向具有一致性。

　　国内新近的大量研究也确认了自我概念在引导一致行为方面的作用(金盛华,1994)。自我胜任(self-competence)概念积极的学生,成就动机与学习投入及成绩也明显优于自我胜任概念消极的学生(金盛华,1985;李德伟,1988)。学生有关自己声名与品德状况的自我概念直接与其行为的自律特征有关:当学生认为自己声名不佳,被别人认为品德不良时,他们也就放松对行为的自我约束。很显然,通过维持内在一致性的机制,自我概念实际上起着引导个人行为的作用。可以看出,在儿童与青少年的成长中,正确引导他们形成积极的自我概念有着非常重要的意义。

自我概念第二方面的功能,是它起着经验解释系统的作用。一定的经验对于个人具有怎样的意义,是由个人的自我概念决定的。每一种经验对于特定个人的意义也是特定的。不同的人可能会获得完全相同的经验,但他们对于这种经验的解释却可能是高度不同的。解释经验的轨道决定于一个人的自我概念。一个自认为能力一般、只该获得平均成绩的学生,对于比较好的成绩结果会认为是取得了极大成功,其心理反应可能是十分欣喜与满足。而对于同样的成绩,一个具有能力优秀、应当获得出众成绩的学生,会解释为遭到了很大失败,并体会到极大挫折。

詹姆斯在他有关自我的论述中(1890)曾经提出过一个自尊的经典公式:成功＝自尊×抱负。詹姆斯的这一公式说明的是,个人的自我满足水平不仅决定于获得多大成功,还决定于个人怎样解释所获得的成功。

正如人们具有保持自己行为与自我看法一致的强烈倾向一样,人们也强烈地倾向于按照与自己的自我概念相一致的方式来解释自己的行为。由于这一倾向,改变人们已经形成并正发生作用的自我概念是一件极其困难的事。自我概念就像一个过滤器,进入个人心理世界的每一种知觉都必须通过这一过滤器。在知觉通过这一过滤器的时候,它会被赋予意义,而所赋予的意义则高度决定于个人已形成的自我概念。如果自我概念是积极的,每一种经验都可能被赋予积极的含义;反之,每一种经验都会被与消极的自我评定联系在一起。

自我概念第三方面的功能,是它决定着人们的期望。在各种不同的情境中,人们对于事情变化的期待、对于情境中他人行为的解释以及自己在情境中的行为都与自己的自我概念密切相关。由于自我概念引发与其性质相一致的自我支持的期望,并使人们倾向于运用可以导致这种期望得以实现的方式行为,因而自我概念具有预言自我实现的作用。伯恩斯指出,儿童对于自己的期望是在自我概念基础上发展起来,并与自我概念相一致的,其后继行为也决定于自我概念的性质。金盛华(1985,1988,1994)有关儿童自我概念的实验研究很好地证明了这一点,他发现差生的成绩落后并不是独立存在的,而是整个行为动力系统都出现角色偏常(roledeviance)的结果,在差生消极自我概念的基础上,他们的自我期望、学习动机、外部评价与期待都偏离了学生的角色。成绩长期落后对于普通学生是不正常的。但对于差生,由于他们的整个行为动力系统都出现了偏离,并在偏离的状况下形成一个新的自我相一致的系统,因而在系统内部一切都并没有不正常。落后的成绩正是差生自己期待得到的结果,教师、家长与同学也认为那是他们应该得到的成绩,消极的自我概念不仅引发了消极的自我期望,而且也决定了人们只能期待外部社会的消极评价与对待,决定了他们对消极的行为后果有着接受的准备,也决定了他们不再愿意更努力学习,决定了学习对于他们不再有应有的吸引力。

自我概念的发展是少年儿童社会性发展的核心,其形成和发展对儿童社会性其他方面的发展有巨大的影响。同时,自我概念还会对以后的学习成绩、社会性发展和心理健康有巨大的影响。自我概念和个体的自伤、自杀行为也有着密切的关系。1988年,Baumeister与Scher提出一个人选择自我伤害行为的最主要理由是为了逃离嫌恶的情绪状态及较高的自我察觉(self-awareness)。此后,Baumeister(1990)进一步阐述了自杀是一种逃避自我(escape from self)的行为。逃避理论特别强调个体是否过度自觉其行为低于个人或社会的标准,尤其是当自我察觉自己达不到重要的标准时,对未来不抱有产生愉快预期、自我接受的可能性,此时发生逃避自我的自杀行为的可能性就增加了。

## 第四节　自我概念的形成及发展过程

### 一、自我概念的发生

　　自我概念的最初发生是婴儿认识到自己作为一个独立的、与其他人相区别的人的存在,这是婴儿社会性发展过程中的一个重要里程碑。婴儿自我认知发展中首先出现的一个方面就是主观自我察觉(subjective self-awareness),然后出现了客观自我察觉(objective self-awareness),最后发展了象征性的自我察觉(symbolic self-awareness)。Amsterdam(1972)巧妙地借用了 Gallup(1970)在研究黑猩猩自我再认时所使用的一项技术:在婴儿毫无察觉下,Amsterdam 在婴儿的鼻尖上涂上一个红点。他认为,如果婴儿随后表现出意识到自己鼻尖上红点的自我指向行为,则表明婴儿具有了自我认知的能力,从而揭示婴儿自我认知的发生发展过程。他共研究了 88 名 3～24 个月大小的婴儿,并发现 20 个月的婴儿的客体我已经开始发展。相似的结论出现在 Dixon(1975)的研究中。此外,Dixon 还通过一个由单、双面镜组成的实验装置进行研究,并观察到 7～12 个月的婴儿主体我开始发生。

　　如图 5-3 所示为一只亚洲象在美国纽约的布朗克斯动物园内照镜子。2006 年 10 月 31 日,美国《国家科学院学报》网站发表的一项最新实验报告:大象也可以像人类那样,通过镜子认出自己。这一实验结果表明,原先只在人类、黑猩猩和个别种类的海豚等物种中发现的自我意识能力,厚皮动物也可能具备。

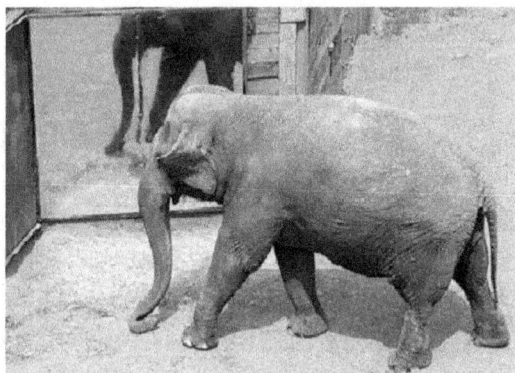

图 5-3

　　婴儿初生时是没有自我与非我的分化的,因此,婴儿可能会自己抓伤自己。大致到 6～8 月龄时,婴儿开始有对自己身体、自身的连续性的感觉。此时,婴儿可以像认识不同时间的妈妈是同一个人一样,感觉到自己是一个连续的"事件"。这是儿童自我意识的萌芽,也是自我概念发展的基础。

　　罗杰斯认为,自我概念最初是由大量的自我经验、体验堆砌而成的,由在各种情境中区别作为主体的"我"(I)和作为客体的"我"(me)以及自己(self)的经验构成。此时,对于主体和客体的我及自己的认识尚未达到可用言语表述的水平。例如,婴儿饿了,他可能会把他对饥饿的消极评价结合进他的自我概念之中。在儿童与环境的交互作用之中,越来越多的自我体验被意识到并被言语化了。在与环境、与他人的交互作用中,儿童区分出了不同于他人、他物的自己,发展出了包括关于他对自身的知觉的和各种各样的与自我概念有关的积极的或消极的评价的自我概念。可以理解,儿童自我概念的发展是其社会化成就的重要构成部分。

　　米德认为,"自我"源于社会相互作用,象征符号在其发展中起重要作用。米德认为,儿童并不具有天生的自我意识,而是在对语言等符号的学习中理解和掌握他人扮演的角色,并获得社会反馈,从而学会把自己作为客体的思维,产生自我意识。自我的发展经历了 3 个阶段:①模仿阶段:发生在 1 岁以内,在这个阶段,孩子和他的母亲进行手势交流,母亲是孩子的重要他人,即生活初期经常来往并对自我发展有重大影响的人;②游戏阶段:2～4 岁之间,孩子们扮演他人的角色游戏,并通过游戏来实验重要他人所期待的态度和动作,在这个时候,孩子开始把自己看作是社会客体;③博弈阶段:发生在 4 岁以后,开始与家庭以外的许多团体发生关系,把家庭看作是自己生活的一个群体。

　　不同个体在价值条件作用内化的程度上各不相同,这与他们所处的环境及他们对积极的评价需要的程度有关。对某些人来说,他们的自我概念可以发展到能够准确地感知许多他们自身的经验与体验的程度。然而,没有人能够达到完全排除价值条件作用的程度。对不同个体来说,其区别仅在于一些人将价值条件作用较多地内化到自我概念中,而另一些人则内化得较少。

　　价值的条件化最常见的例子是:"实现自己的目标是非常重要的,如果做不到这一点,我就不配为人"等等。这种价值的条件化不仅仅是把一个人应怎样做人的评价内化了,而且当一个人没能做到他认为应该做到的情况时,把别人怎样看待他自己的外部评价内化了。罗杰斯认为对许多个体来说,他们作出大量的内投射的评价是习以为常的事情,而他们固守着这一点却很少对其进行考察或试验。就这样,他们不仅脱离了自己的体验,而且对自我的评价也是很低的。更进一步来看,价值的条件作用的内化,会起到降低人的自身评价的作用,即会产生"自我压抑"。

## 二、儿童自我概念的发展

　　儿童自我概念发展的核心机制,是他们在认知能力不断提高的同时存在着与他人的相互作用。印度狼孩的典型个案说明,如果只有生理机制的单纯成长而缺乏与他人的交往,那么个人的自我概念的发展就会受到抑制。麦奎尔等人(McGuire WJ & McGuire CV,1982)曾以 1、3、7、11 年级的儿童为被试进行研究,发现儿童的社会自我的发展与他们对别人知觉能力的发展有着紧密联系。这意味着儿童在与他人的交往中不断提高知觉别人能力的过程也是自我概念不断发展的过程。

　　早在 1902 年,社会学家库利(Cooley CH)就发现了与他人交往在儿童自我概念发展中的特殊作用。他认为,儿童的自我概念是通过"镜映过程(the looking-glass process)"形成起来的"镜像自我",别人对于儿童的态度反应,如表情、评价与对待等就像是一面镜子,儿童通过它们来了解和界定自己,并形成相应的自我概念(图 5-4)。

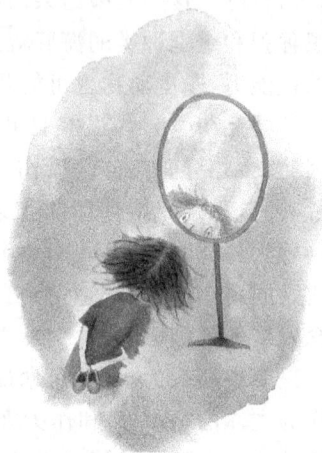

图 5-4

　　库利认为,通过这种镜映过程,别人对于儿童的态度与对待不仅塑造着儿童的自我意象,而且也会通过儿童自我概念引导行为的作用塑造一个人的实际自我。这就意味着,别人对于儿童的态度与对待,不仅影响着儿童自我概念的发展,而且影响着儿童整个人的成长。

　　后来,米德发展了库利的思想,并在其思想的基础上进一步提出了"一般化他人(generalized other)"概念。米德(1934)认为,儿童的交往世界是广阔的,而对应于每一个人交往对象都形成相应的"镜像自我"是不可想像的。此外,一个人的自我概念必定是一个有组织的结构化系统,而不是各种自我评价的混乱集合。所以米德认为,儿童进行自我评价的依据,不是个别的人或独特的群体,而是将他们转换成了一个抽象的一般化他人,其自我概念是在设想的一般化他人如何看待自己的基础上形成的。

## 第五节　自我概念的影响层面

对"自我"的研究成果是心理学最重要的成就之一。不论我们是否意识到它的存在,每个人对自己的形象都有一张心理草图。这种自我形象是我们对于"我是什么样的人"的自我概念,它是由我们对自己的种种"信念"构成的。这些关于自己的信念是由我们过去的生活经验形成的,例如成功与失败,得意与失意,尤其是从童年时代其他人对我们行为的反应中形成的。从所有这些中我们塑造了一个"自我"。这种"自我镜像"与人们的生活息息相关。首先,所有的行为、感觉、甚至能力都总是与自我镜像相一致。这是因为,无形中,我们总是会按照想像中自己是什么样的人去行动。如果一个人认为自己是"失败"的,不论他最初的想法和意愿如何美好,即使有好的机会降临到他的头上,他也会最终失败。一个认为自己是不公正的受害者、"一个生来受罪的人",会想方设法找到各种事例来证明这一点。"自我镜像"会直接影响到我们的人格和行为。我们的各种经历会验证、加强或减弱这种自我的看法,由于情形的不同,会形成相应的恶性或良性循环。其次,自我镜像可以改变。一个人改变自我镜像没有太早或太晚的问题,但他很难改变自己的习惯、人格的一个很重要的原因,是他所做的试图改变自己的所有努力只是指向自我的边缘,也就是说,没有指向真正的自我。大量的实验证明,自我概念一旦改变,其他相应的事情就会迎刃而解!这一点很多人在自我概念的成长变化中都会有清晰的体验。

1. 自我概念与学业成就

在自我镜像心理学领域的开创者中,Prescott Lecky 做了最早,也是最有说服力的研究。Lecky 认为一个人的人格是"一系列看法的集合",而这些看法必须相互印证。与这个集合不对应的看法将被拒绝,"不被相信",不被执行;相反,与这个集合相适应的看法就会被接受。Lecky 认为在这个集合的最中心,是一个人的"自我认定标准",他的"自我镜像",或他的自我概念,也即其他所有看法的基础。作为中学老师的 Lecky 有机会对上千名学生进行研究来检验他的理论。按 Lecky 的理解,假如一个学生对某一门功课学起来很吃力,那是因为那个学生认为:这门功课不适合他学。Lecky 相信,如果你能够改变这个学生的自我看法,即改变这种消极观点的自我,他对这门功课的态度会发生相应的改变。如果能够劝说这个学生改变他的这种自我认定,他的学习能力也会相应提高。Lecky 的研究显示,有些学生不论困难或简单的内容,每页拼写的错误数却一样。经过辅导后,提高他们对拼写的信心,许多学生在拼写上就有相当的改善,甚至不需要勤加练习。比如一个平均一百个单词会拼错五十五个单词、多门功课没通过、学年没有学分的学生,在接受心理辅导后,其成绩不断提高,在第二年平均每一百个单词拼对九十一个,成了学校拼写最好的学生之一。很明显,这些学生的问题并不是由于他们笨,或缺乏基本能力,而在于他们有一个不恰当的自我镜像(如"我没有数学头脑","我天生拼写不好"等),他们把自己的错误和自己等同起来,他们不说"我没有通过那个测试"(这种说法是对事实的描述），而说"我是个失败者"，不说"我那门功课没及格"，而说"我是个不及格的学生"。这一点对于我们的教育方法应该是很有借鉴意义的。

老师，在多大程度上可以影响到学生的自我概念与学业成就？Richard Miller 研究老师的赞赏效应时发现，不论老师称赞的是学生的数学才能还是努力，获得称赞的学生都比未获称赞者有较佳的自我概念和数学成绩。William Glasser 的现实治疗法强调给学生成功的经验，使其体验到某种作为会导致成功，他就会自视是有能力的。然而另一心理学家 Carol Dweck 则认为提供成功经验不是最好的方法，他发现失败倾向的学生在学习能力上优于坚持度高的学生，最佳的策略应是改变他们对失败的解释。他的训练方法是在学生根本不可能完全解决所有问题的情况下，不断告诉学生他尚未发挥应有的努力或下次更需努力，使学生将失败看作是他们需要在行为上改变的信号。结果发现那些接受过失败经验解释的训练者，优于只经历成功经验的学生。事实上，心理学家对这些现象已有不少研究，罗森塔尔效应就是其中很著名的一个发现。

罗森塔尔效应（图 5-5）是心理学家罗森塔尔（Rosenthal R）首先发现的。1968 年的一天，罗森塔尔和助手们来到一所小学，说要进行 7 项实验。从一年级到六年级中，每个年级各抽出三个班级，对这 18 个班的学生进行了"未来发展趋势测验"。之后，他们随机抽取一些学生的测验结果，然后以赞许的口吻将一份"最有发展前途者"的名单交给了校长和相关老师。8 个月后，再次对那 18 个班级的学生进行复试，发现名单上的学生成绩有了显著进步，而且人格更为开朗，乐于和别人打交道，求知欲望旺盛，自信心强，敢于发表意见。教师在关于学生品行的评定中也给了这些学生以好意的评定。除任课教师外，这些学生的名单并未向任何其他人泄露，所以他们认为这个结果是从任课教师的期待中产生的。

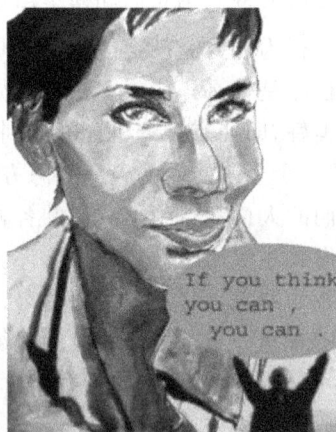

图 5-5 罗森塔尔效应

显然，罗森塔尔的"权威性谎言"对老师产生了暗示，左右了老师对名单上学生能力的评价和期望，而老师又将自己的这一心理活动通过自己的情感、语言和行为传染给学生，使学生变得更加自尊、自爱、自信、自强，从而使各方面得到了大幅的进步。罗森塔尔借用了一个希腊神话故事，把它命名为"皮格马利翁效应"。

古代塞浦路斯的国王皮格马利翁是一位极有名的雕刻家，他花费了巨大心血雕塑了一位异常可爱的象牙少女像，每天他都给"少女"穿上金、紫色相间的长袍。不知不觉中国王爱上了少女雕塑，并给"她"取了个名字——盖拉蒂。他拥抱她、亲吻她，但她始终是一尊雕像。在绝望中，雕刻家深情地祷告，祈求爱神阿佛罗狄特赋予雕像以生命。有一天，他和往常一样地凝视她，雕像似乎有了不同。她的脸颊开始呈现出微弱的血色，眼睛释放出光芒，她正甜蜜地笑着望他！屋子里响起她银铃般悦耳的声音，他的雕塑成了他的妻子！这个唯美的故事又称皮格马利翁效应（图 5-6），说明个体对他人的期望最终会变成现实。

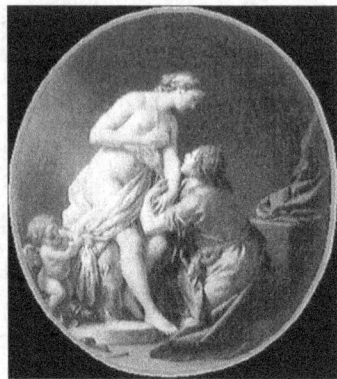

图 5-6 皮格马利翁效应

后来,人们把这种由他人,尤其是老师和家长这样的"权威他人"的期望和热爱,而使人们的行为发生与期望趋于一致的变化的情况,称为罗森塔尔效应或期望效应。发明家爱迪生上小学时仅仅三个月就被学校以"智力低下"的原因开除了。但爱迪生的母亲对爱迪生说:"你肯定比别人聪明,这一点我是坚信不疑的,所以你要坚持自己读书。"在母亲不断的鼓励下,爱迪生不懈努力,终于成为人类历史上最伟大的发明家之一。因而,有人说我们今天所享受的电灯、电影、录音机等(爱迪生的发明)是受惠于这位了不起的母亲所运用的皮格马利翁效应。因此在我们的家庭教育中,父母如果能灵活运用皮格马利翁效应,必将受益匪浅。

积极的期望促使人们向好的方向发展,消极的期望则使人向坏的方向发展,也就是我们常说的"说你行,你就行;说你不行,你就不行"。罗森塔尔效应虽然会对你的生活产生积极或者消极的影响,但是千万不要盲目地相信它,完全被它所左右,因为外界的鼓励或批评是每个人都必须面对的问题,如果总是因为别人的态度而改变自己的话,那就永远也不会成熟。

2. 自我概念与心理适应

自我概念与心理适应有高相关性,罗杰斯认为适应不良的定义应该是"经验与自我间不一致的差距太大",差距愈大则自尊愈低,结果就是适应不良。Jack Block 等人研究发现,在大学生中自我概念与心理适应间有高相关性。

自我概念与焦虑程度有关,具有积极自我概念者焦虑程度较低,因焦虑被视为心理疾病的基础,低自尊者适应不良的原因之一正是他们的焦虑。接纳自己与接纳他人间也存在相关,一个自我概念好的人,较易接纳自己所有的知觉和感觉,就较能了解与接纳他人。Francis(1997)以青少年为研究对象,发现高自我概念者倾向为情绪稳定的外向者。心理适应中最重要的部分是人际关系,奥尔波特定义"自卑情结"是强烈且持续地对个人能力感觉到怀疑。事实上研究发现,只有约10%的大学女生和12%的大学男生不受自卑感的困扰。自卑情结可能纯粹是主观的自我评价而非客观的事实根据。总之,自我概念不佳者易有焦虑与忧郁倾向,而自我概念过分积极者倾向于过度控制和使用否认的防卫方式,具有中度良好自我概念者才具有最佳的心理适应。

3. 自我概念与心理失调

人生不断地实现着自我概念。高适应者的自我概念允许他知觉到更多的自身感觉和本体体验,这样自我概念的实现就非常相似于自我实现。而低适应者则不行,其自我概念的实现过程很少基于有机体自身的评价过程。其结果,高适应者可以在大量现实信息的基础上与他人进行交往,与环境发生作用,而低适应者则很少具有这种能力。适应程度低的个体,在很大程度和领域中偏离了其自身的经验。在这些领域中,其自我概念是建立在价值的条件作用的基础之上的,而正是这一评价过程使得他歪曲或否认了其自身的经验或体验。一个适应程度高的人则不同,他很少出现价值的条件化的评价过程,因此能更为准确地感知自身的体验。

人本主义的来访者中心疗法很注重分析是什么原因使来访者保持了现在的这种行为。了解失调的行为和知觉怎样得以保持下来这一点,对理解以人为中心的或来访者中心治疗的理论与实践是很关键的。那么,自我概念与经验、体验如何才能协调呢?当经验或体验被准确地言语化,并被结合进自我概念之中时,就可以认为自我概念和经验、体验是一致的,或者说自我概念与有机体的自我是协调一致的。而当经验或体验遭到否认或歪曲时,自我概念与经验或体验就不一致了。这种不一致在经验或体验是积极的或消极的情况下均可能产生。心理失衡的人往往有很低的自我概念,经常会否认和歪曲来自外部的积极的信息反馈,也时常抑制来自其自身的积极的情感。

在人本主义心理学家看来,自我概念是了解心理失调的关键。有效的自我概念使人们真实地感知其经验或体验,不论这种经验是来自有机体内部,还是来自外部环境。相反,无效的自我概念,虽然不能使人正确地感知其经验、体验,却会很顽固地固守着其阵地。虽然把不一致的知觉同化到自我概念之中去的可能性时刻存在,但对于适应程度低的人来说,这种可能性似乎太小了。

4. 自我概念与心理治疗

自我与人格理论的关系密切,尤其是罗杰斯的人格理论,因为自我在罗杰斯的理论体系中的确占据着核心位置,所以罗杰斯的人格理论常被称为"自我心理学"。罗杰斯在《来访者中心治疗》一书中提出了这样的观点:人有一种与生俱来的实现的倾向。这种实现的倾向不仅要在生理、心理上维持自己,而且要不断增长和发展自己。有关自我概念的理论把自我与自我概念作了区分,自我概念是人们对自己的主观知觉和认识。当自我与自我概念的实现倾向一致时,人就达到了一种理想的状态,即达到了自我实现。自我得到的经验、体验与自我概念冲突矛盾时,自我概念受到威胁就产生了恐惧,通过防御机制否认和歪曲自身的经验、体验。当经验、体验与自我的不一致被意识到、知觉到时,焦虑就产生了。一旦防御机制失控,个体就可能出现心理失调的情况。

自我概念与自我经验的不一致主要源于自我概念受到外部文化因素的影响,个体把他人的价值观内化为自己的价值标准。但以人为中心的治疗相信个体蕴藏着实现的倾向的强大推动力,相信积极的成长力量,相信人有能力引导、调整和控制自己,相信人是能够发现其自我概念中的问题的,他们会评价自我经验对自我实现的作用,不断地使自我概念适应于新的经验。基于这种认识,罗杰斯提出了来访者中心疗法,这是以来访者为主导的治疗方法,而治疗者的作用退居其后。治疗者在治疗中,更多地是创造一个帮助来访者了解其自身的气氛和环境,减轻他面对自我概念与自我经验矛盾时的焦虑。罗杰斯说,在治疗过程中,当事人变得更加能够倾听自己的心声,体会他身体内所发生的一切;对自己的恐惧、萎缩、痛苦之类的感觉更加开放,同样他对自己的勇气、温情和警卫之类的体验也更加开放;当有什么感觉发生于己身时,他可以自由地体验到它们(Rogers,1961)。

(孙国强、李菊花、刘新民)

# 6　情　绪

　　情绪的重要性不言而喻,完全没有"七情六欲"的人和石头又能有多大的差别呢?如果没有情绪,那么"宇宙中的任何一部分都不会不比另一部分更为重要;世上万事万物的整体特征将变得毫无意义、毫无人格、毫无表情和洞察力"(James,1902)。虽然情绪一直被心理学家们认为是影响人类行为的一个重要方面,情绪健康是心理健康的重要内容,但是,对情绪进行研究并不是一个简单的问题,这是因为,情绪的产生既是一种生理反应,又是一种心理过程;情绪既是动物和人类共有的先天本能,又是人类通过后天学习获得的行为表现。事实上,情绪是"所有心理学领域中最令人困惑和最困难的论题之一"(Plutchik,1994),心理学家在关注情绪问题时,他们对情绪的复杂性感到非常困扰,这种困扰一直到现在仍然存在,对情绪进行定义、分类、测量从来都是对研究者的巨大挑战。

## 第一节　情绪的性质

### 一、什么是情绪

#### (一)情绪的概念

　　柏拉图和亚里士多德是情绪理性主义理论的创始人,该理论到 17 世纪才由笛卡尔加以发挥。笛卡尔相信情绪控制决定着人类行动的活力因素。他提出存在着六种基本情绪:羡慕、爱、恨、欲望、愉快和悲哀。到了 1872 年,达尔文在《人与动物的表情》一书中,对情绪作了有意义的论述,他从情绪的生理学角度出发,强调外显的行为和外界刺激的重要性。威廉·冯特在《人类与动物心理学论稿》中写道:在意识中,依附于观念联结的感情过程通常称为情绪(emotion)。情绪属于对观念和随意活动产生明显影响的最重要的心理现象。情绪与情感相似,都是与外部物体并不直接关联的主观过程。情绪与情感的差别在于,它还包括观念的变化和运动器官的反应。那就是说,情感不易接受外部观察。到了 1952 年,美国心理学家德雷弗在《心理学词典》一书中提出情绪是由身体各部分发生变化而带来的有机体的一种复杂状态。而后斯托曼(Strongman)在《情绪心理学》中总结了前人的观点后提出:情绪的含义在于情绪是情感;它是与身体各部位的变化有关的身体状态;它发生在特定的情境之中,是明显或细微的行为。

### (二)情绪的构成

一般认为情绪的构成主要包括三个层面:在认知层面上的主观体验,在生理层面上的生理唤醒,在表达层面上的外部行为。当情绪产生时,这三种层面共同激活,从而构成一个完整的情绪体验过程。

首先,情绪的主观体验是人的一种自我觉察,即大脑的一种感受状态。人有许多主观感受,如喜怒哀乐爱惧恨等。人们对不同事物的态度会产生不同的感受。人对自己、对他人、对事物都会产生一定的态度,如对朋友遭遇的同情,对敌人凶暴的仇恨,事业成功的欢乐,考试失败的悲伤。这些主观体验只有个人内心才能真正感受到或意识到,如我知道"我很高兴",我意识到"我很痛苦",我感受到"我很内疚"等等。

其次,人在情绪反应时,常常会伴随着一定的生理唤醒。脉搏加快、肌肉紧张、血压升高及血流加快等生理指标,是一种内部的生理反应过程,常常是伴随着不同情绪产生的。例如,紧张时心跳加快,害羞时满脸通红,愤怒时浑身发抖,激动时血压升高。

此外,在情绪产生时,人们还会出现一些外部反应过程,这一过程也是情绪的表达过程。如人悲伤时会痛哭流涕,激动时会手舞足蹈,高兴时会开怀大笑。伴随情绪出现的这些相应的身体姿态和面部表情,就是情绪的外部行为,它经常成为人们判断和推测情绪的外部指标。但由于人类心理的复杂性,有时人们的外部行为会出现与主观体验不一致的现象。比如在一大群人面前演讲时,明明心里非常紧张,还要做出镇定自若的样子。

主观体验、生理唤醒和外部行为作为情绪的三个组成部分,在评定情绪时缺一不可,只有三者同时活动,同时存在,才能构成一个完整的情绪体验过程。例如,当一个人佯装愤怒时,他只表现了愤怒的外在行为,却没有真正的内在主观体验和生理唤醒,因而也就称不上有真正的情绪过程。图 6-1 中的男子被辣椒辣得"涕泪俱下",但是我们能说他很伤心吗?

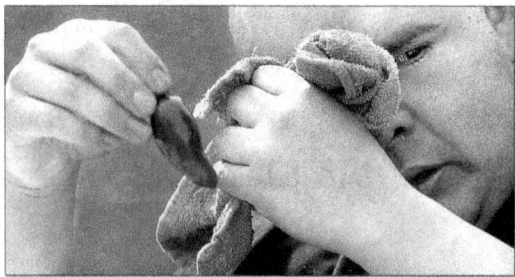

图 6-1

因此,情绪必须是上述三方面同时存在,并且有一一对应的关系,一旦出现不对应,便无法确定真正的情绪是什么。这也正是情绪研究的复杂性,以及对情绪下定义的困难所在。

### (三)情绪的维度

情绪研究中的传统分类方式是将大量情绪分为互不联系的、具体的情绪,如焦虑、敌意、愉快等。然而,这种分类方式的问题越来越明显,其中最严重的是对不同情绪的测量常常呈现高度的相关,例如,恐惧与愤怒存在着正相关,活力与愉快存在着正相关。

不同情绪之间存在相互联系的事实表明,情绪可以用某种基本维度来进行分类,因而,情绪研究者转为以维度模型来对情绪进行分类。维度模型的分类方式并不表明传统分类方式是错误的,它们反映的是一个整合的、分层结构的不同水平。越来越多的研究表明,组成情绪的基本维度是两维。主要有两种不同的看法:①情绪的一个维度为愉快与不愉快,另一个维度为活跃或唤起。②将情绪分为消极情绪(negative affect)和积极情绪(positive affect)。消极情绪维度代表个体对某种消极的或厌恶的情绪体验的程度,如紧张、悲哀、烦恼等情绪,积极情绪维度则反映个体体验积极情绪的程度,如高兴、兴趣、热情等等。

## 第二节　情绪的理论

### 一、詹姆斯—兰格的情绪理论

该理论认为,情绪是由于某一情境的变化引起自身状态的感觉。

1884 年美国心理学家詹姆斯认为当外界刺激引起身体上的变化时,我们对这些变化的知觉便是情绪。1885 年丹麦生理学家兰格强调植物性神经系统支配作用加强,血管扩张,结果便产生愉快的情绪;反之便产生恐怖的情绪。詹姆斯和兰格都强调情绪与机体变化的关系,强调植物性神经系统在情绪发生中的作用,所以被称作情绪的外周理论。詹姆斯的这一情绪理论在后来产生了重大的影响,还激起了后来有关情绪的大量实验研究,进而促进了人们对情绪的深入认识。

### 二、坎农—巴德的丘脑情绪理论

坎农(Cannon,1927)反对詹姆斯—兰格理论,认为情绪不能用生理变化的知觉来解释,不同情绪可能表现相似的生理变化,且情绪变化可以很快,而机体的生理变化是缓慢的;另外,药物引起的机体变化不一定产生情绪等现象。坎农认为控制情绪乃中枢神经而非周围神经系统的功能,并根据以下事实提出了丘脑情绪学说:①切去脑皮层(丘脑保留)的动物表现过分的愤怒反应,当丘脑切除时,其反应消失;②对丘脑单侧的损害,导致该侧面部的情绪成分增加了;③在人类,影响单侧丘脑的肿瘤,会影响该侧的情绪表现;④轻度的麻醉引起脑皮层对下级中枢控制的短暂减弱,或疾病引起皮层的永久损害,会出现自由却时常持久的流泪与哭的表情。

该理论认为,激发情绪的刺激由丘脑进行加工,同时把信息输送到大脑和机体的其他部位,到达大脑皮层的信息产生情绪体验,而到达内脏和骨骼肌的信息激活生理反应,因此,身体变化与情绪体验同时发生。

坎农认为当丘脑神经过程被激动起来时,情绪才附加到简单的感觉上,丘脑是情绪的控制中心。他认为外界刺激作用于感觉器官,引起神经冲动,经感觉神经传至丘脑,丘脑对其进行加工后传送到皮层产生情绪体验,同时丘脑又通过激活内脏和骨骼肌,从而产生外围的一切生理变化。坎农的学说是 1927 年提出来的,其中一部分工作由其弟子巴德(Bard P)完成,故称"坎农—巴德的丘脑情绪学说"。

坎农是美国生理心理学家,美国 20 世纪贡献最大的生理学家之一,将 X 射线用于生理学研究的第一人,钡餐设计者,提出生物体"自稳态"理论。坎农对情绪的研究十分著名,他的情绪理论被称为坎农—巴德学说。

1892 年入哈佛大学,1896 年入哈佛大学医学院,二年级时,坎农首创了铋或钡餐与 X 射线在消化道上的造影法。1914 年当选为国家科学院院士。1926 年坎农正式命名"内环境稳

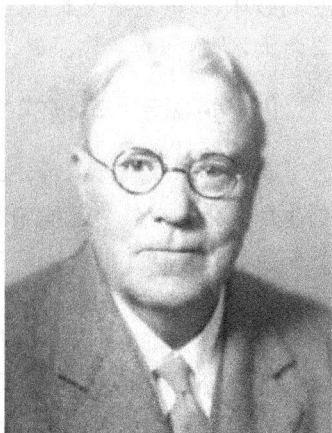

沃尔特·坎农
(Walter Cannon 1871—1945)

定"或"自稳态",并根据他自己的实验结果进一步加以肯定。自坎农以后,"内环境稳定"成了生物学中最有影响的概念之一。美国数学家 N·维纳把这一概念作为控制论中生物学方面的例证之一。

坎农认为情绪的中心在中枢神经系统的丘脑。刺激引起的神经冲动传到丘脑,分成两路,一路到大脑产生主观体验,一路下传至交感神经,引起生理变化,使机体进入应激准备阶段。例如,遇到一只凶猛的老虎,视觉感官引起冲动传至丘脑,同时发出两种冲动,一种到大脑皮层,判断是否可怕,另一种到达植物神经系统,引起应激准备。如果判断老虎会伤害人,则植物神经系统兴奋;否则,比如看清是笼中虎,那么植物神经系统会受控制,生理状态恢复平衡。

坎农在研究内分泌学和生理学的过程中,作出了对心理学具有意义的几项发现,其中关于情绪及其对消化过程的影响的研究特别重要。他在其《痛、饥饿、恐惧和愤怒时的身体变化》一书中提出了在情绪、压力和组织需要的影响下其他一些适应性生理变化。书中对詹姆斯的情绪理论提出了批评。詹姆斯—兰格理论认为,生理反应先于情绪显露,也就是说,如果心率加快或肌肉紧张等身体变化没有发生,则情绪就不会出现。坎农认为,情绪是一种应急反应,这种反应使身体指向需要源,以便应付这种应急。坎农把下丘脑定义为情绪行动的控制中心。坎农—巴德理论表明皮层下部位,特别是丘脑是情绪表现的神经生理基础。

### 三、巴甫洛夫的动力定型理论

巴甫洛夫的动力定型理论是其条件反射学说的一个组成部分,在大脑皮层中按照刺激物的顺序形成了比较稳固的暂时神经联系系统,这种系统叫做动力定型,是人学习、习惯和需要的生理基础。

巴甫洛夫把情绪和"本能"并提,认为情绪激动乃是在皮层控制力减弱条件下,极其复杂的无条件反射的优势和暴乱。此外,巴甫洛夫还把情绪与大脑皮层神经活动的动力定型的建立联系在一起。他认为动力定型的建立过程,建立的完成过程,定型的维持和破坏,在主观上就构成我们各种积极和消极的情感。他认为在习惯的生活方式发生改变时,例如失业或亲人死亡时,还有当心理恐慌和信仰粉碎时,所经验到的沮丧的情感,其生理基础就是旧的动力定型受到破坏,新的定型又难以建立起来。人的环境以及因它而产生的某种变化对他所具有的意义愈大,情感体验就愈深刻。由此而产生的暂时性神经联系系统的改造便引起了兴奋过程。

### 四、沙赫特—辛格的情绪认知理论

美国心理学家沙赫特(Schachter)提出,任何一种情绪的产生,都是由外界环境刺激、机体的生理变化和对外界环境刺激的认识过程三者相互作用的结果;其中起决定性的因素是对外界刺激和身体变化的认知。沙赫特的实验显示:生理唤醒是情绪激活的必要条件,但是真正的情绪体验是由对唤醒状态赋予的"标记"决定的。而这种"标记"的赋予是一种认知过程,个体利用过去经验和当前环境的信息对自身唤醒状态作出合理的解释,正是这种解释决定着产生怎样的情绪。所以,无论生理唤醒还是环境因素都不能单独地决定情绪,情绪发生的关键取决于认知因素。沙赫特的实验和理论引起了相当大的影响,但是也受到了批评,这是由于缺乏对实验的效度的分析,实验设计复杂,后人难以重复得出相同的结果。但是,沙赫特的研究毕竟为情绪的认知理论提供了最早的实验依据,对认知理论的发展起到了一定的推动作用。

### 五、情绪智力理论

1948 年，Leeper 提出，情绪思维是一般智力的组成部分并对逻辑思维起促进作用。1983 年，Gardner 发展了多重智力理论（theory of multiple intelligence），在该理论的七种智力中，包含了两种情绪维度成分：内省智力和人际智力。内省智力是指个体理解自己内在情感和内心世界，并能有效地运用这种自我认识能力指导自己行为的能力。人际智力是指主要表现在人际交往中的智力。这里的情绪思维、内省智力和人际交往智力实际上都属于情绪智力的范畴，只是没有使用情绪智力来描述这些能力。

1990 年，美国心理学家 Salovey 和 Mayer 重新解释了情绪智力这个概念，即情绪智力是个体监控并辨别自己与他人的情绪，运用情绪信息指导自己的思想和行为的能力。情商这个现在众所周知的词语，其实就是指情绪智力。1988 年，为了对应于 IQ，Baron 在他的博士论文中提出 EQ（emotional quotient）概念，并认为 EQ 是一系列有助于个体应对日常生活需要的社会能力和情绪能力，它比 IQ 更能预测一个人的成功。此后，1998 年巴昂编制了《巴昂情商量表》（Bar-On Emotional Quotient Inventory），被公认是世界上第一个标准化的情绪智力量表。

## 第三节　情绪的表达

### 一、情绪表达的特点

人的表情是指伴随情感而产生的体态姿势、动作、语言和面部表情等。面部表情是指通过眼部、颜面和口部肌肉的变化来表现各种情感状态。面部表情不仅是人们常用的较自然的表现情感的方式，也是人们鉴别情感的主要标志，可以分为言语表情和非言语表情。其中言语表情指一个人说话时语音的大小、语调的高低、语速的快慢、停顿、节奏以及重音等变化。例如人们惊恐时会尖叫，悲哀时会声调低沉、节奏缓慢；气愤时会声调提高、节奏变快；爱慕时语调柔软且有节奏。而非言语表情是指人的面部表情和体态表情，如眼神、手势、身体姿态、四肢动作等信息。要注意的是，表情和周围各种相关事物的形态、颜色、空间位置及其所处的时间、地点、环境所形成的氛围等所发出的信息有紧密联系。很多时候，同样的话在不同的时间、地点、环境中讲的效果不同；当时间、地点、空间环境相同时，不同的人讲相同的话效果也会大相径庭。这是由时间、空间、环境以及人体所发出的非言语信息的变化造成的。

相比言语表情的交流来说，非言语表情交流有着更古老的历史。著名语言沟通心理学家梅拉比通过大量实验研究了英语使用者的交往现象后发现了一个公式，在日常生活中沟通的总效果＝7％言语＋38％言调＋55％面部表情。在婴儿不会说话之前，主要是靠表情来与他人沟通的。表情比语言更具生动性、表现力、神秘性和敏感性。特别是在言语信息暧昧不清时，表情往往具有补充作用，人们可以通过表情准确而微妙地表达自己的思想感情，也可以通过表情去辨认对方的态度和内心世界。所以，表情作为情感交流的一种方式，被视为人际关系的纽带。

有研究表明，视觉的摄入信息量占所有活动总摄入量的 83％～85％，而听觉的摄入信息量仅占 11％。我们靠眼睛摄取大量信息，也正因为这样，眼睛也输出着重要信息：要了解一个人在想些什么,关注什么,我们最常用的方法莫过于看他的眼睛了。所以才有人把眼睛称为人类心灵的窗口。

莫里斯的研究成果告诉我们,人身体的各个部位都能"说话",而且这种"身体语言"的特点是常常在当事人不知不觉中反映出最真实的感受和最内在的需要。伯德惠斯特尔发现,人大约有两万五千种面部表情,因此,观察一个人脸部不同部位的动作,可以在不同程度上洞察一个人的内心世界。费里森的研究则证明,在解释相互矛盾的事物过程中,人更加注意脸部表情,而不是言语内容和声调,眨眼次数(除生理和反射性眨眼之外)与人的心境和大脑思维有密切的关系,大脑在获取信息时,会使眨眼次数减少,甚至短时间内暂停眨眼,直到大脑完成思维和储存。可见,认真沟通时正视别人的眼睛不仅仅是出于礼仪,更是良好沟通的需要。

总之,科学实验和实践都告诉我们,非言语信息的传递量及其作用是很大的,不可忽视的,它传输的是非理性的情感信息,而这类信息是言语载体不易携带的。

## 二、面部表情

面部表情(情绪)是由面部肌肉和腺体变化来表现的。不同的面部表情由眉、眼、鼻、嘴的不同组合构成,如眉开眼笑、怒目而视、愁眉苦脸等。面部表情是人类的基本沟通方式,也是情绪表达的基本方式。有研究表明,面部表情具有先天性和跨文化性。同一种面部表情会被不同文化背景下的人们共同承认和使用,以表达相同的情绪体验。心理学家们经过表情的跨文化研究发现,有七种基本表情是世界上各民族的人都能认出的,分别是快乐、惊讶、生气、厌恶、害怕、悲伤和轻视(Ekman,1984,1994)。有关面部表情识别的研究还发现,最容易辨认的表情是快乐,较难辨认的是恐惧,轻视的跨文化证据相对少点。一般来说,情绪成分越复杂,表情越难辨认。

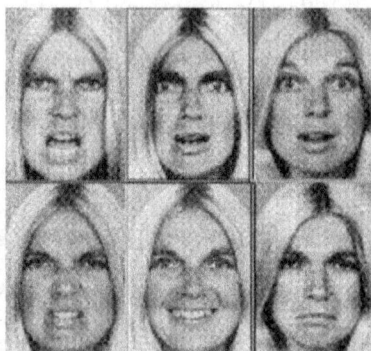

图6-2 面部表情依次为愤怒、害怕、吃惊(上部)、厌恶、快乐和悲伤(下部)

## 三、体态表情

和面部表情不同,体态表情基本不具有跨文化性,受不同文化的影响而表现出很大的差异。研究表明,手势表情是通过后天学习获得的。手势表情具有丰富的内涵,但隐蔽性也最小。弗洛伊德曾描述过手势表情:"凡人皆无法隐瞒私情,尽管他的嘴可以保持缄默,但他的手指却会多嘴多舌。"在不同的文化中,同一手势所代表的含义可能截然不同。如竖起大拇指在许多文化中是表示夸奖的意思,但在希腊文化中却有侮辱他人的意思。

## 四、情绪表达的运用

情绪状态是复杂而不易自我控制的。我们知道,情绪的产生是神经系统活动的结果和表现,需要边缘系统和大脑皮层及皮层以下许多部位的参与。1937年Papez根据生理学神经解剖学以及临床观察,正式提出边缘回路,并指明情绪活动发源于海马回和扣带回。影像医学研究均发现了情绪处理时前扣带回和杏仁体的活动增强,且消极情绪对杏仁体的调制作用更显著。左右脑对情绪的处理是不平衡的,但不同情绪不平衡的情况也不同。有研究显示大脑皮层两个半球都涉及情绪，而积极情绪主要在大脑皮层左半部处理，消极情绪在右半部处理，因此人可以同时存在强烈的积极和消极情绪。

情绪虽然与个体的认识有关，但在情绪状态下伴随产生的生理变化与行为反应却是当事人难以控制的。不同的情绪可伴随着不同的生理反应。如 Groves 和 Rebec 在他们的《生理心理学入门》一书中描述了不同的自主反应发生在不同的情绪之中的特点，即：愉快的情绪会伴随通往肢体的血流增加的生理变化，而不愉快的情绪则有相反的影响；人在恐惧、疼痛和激动时会出现瞳孔放大的现象，而在愉快放松时瞳孔会缩小。

在法律心理学上测谎仪（lie detector）其实就是一种记录多项生理反应的仪器，正是依据情绪状态下个人不能控制其身心变化的原理来设计的。由于精心设计的问题与测谎主题有不同程度的联系，对被测人形成强度不同的心理刺激，从而引发各种生理反应，导致一系列生理指标（如肌电、脉搏、血压、呼吸、心跳、脑电波、声音、瞳孔等）的变化，用仪器测量这些指标的变化，记录变化图谱，然后分析图谱，就可以判断被测人对问题的回答是"诚实"还是"撒谎"。但是，由于测谎仪只记录主观的反应，在相反的情况下它也会弄错。例如，当一个无辜者的表现看来像个犯罪者的时候，由于害怕而使得他在供述时显得十分紧张，这样也可能被误认为是在说谎。也就是说，若是没有任何说谎的理由，而又出现说谎的反应时，不排除是其他的原因所造成的。

请运用你的判断力并结合对本节相关内容的理解，对图 6-3 中 31 号球员的情绪状态作分析，推测发生了什么事？

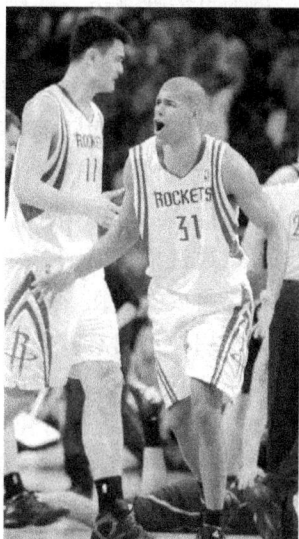
图 6-3

这是 2007 年 4 月 24 日 NBA 爵士对火箭的比赛中的一个画面，巴蒂尔（31 号球员）被判罚犯规后正急于表示自己无辜，可以看到他吃惊地张嘴和愤怒的眉弓，上身的前倾、重心的放低透出焦急的心情，摊开的双手在问"What? Why?"

# 第四节　情绪的管理

情绪是影响学习和工作效率的重要心理因素。一般来说，积极情绪对活动起协调、组织的作用；消极情绪则起破坏、瓦解或阻断的作用。人们的行为常被当时的情绪所支持。若人处在积极乐观的情绪状态，则倾向于注意事物美好的一面，如对人态度和善，乐于助人，并勇于承担重任；而消极的情绪状态则使人产生悲观意识，失去希望与追求。

情绪还是心理社会因素影响个体健康的重要中介因素，而情绪的健康本身又是心理健康的重要内容。

因此，学会情绪的调节对于提高学习和工作效率、维护心身健康是非常重要的。

## 一、情绪的意义

情绪对于工作、生活乃至学习和记忆的效果都有着重要的影响。如，情绪对于认知过程具有积极的或消极的影响。心理学中有个耶尔克斯—道森定律，很好地说明了情绪与认知操作效率的关系,即不同情绪水平与不同难度的操作任务有相关关系。不同难度的任务,需要的情绪唤醒(情绪激活程度)的最佳水平不同。在复杂的工作中,低水平的情绪有助于保持最佳的操作效果;在中等难度的任务中,中等情绪水平是最佳操作效果的条件;在简单工作中,高情绪唤醒水平是保证工作效率的条件。总之,活动任务越复杂,情绪的最佳唤醒水平就越低。大量研究表明:适当的情绪情感对人的认知活动具有积极的组织功能,而不当的情绪情感对人的认知活动具有消极的瓦解功能。一些消极情绪,如恐惧、悲哀、愤怒等,会干扰或抑制认知功能。恐惧情绪越强,对认知操作的破坏就越大。考试焦虑就是一个典型例子,考试压力越大,考生考砸的可能性越大。一般来说,中等程度的紧张是考试的最佳情绪状态,过于松弛或极度紧张都会瓦解学生的认知功能,不利于考生正常水平的发挥。当一个人悲哀时,会影响到他的工作或学习状态,导致注意力不集中、易分神、思维流畅性降低等。

　　情绪是人际沟通的重要手段,通过情绪传递的信息有时候是其他沟通手段无法代替的。作为一种独特的非语言沟通,它通过面部肌肉的运动、身体姿态、声调的变化来实现信息的传递。在许多情境中,表情可以消除语言沟通中的不确定性,而在有些不便语言沟通的场合,人们可以通过情绪而"意会"。如情绪是婴儿在掌握语言之前适应生存的重要工具,婴儿正是通过情绪与成人交往、表达自己的各种需要。他们饿了、渴了就哭,吃饱了就会笑。在日常生活中人们用微笑向对方表示友好,情绪起着促进社会亲合力的作用。

　　情绪与人的心身健康关系非常密切,情绪健康是心理健康的重要内容,情绪健康还是影响身体健康的重要因素。巴甫洛夫说过,忧愁、顾虑和悲观,可以使人得病;坚强的意志和积极、乐观的情绪可以战胜疾病,更可以使人强壮和长寿。屠格涅夫也曾说,乐观是养生的唯一秘诀,常常忧愁和愤怒,会使健康的身体衰弱。已有很多研究证实,消极情绪会诱发多种疾病,而乐观、幽默感以及其他积极情绪则可以起到延长生命、改善生活质量的作用。

　　情绪对于我们适应环境也具有重要意义。如恐惧情绪可以使人回避危险,维护自身安全。

## 二、情绪的调节

　　工作多年的李先生最近很烦恼,他觉得自己的情绪没有初入职场时那样好了。原本以为是由于工作压力大的关系,后来发现不然。症结在哪里呢? 仔细回想后发现问题要从他的新上司说起。他的上司是一个很情绪化的人,总有意无意地想让他人与自己的喜怒哀乐"同步",每当他的心情愉快时,希望周围的人也跟着自己高兴,每当他的心情不好时,别人也不能流露出一点欢乐。结果,李先生总是不自觉地有了坏情绪。以上症状,在心理学上被称为不良情绪传染综合征。李先生的上司过于以自我为中心的做法,会严重破坏和谐的社会及家庭环境。诸如,有的人在单位遇到困难后,回家便看谁都不顺眼。其实,这是一种轻微的心理障碍,但却是值得人们注意的"常见病"。生活中的不良情绪传染,有时候比环境污染更糟糕,它会涣散人们工作、生活的积极性。那么如何正确解决不良情绪传染问题呢? 如何才能调节自己的情绪呢?

　　情绪具有本能的特点,如果你不能驾驭它,你迎来的可能是失败。花草树木,随着气候的变化而生长,但是,你要为自己创造"天气",学会用自己的心灵来弥补"气候"的不足。情绪的调节可以有多种方法,如听音乐、体育锻炼、改变认知、宣泄、放松训练等。选择良好的情绪调节方式,改善情绪空间,能有效提高免疫力,自然也会提高生活的质量。所以有人说乐观本身就是一种成功。

　　首先,你必须对思想中产生的各种情绪保持警觉性,并且视其对心态的影响好坏而接受或拒绝。乐观会增强你的信心和弹性。如果你无法控制自己的情绪,你的一生将会因为不时的情绪冲动而受害。如果你试图努力控制情绪的话,可准备一张图表,记下你每天体验并且控制情绪的次数,这种方法可使你了解情绪发作的频繁性和它的力量。一旦你发现刺激情绪的因素时,便可采取行动除掉这些因素,或把它们找出来充分利用。

　　其次,多接触优美的艺术,如绘画、音乐等。绘画治疗在心理治疗领域已是一种成功的方法。而音乐也是一样,且是更容易自助的方式。音乐是人的情绪情感的一种表现方式,不同的音乐表达着不同的情绪气氛,可以使听者产生不同的情绪体验。在国外,外科手术中播放音乐是很常见的调节方式。各大商场的背景音乐不仅改善购物环境,也能促进销售量。另外,音乐也已应用到了抑郁症、焦虑症等病症的治疗上。如情绪浮躁时可以听《小夜曲》等宁静清爽的乐曲;失眠时可以听莫扎特的优雅宁静的《摇篮曲》、门德尔松的《仲夏夜之梦》等乐曲;忧郁烦恼时可以听《蓝色多瑙河》、《卡门》、《渔舟唱晚》等意境广阔、充满活力、轻松愉快的音乐。当然,针对不同的情绪状态,可以结合自己的喜好来选择适合的音乐。

　　再次,可以运用认知疗法。人的情绪变化是由认知评价引起的。当一个人对周围的事物或自己的行为、思想做出消极的评价时,会给自己以不良的暗示,导致各种消极的情绪。例如,一个人在面临挫折和失败时,就认为自己的能力差,各方面条件不行,每遇到类似的情况都做出这样的评价,久而久之,就会形成一种自卑心理,对自己缺乏信心。认知疗法就是基于认知评价直接影响人的情绪这一点,来对情绪问题进行治疗的。认知疗法有三条基本原则:不良的情绪是由认知评价引起的,不良的情绪体验是由于对当前的情境或自身变化的不良归因导致的;在不良的情绪状态下,认知活动表现出消极、混乱,负向思维占主导地位;正确、客观地认识头脑中的思维活动,对情绪或身心的变化进行良好的评价是认知疗法的基本思想。

　　当你认识到自己可能是由于认知评价导致的不良情绪反应时,不妨按如下调节方法进行自我分析:在情绪困扰之中时,请千万保持清醒的头脑,并及时记录下你的想法;分析自己的认知、想法是否正确(有无绝对化、偏激、悲观、妄自菲薄、夸张、过于自责、责任感的泛化、万事求完美);重新客观地评价自己的认知活动并做出行为的调整。

　　此外,你可以尝试放松训练。放松训练是通过有机体的主动放松来增强对于生理和心理的控制活动,达到降低唤醒水平、调整情绪的目的。放松训练可以使人感到平静,忘掉烦恼和不愉快,处于稳定而愉快的情绪状态;可以使思维敏捷、创造能力增强、智力提高;可以增强记忆力。

　　最后,你还可以找朋友聊天,积极参与活动,进行体育锻炼,有条件不妨寻求心理咨询师的帮助。

　　当然,心理问题其实是复杂的,情绪的调节也不是简简单单就可以轻松搞定的事。有研究表明,对否定情感经验低阈限的个体,即容易产生否定情感的个体,倾向于对自己有否定看法(Watson & Clark,1984)。这种现象和自尊有密切的联系。事实上,自尊在中等程度上是遗传的,其中30%的变异来自于基因差异(Kendler *et al*,1998)。可见情绪情感的体验受到基因的影响,同时后天文化教育也对情绪的调节控制有着巨大的影响。如果你能懂得有效管理情绪,适时处理快乐与痛苦,就能拥有自己美好而高质量的人生。

(孙国强、朱唤清)

# 7  人　格

## 第一节　人格概述

　　人格是心理学的核心概念,对人格的描述和解释是心理学理论研究和实际运用的基础。在主要的人格理论中,偏重于描述的是类型—特质理论,偏重于解释的是生物学理论,描述和解释并重的则是精神分析等理论。围绕人格的"大五"理论是当前描述理论的热点。

### 一、人格的概念

　　1937 年奥尔波特(Allport GW)列举了 50 多种当时对人格的定义,此后随着神经科学、行为遗传学、情感心理学和社会心理学等相关学科的发展,人格的定义也在不断丰富。的确,人格是一种十分复杂的心理现象,因心理学家所持的理论观点或研究角度的不同,他们对人格概念的理解也就不一致。生物学家或部分医学家关注人格的物质基础,提出了"气质(temperament)"概念;行为学家和社会学家从行为习惯上考虑,提出了"性格(character)"概念。而近几年的实验室和社会调查研究都表明,人格的确有生物遗传成分和通过认知学习方式得来的成分,如稳定的情绪反应和对目标、价值及自我概念认识等。在本教材中我们根据国际动向,将"人格"、"气质"和"性格"合并叙述。

　　人格(personality)是指一个人的思维、情绪和行为的特征模式,及其背后隐藏或外显的心理机制(Funder,1997),即一个人身上存在着一些持久、稳定的特征,且在不同地点、情形及与他人的交往中表现出一致性。严格地讲,一个现实的人要在其一生的社会生活中保持人格及其心理活动处于理想、完美的一致性是不可能的。这些一致性特征如果超出别人的期待,就会对自己和他人造成伤害。

　　需要指出的是,第一,此处我们叙述的人格包括正常人格(normal personality)和异常人格(disordered personality),我们在本节中将简单介绍一下正常与异常人格的关系;第二,人格也有别于社会、伦理、道德口语化使用的"人格",比如说"人格"受辱、"人格"高尚等,这是在谈论一个人的尊严和品性,虽然也稍微含有我们所述的正常人格中的部分含义,但这不是心理学的科学概念。

## 二、人格的特点

1. 稳定性与可变性

人格不是指一时的心理现象，而是人在较长时间的社会实践中，在适应或改变客观世界的过程中经常表现出来的特质。它让人与人从思维、情感和行为模式上区别开来。因为有遗传的原因，人格特质在人的一生中有相当的连续性，30 岁左右是它稳定的年龄阶段。但是，人在现实生活中复杂的经历也使得特质会发生某些改变。

2. 独特性与共同性

在人群中几种特质各自以不同的程度进行着排列组合，得出的画面正如俗语所说"人心不同，各如其面"。同时，人和人之间有共同性，诸如某一个群体、某一个阶级或某一个民族具有共同的典型的人格，它在一定范围内制约着独特性。

3. 整体性

虽然人格是由不止一个的特质组成，这些成分在不同的维度上相互协调，从不冲突，为了达到目的而组成了一个整体。

## 三、影响人格形成的因素

人格在形成过程中受到先天生物因素、后天自然和社会环境因素以及个人需要和动机因素的综合作用。一个成熟的人格是在一定的社会环境影响下，通过实践活动逐渐形成和发展起来的。

### (一)生物因素

人格中遗传部分的贡献率约占 30％～50％（Jang *et al*，2002），这部分包括早期学者们所定义的气质和现今仍然被关注的智力。然而思维模式，尤其价值观或信念相关的部分则很少受其影响。其次，神经系统的特性不同，高级神经活动的类型不同，内分泌系统分泌激素的水平不同，也会使人格的形成和发展显示出不同的特点。此外，人的体态、体质和容貌，也是影响人格形成和发展的生物因素。例如，有些人因容貌出众而自负，有些人因先天不足而自卑。但是，生物因素只为人格的形成和发展提供了一种可能性，不能决定完整人格的发展。

### (二)环境因素

人格发展中环境因素的贡献率占到 50％～70％，环境因素主要指社会环境，如家庭、学校和社会文化环境等。

1. 家庭因素

它包括家庭经济条件和社会地位、家庭情绪气氛、孩子的出生顺序、父母的教养态度与方式以及言行榜样所造成的影响，其中最重要的是父母对子女的教养方式。父母对孩子有民主平等的态度、良好融洽的亲子关系，有利于保持儿童稳定的情绪，形成自尊、自信、友善等特点。过分溺爱、放任自流，或封建家长式的教育均妨碍儿童人格的正常发展，会形成自私、任性、自卑、孤僻、易激惹、攻击性强等诸多特点。

2. 学校因素

人的一生有相当长的时间是在学校度过的。课堂教学的内容、班级集体的气氛、师生之间的关系和教师的管教方式等，对人格的形成和发展有着深刻的影响，其中管教方式的影响尤为深刻。如民主的管教方式，能造成情绪稳定、积极、友好等人格特征。许多人在谈到自己良好人格的形成时,常常追溯到幼年教师的启蒙和教育,这不是偶然的。

### 3.社会文化环境因素

如电视、电影和文艺读物等的潜移默化的影响也是十分明显的。人格障碍患者思维中固守的扭曲的认知模式常常来自这方面的影响。

### (三)自我因素

环境因素作用于人格的切入点是自我因素,这是社会认知理论的模式之一。接触到的信息和自身的经历,使得我们产生某种需要(need)和动机(motivation)。这些动力又会促使我们自我实践,进而改变我们的人格。如登山活动锻炼人的顽强性;救护活动锻炼人的机敏性;常年的田间劳作使人勤俭。特定的实践活动,要求人反复地扮演与这一活动相适应的角色,久而久之,便形成和发展了这一活动所必需的人格特点。

### 1.需要

需要是有机体对内外环境的客观需求在头脑中的反映,是人活动的基本动力。它促使人朝着一定的方向,追求一定的目标,以行动求得自身的满足。人的需要是在活动中不断产生和发展的。随着需要对象范围的不断扩大以及需要方式的不断改进,需要本身也在不断地变化。

马斯洛(Maslow AH)将人类的主要需要依其发展顺序及层次高低分为五个等级:①生理的需要;② 安全的需要;③ 归属与爱的需要;④ 尊重的需要;⑤ 自我实现的需要。每当较低层次的需要得到某种程度的满足后,较高一层的需要随之产生;如果较低层次的需要一直处在不满足的状态,较高层次的需要就不容易产生。马斯洛也看到了个人的生活环境对需要层次的发展有着影响,并指出他概括的那些层次不是刻板的,而是有"许多例外"的。

### 2.动机

动机是一种驱使人进行活动,从而满足需要、达到目标的内部动力。动机是以需要为基础的,还必须有外部刺激(即诱因)的作用,需要和刺激是动机产生的两个必要条件。需要产生之后,不一定就变成推动人进行活动的动机。需要变成动机往往有一个发展过程。一般可以把动机的产生过程概括为四个环节:需要的产生;需要被意识到;需要和刺激相结合;产生活动动机。动机方面的冲突和动机受挫后的挫折感与人格的形成有着一定的联系。

## 四、人格测量与人格特质

要了解一个人的人格,就要观察他平时的行为习惯、言语以及肢体动作表达出来的认知和情绪状态。在 1950 年以前,多数人格学者们一方面需要与被访谈的人面对面交流,聆听他亲友的描述,另一方面还要借助长时间的精神分析实践或投射试验,才能给出被访谈者的人格评定。由于信息量较大,为了避免耗费大量的时间,另有一部分人格心理学家借用半结构式的访谈形式来评定人格。为了节省时间和适应临床上的需求,大量针对人格的量表被推了出来。人格心理学家认为投射测验如主题统觉测验和直接问卷测量反映了两个根本不同的动机系统,前者是潜意识的,后者是意识的和自我归因的,而人格体现的内容主要属于意识层面。又因为语言涵盖了人格中所有对其他人来说是很重要的内容,人格心理学家则确信人格是可以通过语言这种媒体被测量出来。人格心理学家使用的测量手段包括由熟练评价者的评分(rating)资料、自我评定(self-report)资料和实验情景或测量资料(tested data)等。测量的方式可以分为界定型(categorical)和维度型(dimensional)两类。

**（一）界定型测量**

界定型测量主要是对气质和性格的描述。如著名医学家希波克拉底（Hippocrates）按人的四种体液（血液、黏液、黄胆汁和黑胆汁）的多寡来区分和命名气质，提出多血质、黏液质、胆汁质和抑郁质四种类型。这种学说后来又得到了发展，均是按照各类型界定的标准而命名，如表 7-1 所示。

表 7-1　气质类型、特性与高级神经活动类型的关系

| 气质类型 | 高级神经活动类型 | 神经过程的特性 | | | 气质特性 | | | | | |
|---|---|---|---|---|---|---|---|---|---|---|
| | | 强度 | 均衡性 | 灵活性 | 感受性 | 耐受性 | 敏捷性 | 可塑性 | 兴奋性 | 倾向性 |
| 多血质 | 活泼型 | 强 | 均衡 | 灵活 | 低 | 高 | 快 | 可塑 | 高而不强 | 外倾 |
| 黏液质 | 安静型 | 强 | 均衡 | 不灵活 | 低 | 高 | 迟缓 | 稳定 | 低而强烈 | 内倾 |
| 胆汁质 | 兴奋型 | 强 | 不均衡 | 灵活 | 低 | 高 | 快 | 不稳定 | 高而强烈 | 外倾明显 |
| 抑郁质 | 抑制型 | 弱 | 不均衡 | 不灵活 | 高 | 低 | 慢 | 刻板 | 高而体验 | 严重内倾 |

**（二）维度型测量**

用界定型方式测得的各项人格较为可靠，但也有可能一个人同时符合一项以上的人格定义，因此我们需要抓住一个人最有特点的一部分，即人格的特质（trait）。特质是一个人在不同的时间、环境下表现出来的一致行为特点或倾向，它代表了人与人之间的个体差异。我们在各语种中都能找到很多特质描述词。奥尔波特找到了成千上万个特质描述词，后删减为一些可以操作的小组。卡特尔（Cattell RB）也曾全面选择了很多描述特质的词汇，并和同事们一起用当时的主因素分析（principal component analysis，PCA）技术，确定了 16 种特质，即人格因素。当前的 PCA 技术已经十分成熟，可以十分有效地处理这些变量。采集到有关人格的条目描述后，我们就可以通过 PCA 计算出被试内各变量之间的相关系数，来寻求数量不多的"幕后变量"或底层变量。而这也满足了人格理论的方向，即要在一个无限多的个体差异中确定出最重要的方面。通过 PCA 检验的特质相关量表测量方法被称为维度型测量。

维度型测量给人格心理学家在同一人格特质名称的定义上提供了共同语言的基础，比如对于神经质、情绪波动、焦虑等这些看似一样又有差别的称呼上，维度型测量把它们定位在同一个空间范围上。大部分的人格量表都可以用来测量特质群的一部分，然而量表设计的好坏，在经过心理学的验证时，也要经过数学模型的检验，这其中当然也包括量表的条目信度、重测信度和效度等。

**（三）正常人格特质模式和相关量表**

这是心理学家，尤其是人格心理学家描述人格时所用的语言。

1. 十六因子模式（the 16 personality factor model）

此模式为卡特尔设计，相应的量表是 Cattell 16 PF 问卷，用来测量以下特质尺度（scale）：A 乐群性，B 聪慧性，C 稳定性，E 恃强性，F 兴奋性，G 有恒性，H 敢为性，I 敏感性，L 怀疑性，M 幻想性，N 世故性，O 忧虑性，Q1 激进性，Q2 独立性，Q3 自律性，Q4 紧张性。

2. 大三因子模式（the big three model）

此模式为艾森克（Eysenck H）父子设计，相应的量表为 Eysenck 人格问卷（Eysenck Personality Questionnaire，EPQ）。它用来测量外向性（extraversion）、神经质（neuroticism）和精神质（psychoticism）。

3. 七因子模式(the seven factor model)

此模式为 Cloninger CR 设计,相应的量表为气质和性格量表(temperament and character inventory,TCI)。它用来测量四类气质和三种性格。测量气质的尺度有:新奇寻求(novelty seeking)、伤害躲避(harm avoidance)、回报依赖(reward dependence)和坚持性(persistence);测量性格的尺度有:自主性(self-directedness)、合作性(cooperativeness)和自我超越性(self-transcendence)。

4. 大五因子模式(the big five model)

如果将上述十六、三或七因子等人格量表同时实施在一个样本中,PCA 技术会筛选出最主要的特质变量。经过近 20 年来不断重复的量表调查试验,科学家们发现了重复最多的五因子结构,即大五因子模式。这些大五因子模式的信度和效度也已经在多种语言文化中被证实。测量大五人格特质的量表有多种,这里我们只介绍最常用的两种,Costa 和 McCrae的 NEO-PI-R 与 Zuckerman 和 Kuhlman 的人格问卷(ZKPQ)。

(1)NEO-PI-R

此量表为美国的 Costa 和 McCrae 设计,用来测量神经质(neuroticism)、外向性(extraversion)、经历开放性(openness to experiences)、责任心(conscientiousness)和宜人性(agreeableness)。在中国文化中,此量表的结构、信度和效度可以重复地出现(Yang et al,1999)。另外,加拿大的 Paunonen 设计出一套漫画式、非语言表达的量表,同样旨在于对这五个人格特质的测量,它也一样适用于中国文化(Wang et al,2003)。

(2)Zuckerman-Kuhlman 人格问卷(ZKPQ)

此量表为美国的 Zuckerman M 等设计,用来测量冲动感觉寻求(impulsive sensation seeking)、神经质—焦虑(neuroticism-anxiety)、攻击—敌意性(aggression-hostility)、社交性(sociability)和活泼性(activity)。在中国文化中,此量表的结构、信度和效度可以重复地出现(Wu et al,2000),显示此量表也一样适用于中国文化。

**(四)异常人格特质模式和相关量表**

这是精神病学家和临床心理学家用来描述人格障碍患者中异常人格特质时所用的语言。依据 DSM-Ⅲ-R 或 DSM-Ⅳ 系统中人格障碍诊断条款设计的界定型量表中,包括自述式或访谈式等多种,如人格诊断问卷(personality diagnostic questionnaire-4,PDQ-4)、Schedler-Westen 评估程序(SWAP-200)等。另一种是常用的明尼苏达多向人格问卷(MMPI),然而此量表所测量的内容中是正常还是异常人格特质,至今仍然不明,因此它在人格测试方面的前景较为暗淡。

而近年来活跃的科学证据显示,异常人格特质中有着稳定的结构。Mulder & Joyce (1997)根据 DSM-Ⅲ-R 对人格障碍的诊断条款设计出了临床结构式访谈,并在大量的人群中加以研究,之后发现有四种异常人格特质,即"反社会"、"抑制"、"情绪失调"和"强迫"。采用 DSM-Ⅳ 人格障碍的诊断条款,Blais(1997)也同样地发现了这四种人格特质。Livesley 等 (1998)用一个系统的有关人格障碍特质维度问卷(Dimensional Assessment of Personality Pathology,DAPP),在正常人群和人格障碍患者中都十分清晰地发现了这四种高级的异常人格特质。在我国,这四种异常的人格特质也同样存在(Wang et al,2003)。当然测量这四种异常人格的量表应首推人格障碍特质维度问卷(DAPP)。

### （五）人格测量评述

人格心理学家所关注的是特质,而特质的描述又来源于语言和设计者的背景。一些杰出的学者都有各自的学术背景,如弗洛伊德最开始是一位神经学家,艾森克最初曾准备学习物理,奥尔波特有较强的社会伦理学背景,卡特尔在统计学方面的功底很深,罗杰斯在神学方面有较多的投入。他们关于人的看法决定了对人的哪些机能进行最彻底的探索,而对哪些方面不做考察。在 PCA 技术操作前,他们放入的内容是预先决定的,增加或减少一些词都会影响对真正特质的测量。好在目前的人格研究受到网络时代的影响,世界范围内各中心间协同作战,跨文化调查较为频繁。以词汇传统和以量表传统所得出的结果出奇得相似(McCrae & Costa,1997;Loehlin *et al*,1998)。有关特质研究具有随机性和重复性,满足了科学的定义。

一个多世纪以来,社会认知理论、生物遗传学、神经科学等对人格理论的影响都是积极的,实验室和社会学方面的证据表明特质理论的发展一直带动着人格研究。大五因子分类正在逐步地取代原有的体系,因为它提供了一种整合功能,采用一个普遍性的框架体现出了各种人格描述体系。然而,大五因子结构并不意味着人格差异可以被缩减到仅仅五个特质上。更确切地说,这五个维度在最广泛的抽象水平上表现人格,并且每一个维度都概括大量不同的、更具体的侧面。

### （六）正常和异常人格的关系

虽然正常与异常人格特质都受基因基础和环境经历交互作用的影响,但与正常人格特质相比,异常人格特质受环境的影响更大。而学者们一直认为正常特质和异常特质是连续的,后者只是统计学意义上的极端而已。在大数量的问卷调查之后,学者们一致发现:异常人格的"情绪失调"在维度上与正常人格的"神经质"相互覆盖;异常人格的"反社会"与正常人格中的"攻击－敌意"/"宜人性"(反面)相互覆盖;异常人格的"抑制"与正常人格的"外向"(反面)/"社交"(反面)相互覆盖;异常人格的"强迫"与正常人格中的"责任心"/"活泼"相互覆盖。由此可见,纷繁复杂的人格特质描述以一种维度式的画面,清晰地展现在我们面前了。学者们同时注意到,"经历开放(openness to experience)"特质较为特殊,它只出现在正常人身上,在异常人格特质中没有对应体,并且与人的"智力(intelligence)"相关。相类似的还有"冲动感觉寻求"特质,它在异常人格特质中也没有准确的维度对应体。

## 六、人格发展的年龄特征

人格发展(personality development)是指人格在遗传和环境相互作用下,从简单到复杂,从不完善到完善的发展、变化过程。从一般意义上说,发展是生长、前进的,而变化则是双向的,既可能是生长,也可能是衰退。人格的发展主要是指进步、完善,但也有变化的含义,例如老年期的某些人格特点有可能出现"老化"现象(失意、进取降低等)。像任何事物的发展和变化都遵循一定规律一样,人格的发展也服从于一定的规律。人格是遗传和环境两种因素相互作用的结果,这就是人格发展的最重要、最根本的规律。

### （一）儿童期的人格特征

儿童上学后,在系统学习和集体活动中,人格进一步发展起来,但是总的来说,人格仍未定型。其人格特征是:

(1)情感不断丰富、深刻,道德感与理智感形成并发展。

(2)自我意识逐渐复杂。

### (二)少年期的人格特征

少年的独立性和自觉性迅速发展,并开始深入自己的内心世界,意识到自己的人格心理品质,但这种认识水平还不高,他们对自己的认识往往不如对周围环境的认识清晰。例如,他们对观察到的事物可以谈得很多,但是对自己内心状态的意识程度还不够,他们对别人的评价往往多过对自己的评价。少年的人格发展的特点如下所述:

(1)情绪活动具有兴奋性、紧张性、冲动性。

(2)在家庭、学校、社会的影响下,少年学生逐渐形成对自己、对集体、对劳动、对社会、对工作的态度,这些态度特征在整个初中阶段不断发展,并在高中阶段逐渐定型。

(3)进入了性生理成熟和性心理趋向成熟的阶段,生理成熟带来的性能量的累积,特别容易引起他们的焦虑,造成性成熟与性心理的冲突。

(4)自尊心增强,"成人感"产生。

### (三)青年期的人格特征

青年人开始把自己作为一个独立的社会成员,他们日益能够根据自己所确定的生活目的、未来理想来认识自己,他们对别人内心世界的兴趣也有很大的增长,并希望通过了解别人来认识自己。他们强烈地关心着自己人格品质的发展,同时有了自我教育的愿望。具体来说,青年人的人格具有以下特征:

(1)情感趋向稳定,道德感与理智感增强。

(2)理想逐渐形成并稳定,从具体形象水平向抽象概括水平发展,并经常同现实生活相联系。

(3)自我意识有了很大的发展,可以清晰地意识到自己的内心活动,开始能较全面地意识到自己的心理品质,主动地根据社会要求去认识和锻炼自己。自我评价变得主动、全面、深刻。

(4)人格发展中出现了一系列的矛盾、冲突,包括精力过盛与无精打采、快乐和痛苦,自尊与自卑并存,好行为和坏行为交错,在知与行之间摆动,保守与激进之间穿梭,封闭性与开放性同存。

### (四)中年期的人格特征

中年是人一生中的全盛时期,是人生创造的高峰,也是职业和工作上最有收获的年华。中年人的生理功能和心理功能都较稳定,观察力有了很好的发展,记忆、思维和想像能力也到了成熟阶段。中年期的时间跨度较大,其中 30~45 岁为中年前期,45~60 岁为中年后期。前后期的表现有一定的差异,前期的心理特点为:个体处于生命的全盛期,世界观比较稳定,人格发展趋于成熟,体力好,精力充沛,智力水平和思维能力都处于高峰期。后期特点为:体力和精力有所下降,但下降非常缓慢。随着年龄的增长,由于见多识广,经验更加丰富,知识面更加宽广、深厚,因而工作能力和效率依然较高。具体地说,中年人的人格有如下特点:

(1)责任重,压力大。中年人在事业上处于"承上启下"的时期,生活上处于"上有老,下有小"的局面。人们进入中年期后,肩负着承前启后、继往开来的社会责任和家庭责任,是社会的中流砥柱,会产生较强的责任感。

(2)具有成熟和完整的人格。进入中年后,人格的发展一般都趋于成熟、完整、和谐。中年人能有效地适应和应付繁忙的工作和杂乱的家务,能有效应对来自社会的种种压力、矛盾、冲突的冲击和影响,能勇敢地面对和处理来自工作和家庭的矛盾、困难和挑战。

(3)较易产生心理危机。中年以后,人生好像进入了一个不断失去的过程:健康退化、子女离家、事业发展缓慢、婚姻危机、下岗失业、经济危机等。这更加加重了中年人的失落感与挫败感。中年期心理危机是大多数人都会遇到的现象。

（4）自我评价的重新认识。这是自我评价的新的重要阶段。人在中年之前,生活取向为适应和顺应外部世界,为了生计而奔波,不知道自己所走的路是否真正喜欢;中年之后,人的生活取向为适应和顺从内在世界,这就要寻找真正的自己,也就是将其注意力由外部世界转移到内心世界,重新认识自己,肯定自己。

**（五）老年期的人格特征**

从生理上讲,老年人已进入衰退期,身体健康每况愈下,而"求生是人类的本能",衰老使很多老年人变得忧心忡忡。

（1）渴求快乐和健康。随着衰老、病痛的增加,除希望得到别人照顾外,老人都会考虑必须自己关心自己,自我保养以求健康长寿,这是所有老人的共同需求。

（2）希望得到子女的孝顺和社会的关爱。老年人退休之后,家庭就成为他们的主要活动场所。家庭和睦、儿女孝顺、社会关爱是老人的基本需要。

（3）希望得到尊重和理解。人活在世上,总希望得到人们的尊重,这是一种普遍的生理需要,而尤以老年人为甚,因为进入老年,离退休之后,就会失去原来的权力、地位甚至荣誉。过去的一切已是"大江东去"、"雄风不再",很自然地就会产生一种"无可奈何花落去"的失落感和自卑感,而渴望得到人们尊重的心理也就更为强烈。

（4）易产生心理障碍。老年人躯体各方面的功能逐渐退化,新陈代谢减慢,器官结构老化,机能下降。其中以脑组织的衰老影响最大。由于脑动脉逐渐硬化,脑神经细胞老化,调节功能减退,自我控制能力差,情绪容易波动,因而对环境变化的适应能力减退。与此同时,老年人的劳动能力明显下降,经济收入、社交活动、家庭关系、社会地位等也随之发生了变化。人生暮年急剧出现的变化,易使老年人的心理、行为出现障碍。

（5）渴望老有所学,老有所用。实现自己的理想,体现自己的价值,是人的一种精神追求,也是一种高层次的心理需要。人的一生中,自己的理想可能实现,也可能没有实现。到了晚年,有些人会继续为实现理想而奋斗,大器晚成,有所建树;有些人则通过为社会服务而体现自己的价值。老年人自知来日无多,这种自我实现的心理需求反而更为强烈。很多老年人渴望为社会奉献余热,并不是想得到多少物质报酬,而是为了实现自己的理想,体现自己的价值,使自己的一生更有意义。

# 第二节　人格障碍

## 一、人格障碍的概念

心理学家在定义人格上下了不少的功夫,临床心理学家或精神病学家却很少对人格障碍下定义。人格障碍有狭义与广义之分,狭义专指反社会性人格障碍,广义的概念包括人格障碍的所有类型,目前多采用广义的定义。而临床上,治疗师们十分注意人格障碍的基本内容,因为这些是指导他们临床治疗实践的基础。

人格障碍(personality disorder)指一个 18 岁以上的成年人在认知内容、情绪发放、冲动行为控制和人际关系等方面的异常。这些异常显著偏离特定的文化背景和一般认知方式,在患者单独或社交等场合保持一定的恒定性,并明显影响其社会功能与职业功能,造成对社会环境的适应不良。患者虽然没有智能障碍,但适应不良的行为模式难以矫正,这种行为通常开始于童年期或青少年期,并长期持续发展至成年或终生,仅少数患者在成年后程度上可有改善。部分患者会为此感到痛苦。

人格障碍的一般特点如下:

(1)持久地明显偏离个体文化期望的内部体验和行为方式,表现为下述至少两个方面:

1)认知(即感知和解释自己、他人和事物)的方式;

2)情感活动(即情感反应的范围、强度、稳定性和适当性);

3)人际功能;

4)冲动控制。

(2)广泛存在于各种社交场合,且固定不变。

(3)导致明显痛苦,或者损害社交、职业或其他重要功能。

(4)十分稳定,其发病至少可追溯到青春早期。

(5)不能更好地以另一种精神障碍的表现或后果来解释。

(6)不是某种物质(如滥用毒品、药物)或躯体疾病(如头颅损伤)的直接生理效应所致。

人格障碍与人格改变不同。人格改变(personality changes)是指由于某种特殊原因导致人格上的显著变化,多为异常情况。人格改变是获得性的,多出现在成年期并有特定的前因,如严重或持久的应激、极度的环境剥夺、酒精中毒、脑外伤、精神病或神经症等疾病。

人格障碍与人格偏移(个性缺陷)不同。人格偏移是指一个人在人格某一方面或若干方面存在着缺陷,但达不到人格障碍的程度。人格偏移可理解为处于正常人格与人格障碍中间的某种状态。

人格障碍的诊断较为困难。临床上诊断疾病,基本上可以根据有关的诊断标准,如症状、体征和辅助检查结果等。虽然我们也有关于人格障碍诊断的标准,如 DSM-Ⅳ 等,但对此病的确诊则较为特殊,因为临床上常常出现这样的情况,如一位患者同时符合几个人格障碍类型的诊断标准。

诊断人格障碍的最有力依据是异常人格特质的表现。因此,在诊断时必须同时套用诊断标准和对异常人格特质的监测,这是目前国际社会,尤其是相关科研的要求。这样操作的好处在于我们同时认识到了人格障碍的类型和不同患者间的个体差异。诊断标准被称为界定型(categorical)描述,而特质的确定被称为维度型(dimensional)描述。人格障碍在 DSM-Ⅳ 中被定位在轴Ⅱ(Axis Ⅱ)层面,它是表面心理现象(Axis Ⅰ,如焦虑、抑郁、强迫、睡眠、饮食障碍等)的基础。如果我们遇到了一些难以治愈的表面心理障碍,就应当重点考察它的异常人格特质。事实上,在第一次接待一个心理障碍患者时,应在诊断书中标明其 Axis Ⅰ 和 Axis Ⅱ 的双层面诊断意向。而一位患者若同时符合几种人格障碍的诊断标准,那么所有的诊断都要按主次关系罗列出来。

## 二、人格障碍的分类

### (一)界定型分类

DSM-Ⅳ 系统把人格障碍分为三大簇(十种类型),并附加 2 种仅供研究的类型。

1. A 簇（cluster A）

A 簇包括偏执型（paranoid）、精神分裂样（schizoid,简称分裂样）和精神分裂型（schizotyp-al,简称分裂型）;这一簇又被统称为鬼附型（weird）,因为它们都包含疑神疑鬼的特点。

2. B 簇（cluster B）

B 簇包括反社会型（antisocial）、边缘型（borderline）、表演型（histrionic）和自恋型（narcis-sistic）;这一簇又被统称为野蛮型（wild）,因为它们都包含明显的不良冲动行为等特点。

3. C 簇（cluster C）

C 簇包括回避型（avoidant）、依赖型（dependent）和强迫型（obsessive-compulsive）;这一簇又被统称为依附型（whiny）,因为它们都包含对人或环境有特殊要求的特点。

4. ［附］

供研究参考的 2 种类型,包括抑郁型（depressive）和被动攻击型（passive-aggressive）人格障碍,后者又称为性施虐狂型（sadistic）人格障碍。

**（二）维度型分类**

在正常人群、临床心理障碍或精神病患者中,学者们用一些可靠的量表调查发现,有四种异常人格特质是重复性出现的。另一项研究发现（Wang *et al*,2003）,上述 DSM-Ⅳ 所述的人格障碍类型,以特质的方式重新排列了,这种方式与报道的四种异常人格特质有以下近似关系:

1. 情绪失调型（emotional dyregulation）

对应 DSM-Ⅳ 分类中的边缘型、回避型和依赖型。

2. 反社会型（dissocial）

对应 DSM-Ⅳ 分类中的偏执型、反社会型、表演型、自恋型和被动－攻击型。

3. 抑制型（disinhibition）

对应 DSM-Ⅳ 分类中的分裂样和分裂型。

4. 强迫型（compulsivity）

对应 DSM-Ⅳ 分类中的强迫型。

# 三、人格障碍的表现特点

临床医师要做到倾听患者的描述及谈话,观察其目光接触方式、面部情绪表达,同时识别特定情境下患者的思维、情感、动机及行为模式。如前所述,人格障碍因类型不同,临床表现也不一样。这些复杂的表现分别归类为认知、情绪、行为等方面的异常,同时涉及相关的 Axis Ⅰ 表面心理现象,包括对违禁药品的滥用等。

1. 偏执型人格障碍

这是一种以猜疑和偏执为主要特点的人格障碍,这种病态人格在社会生活中占有一定比例,据有关调查资料表明约占人格障碍总数的 5.8%,以外向型人格或胆汁质的人居多,且男性多于女性。

偏执型人格障碍者的行为特点为:过分敏感、猜疑、心胸狭隘、对侮辱和伤害耿耿于怀;思想行为固执死板、主观偏执,嫉妒心强,对别人的成就或荣誉紧张不安;对自己的能力估计过高,在工作和学习上往往言过其实,惯于把失败和责任归咎于别人,认为别人总是嫉妒自己,却又非常羡慕别人;同时又很自卑,总是过高过多地要求别人,不信任别人,认为别人心存不良;不能正确、客观地分析问题,易从个人感情出发,往往怀疑同学或朋友的忠诚,怀疑配偶或性对象的忠实。这种类型的人在家不能与家人和睦相处,在外与朋友、同事关系也不融洽。

随着年龄增长、人格成熟和应激减少,偏执型特征大多趋于缓和,但有的患者终生如此,有的甚至可能是偏执型精神分裂症的前奏。偏执型人格障碍似乎与偏执狂、偏执型精神分裂症(包括晚发型精神分裂症)有关,晚发型精神分裂症患者约半数(45%)病前有偏执型人格特点。偏执型人格障碍患者不同于分裂型人格障碍患者或精神分裂症患者,因为他们能很快从自我幻想中进入现实,从而避免了过激行为。

2. 分裂样人格障碍

分裂样人格障碍患者主要表现为沉默、孤僻、胆怯、退缩,缺乏进取心,对竞争性处境持回避和漠不关心态度;不爱社交,缺乏温情,缺乏知己,难以与人建立深切的情感联系,因此人际关系一般较差;缺乏表达细腻情感的能力,享受不了人间的乐趣,因此,常常独身或离婚。他们不关心别人的批评或赞扬,过着孤独寂寞的生活。其中有些人有业余爱好,但多是阅读、听音乐、冥思苦想等安静孤立的活动,有些人可能一生沉醉于某种专业,并做出较高成就。他们对现实的认识能力尚可,对人少的工作环境也能适应。总之,他们生活平淡、刻板,缺乏创造性。他们情感淡漠,但内心世界极为广阔,常想入非非,又缺乏相应的情感内容。他们以冷漠无情来应付环境,逃避现实,但与世无争的外表并不能压抑内心的焦虑和痛苦。

他们在平时的生活中处于自我孤立状态,几乎不表现出可以诊断的焦虑倾向和抑郁心境。他们也不会因为心理问题而主动寻求治疗。他们自动思维产生的原因是大脑皮层唤醒水平较高(阈值水平较低),这种唤醒水平可以通过认知神经科学的多项测试检测出来,如事件相关电位中 N1 幅度升高和 P3 幅度的降低等(Wang et al, 2004)。这些患者前来寻求治疗的原因大体上分为两类:①他们的思维和行为使得家人和朋友不安,于是建议患者前来寻找专业性的帮助;②他们同时又合并其他类型的人格障碍,如分裂型人格障碍。

3. 分裂型人格障碍

分裂型人格障碍患者的主要表现是认知(或感知)扭曲,外表、行为古怪,情感敌意,神经过敏,人际交往困难。患者常有怪诞的信念,比如声称能辨认宇宙的隐秘或探明别人不认识的力量。他们会说"我感觉这个屋子里有一股妖气"或者宣称别人在偷听他们的思想。其典型表现是沉溺于充满想像、怪诞、恐惧的复杂的幻想世界。他们的语言往往是抽象、跳跃、含混不清的,他们的姿态可能是呆板、愚蠢、不适当的。他们不回报别人的微笑,也不回应别人的友好。

4. 反社会人格障碍

这是一种以行为不符合社会规范为主要特点的人格障碍,是目前研究得最多的一种人格障碍类型,也是对社会影响最为严重的类型。此类患者多为男性。

此类人格障碍的主要表现是:自幼存在行为问题,成年后情感肤浅,甚至冷酷无情,脾气暴躁,自我控制不良,对人不坦率,缺乏责任感,与人格格不入;法纪观念较差,行为受本能欲望、偶然动机和情绪冲动所驱使,具有高度的冲动性和攻击性;自私自利,自我评价过高;对挫折的耐受力差,一旦失利则推诿于客观,或提出似是而非的理由为自己开脱;缺乏计划性和目的性,经常更换职务;缺乏良知,对自己的人格缺陷缺乏觉知;缺乏羞惭与悔恨感,不能吸取经验教训;可有多种形式的犯罪,常伴药物或酒精滥用。尤其是外向特质明显的患者,他们心中充满对社会的仇视,并伺机报复,对个体实施肉体折磨甚至谋杀。身边的亲人和朋友会把他们描述为职业撒谎师。

　　按照弗洛伊德的理论,这类患者与自恋型、被动攻击型人格障碍患者有"超我"层面的发育不健全,可能与孩童时代父母的过分责骂或虐待有关。在他们的幼年时代,常常家境较贫寒且家庭成员较多,父母亲可能有犯罪的前科等。孩童时期的品行障碍(conduct problems)如不及时校正,可能会发展成反社会人格障碍。

　　5. 边缘型人格障碍

　　具有边缘型人格障碍的个体具有变化不定的情绪、强烈的冲动性、混乱的自我形象以及不稳定的人际关系。他们常有人际关系紧张、自杀姿态、抑郁、物质滥用等既往病史,这些表现代表着一种介于神经症和精神病之间的交叉状况。这属于最难诊断的一种障碍,因为患者还常伴有自恋型、表演型和反社会型人格障碍的症状。在边缘型人格障碍者中,女性患者是男性的两倍。

　　具有此种障碍的患者,情绪急剧大起大落,时而陷入焦虑或深沉的抑郁,但仅持续几个小时。他们很难控制自己的愤怒,往往容易跟人打架或者大嚷大叫、发泄怒气。他们的本体感很不清楚,对自己的性取向、价值观及长远目标都不大肯定。易冲动是边缘型人格者的一般行为特点,例如,尽管无力支付却疯狂购物,大吃大喝,疯狂飚车,到商店偷窃,吸毒或随便寻求性伙伴。且其行为常带有自我毁灭的成分,有时候患者的自伤冲动非常直接而明显:他们不但威胁说要自杀,而且为了证明这是真话,他们会通过割破手腕等方式伤害自己。这类患者合并几乎所有的 Axis I 心理异常现象,包括进食障碍(如神经性贪食)、药物滥用、酒精依赖等。按照弗洛伊德的理论,这类患者也极易对治疗师产生移情。

　　6. 表演型人格障碍

　　表演型人格障碍又称癔症型人格障碍或寻求注意型人格障碍,患者暗示性增高,常过分感情用事,以夸张的言行和自我表演来吸引他人的注意。以女性多见,男性患者年龄多在 25 岁以下,并且往往伴有酒精中毒、药物依赖、职业不稳定等病史。

　　此类患者以自我为中心,自我放纵,情绪不稳。他们常常利用夸张的情绪释放模式,以取得周围人,尤其是异性对自己的注意。他们的自我表演性大大超过了生活的特征,似乎在扮演生活,而不是自己。当不被人注意时,他们会表现出不快,甚至抑郁。他们好炫耀自己,渴望受人称赞,喜欢追求刺激,有的甚至以调情来吸引异性,但性生活往往被动,常常是性挑逗和性冷淡相伴随;他们不关心别人,却又过分轻信别人,易受人暗示,依赖性强,富于幻想。在不如意时可表现出各种躯体不适和病症,但又与解剖和生理规律不符,其目的是引起别人的注意、关心和同情。

　　他们的病态中心思维认为自己不能被别人忽视,在公众场合更是如此。他们对某些刺激的反应会随着刺激强度的增大而加强,这一点也表现在听觉诱发电位中 N1-P2 成分的强度依赖性上(Wang *et al*,2006)。他们在公众聚会时(如开会)的表现十分富有情绪感染力,也会用言语打击对手。这与强迫型人格障碍的刻板和逻辑性正好相反。

　　此类人格障碍与癔症有一定的关系。约 20% 癔症患者的病前人格为表演型,但非常严重的表演型人格障碍却可终生不发生癔症。表演型人格亦可为抑郁症、焦虑症等精神病的病前特征。表演型人格障碍常常合并双相情感障碍、恐惧症、性心理疾病(如施虐)和精神分裂症等。

　　7. 自恋型人格障碍

　　自恋型人格障碍指自我夸大、需要他人赞扬以及缺乏共情的模式。与表演型类似,自恋型人格障碍患者也经常用心打扮自己,而且也很易激动,并将自己的情绪像演戏一样表演出来,以吸引别人的注意。其行为给人的印象是他们走到任何地方都应该受到优越的待遇。典型的行为是排长队时总要插在前面,对后面人的抗议完全置之不理。

此类患者对"低人一等"较为敏感,他们表现出"自恋",即自我欣赏,其实是自卑感的极端病态的反应。他们特别注意在很多待遇上的"公平",如果自己得不到尊重或得不到自己想要的荣誉,便会对同伴等产生敌意,他们在行动上也会随之表现出"上进",愿意用事实来证明自己的能力,以获得平等对待的可能。自恋型人格障碍患者的自我(ego)动力较大,其他人或是自己的本我(id)和超我(superego)都很难动摇这种自我的力量。这种人格障碍与表演型人格障碍都十分注意自己是否被别人注意或崇拜,但当有躯体疾病时,自恋型人格障碍患者的表现要更加病态。

在古希腊神话中,Echo是一位被惩罚不能主动说话的精灵,只能重复别人话语的最后一个词。当她见到美少年Narcissus的第一眼就爱上了他,并疯狂追逐他。Narcissus逃到水边,看到自己绝美无比的倒影,俯身拥抱,死而化为水仙(也有一说,是Narcissus憔悴而死)。这就是"Narcissism(自恋)"一词的由来。因此,自恋情结,也被称作水仙花情结。

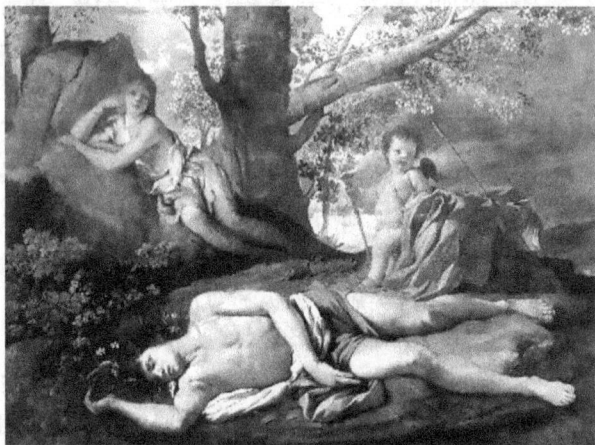

图7-1 Echo and Narcissus

### 8.回避型人格障碍

回避型人格障碍表现为缺乏自信,敏感,容易怀疑自身价值,特别是遭到拒绝和反对时,常把日常生活中的小小不如意看成很大的委屈,把被拒绝当作很深的伤害。他们从一开始就回避人际关系,或者无条件地接受他人的意见。在生活中,尽管有交往的需要,但他们仍与周围环境保持一定的距离,沉浸在自身的情感世界里,很难同别人进行深入的感情交流。

患者有很大的社会不安感,在那些需要大量接触他人的工作面前常常因羞怯而逃避。在家庭之外他们很少有亲密朋友和知己。他们不愿意出风头,害怕暴露自己的内心感情,表现出羞愧、哭泣或不能回答问题。他们对熟人很亲热,对习惯或常规的任何改变都会感到害怕。为了回避可能引起焦虑的情况,他们常寻找一些借口。有时他们对一些事物表现出恐惧,而且经常有抑郁、焦虑和对自己生气的感觉。

此类患者认为自己在很多方面不如别人,尤其社交能力十分低下,在与人交往时怕被人拒绝,也怕自己在公开场合的表现让人失望;但他们同时又喜欢与同年龄、同背景的人暗自比较,希望能满足别人对自己的期盼。这样一来,他们的情绪反应是激烈的,如明显的焦虑、抑郁或社交恐慌。这种人格障碍常常合并惊恐障碍、广场恐怖症。回避型人格障碍与分裂样人格障碍的不同之处在于,它伴有显而易见的Axis I心理现象。

### 9.依赖型人格障碍

此型以女性多见,又称被动—依赖型人格障碍,其症状是极端缺乏自信,主要的表现形式是顺从和依赖的行为模式。这种障碍的患者如果没有别人的劝告和支持,根本不敢作出任何决定。虽然依赖型的人很难开创一个工程,但他们经常自愿做一些别人看来不太舒适或降低身份的工作,以求得别人的赞许。这类患者的典型特点是没有主见、讨厌孤独。他们对被遗弃怀有深深的恐惧,一旦某种关系破裂,他们自己也就毁灭了。与其他以焦虑为基础的障碍一样,这类障碍也常伴有抑郁。

依赖型人格障碍患者的自我评价也很低。他们十分怯懦,认为自己的普通生活的技能较弱,常常十分无助,不能独立,甚至不能胜任,而周围的亲人或朋友在这些方面的能力却很强,于是他们不论场合地依附于别人。

一个依赖型妇女可能甘愿忍受丈夫的虐待,以免被遗弃;男性可能在成年后也要靠父母或配偶来决定生活中的事情。这类患者的婚姻稳定程度取决于被依赖的一方的人格特质,较高宜人性、外向特质的配偶对婚姻的稳定起到十分关键的作用。

10. 强迫型人格障碍

这是一种以要求严格和追求完美为主要特点的人格障碍。人群中的发生率:男女比例为 2∶1。这种人格障碍患者总有一种求全和固执的表现,且涉及面广、相对稳定。工作上他们只相信某一既成模式而不能容忍任何变化。行为刻板,缺乏想像力。在决断事情上往往需要再三思虑,有时反而误事。在个人生活上过分注重小节,过分讲究卫生,有强迫性洗手等行为。

强迫型人格障碍者若受强烈刺激或持续的精神压力,容易导致强迫性神经症。据有关资料显示,强迫性神经症患者中,约有 3/4 在病前有强迫型人格障碍,两者关系极为密切。但此类疾病与强迫症不同,并不是所有强迫症都合并有强迫型人格障碍。强迫症患者因强迫意念(obsession)或行为(compulsion)而表现出的焦虑恐惧等,在强迫型人格障碍患者身上表现较弱,且强迫型人格障碍患者的强迫意念或行为对象常常不断变更、此起彼伏。在多数情况下,强迫症患者试图控制住单一的意念或行为,而强迫型人格障碍患者则试图控制自己、别人或人际关系的系统。强迫型人格障碍患者的超我极为发达,在一定场合内,会压抑住自己因刺激引起的愤怒或敌对等情绪,并迫使自己重新回到强迫状态中。

此外,强迫型人格障碍患者较易患抑郁症,强迫型人格障碍与抑郁性疾病(抑郁症、更年期抑郁症)的关系受到重视,可能在两者之间存在某种联系。更年期抑郁症患者病前人格多为强迫型,抑郁症的病前人格为强迫型者易于伴发强迫症状。

# 第三节  人格障碍的理论解释

## 一、生物学病因

研究证明,人格特质无论正常与否都具有一定的遗传性,孪生子研究发现正常人格特质的遗传度为 30%~50%,而异常人格的总体遗传度也大致如此。

自主神经系统的功能也为许多心理学家所重视。对反社会型人格障碍的研究发现,患者在自主性唤醒维度上居于低水平,并且具有不稳定的特点。另外,临床研究资料一致认为被试者缺乏焦虑和自罪感,这与实验室研究的结果较为符合。在某些紧张情境下,正常人一般都会引起情绪反应,但对精神病态者来说则还不能引起这种反应。Lykken 早期的工作得到的结论就认为精神病态者具有焦虑过少或缺如的心理障碍,从而不断出现反社会行为。

神经生物学理论从其生物易感性的核心问题入手,也有一些发现,例如,冲动控制不良和表演型患者 5-HT 能功能减退,故患者出现制止惩戒行为能力减低,出现冲动攻击等暴力行为和自杀行为等破坏行为及反社会行为。还有人报道,使用 5-HT 能促进剂可改善或减轻罪犯的攻击和自杀行为。另外,Claridge(1985)发现反社会患者皮层抑制功能减低,脑电图有较多慢波,镇静阈降低。这些患者同时还有去甲肾上腺素能功能亢进,当去甲肾上腺素能活动增强与 5-HT 活动减低伴发时攻击尤易发生(Hodge *et al*,1975)。

## 二、心理学病因

如上所述,人格特质的形成原因中,一小部分来自遗传,一大部分却来自后天的经历。这样的科学发现令与人格障碍相关的心理治疗界欢欣鼓舞,因为后天的因素越多,心理治疗就越有发挥作用的空间。

### 1. 依附(attachment)

在人格成长过程中依附发挥了一定的作用。依附障碍与人格障碍的形成也有部分关系,如不安全依附(insecure attachment)在很大程度上导致了边缘型人格障碍(Agrawal *et al*,2004)。但近年来的另一些研究结果表明,成人后的正常或异常人格特质与依附障碍的关系越来越小。

### 2. 家庭环境(family environment)

父母养育方式(parenting style)的偏差对异常人格特质的形成影响较大,尤其在年轻的人格障碍患者中。这其中最重要的是父母亲给予的关爱和呵护。对爱体会得少与多型人格障碍密切相关。同时如果父母采用严厉的管教方式并且"剥夺"子女的日常处理事务主权时,也会给人格障碍的形成提供机会。

### 3. 社会认知(social cognition)模式

社会认知模式的偏差对异常人格的形成及人格障碍患者的态度十分重要。心理治疗师是否了解这些直接关系到对人格障碍患者的心理治疗,如认知—行为疗法、家庭系统疗法和夫妻疗法。下面介绍一些常常影响患者的社会认知模式,这些模式真正的内涵是值得推敲的,然而扭曲的社会环境和家庭教育模式会赋予它们似是而非的含义。

(1)个人的价值(self value)

每个人都有独立的尊严,因此一个人要得到别人的帮助,也要学会理解、关心和帮助他人,正所谓"爱人如己"。在想方设法地爱自己、照顾自己、体贴自己的时候,我们应当停下来思考应不应该也如此地去对别人? 人的价值不是用他拥有的物质财富、社会地位或得到的学识来衡量的。然而,扭曲的社会认知却认为人和人不是平等的,有三六九等之分,"吃得苦中苦,方为人上人",因此有些人为达到成为"人上人"的目的,采取了许多卑劣的手段。这些常是反社会人格障碍患者所推崇的。"万般皆下品,唯有读书高"的本意是让人尊重知识,然而对它本意的曲解,会导致一个读书人冷酷无情、清高自傲。自恋型人格障碍患者身上常常具有这些特点。还有一些患者受到了封建迷信、宿命论或邪教的影响,对自己和对世界的看法要么较为悲观,要么较为麻木。而一个人一旦麻木之后,可以在为人处事时不仁不义,即所谓"麻木不仁"。反社会型人格障碍患者也会有这种思维。

(2)经历的寻求(experience seeking)

人需要经历很多事情,这对自身人格的发展和知识的积累十分重要。我们鼓励人们尝试新鲜事物、搜寻新奇感觉。但如果过分注重和推崇对网络或违禁药物的感觉会让一个人沉迷或成瘾,也会变得无情。凡事都可行,不见得都有益处。如果一个人搜寻经历的行为危害到了他人,他就应当停止这种行为。边缘型和表演型人格障碍患者常常有这些方面的表现。

(3)自由(freedom)

很多患者,尤其是年轻患者对自由有极大的渴望并在家庭、学校或其他社交场所中极力地抗争着。在纷繁的世界中,我们可以行使一些人性化的选择,使我们得到更多的愉快,放松我们的身心。对"自由"扭曲的理解,会让一个人陷入困惑中。一个人可以饮用少量的酒,而饮不饮酒是一种选择,也可以理解为自由。但是离开了酒就产生生理上和情绪上的不适(戒断现象),这样的酒精依赖者其实已经被酒精辖制住了,也就是说他在酒的诱惑下失去了自由。同样,不良情绪辖制一个人之后,他便失去了情绪合理发放的自由。但是,扭曲的认知会仍然指导着他情绪发放的固定模式,如边缘型人格障碍患者的认知模式等。

(4)爱(love)

对爱的理解,不只心理学和社会学者所关注,它涉及每一位公民。虽然在交往中爱的表达常常是相互的,然而定义中的爱却是单方面的,其中含有给予(恩典)却不含有索取。爱是一种向外的投射,而被投射的对象应该包括可爱的和不可爱的人。扭曲的爱被表达成为"自私的"和"必须相互等价交换的",这种信念使得家庭和社会很难接纳那些不会表达爱的弱者或只会表达恨的患者。

(5)家(family)

提到家,很多人都会认为它不是建筑物本身,而会表达出诸如"避风港湾"的描述,更会自然地联想到自己的亲人。最美的家应当充满宁静、温馨,所谓伊甸园(Eden)正是这个含义。家的根基应该建立在爱的基础上,而不是民主的基础上,这一点不同于国家。如果家中只讲民主,家庭成员们难免因为对某件事有不同的意见或理解而各执己见,将房屋当作法庭辩论的场所。一些扭曲的社会认知确实夸大了民主在家中的作用,人格障碍患者于是对包容、谦让和自我权力的放弃方面不屑一顾了。

(6)孝敬(filial duty)

孝敬父母是世界各民族的美德,中国文化更是如此,古代的思想家们还总结出来二十四孝的模式,让后人效法。真正的孝的含义为让父母脸上有光彩,认同子女对父母的物质供应,但不把它当作孝的唯一衡量标准,英文中"honor"即是这个意思。许多反社会人格障碍患者对孝的理解只限于对父母的物质供应,所以他为了实现对父母的物质供应,可以理所当然地抢劫、敲诈、非法贩运毒品等。贪污受贿的官员们也正是由于对孝的扭曲理解,心安理得地大肆搜敛钱财。然而诚实富有爱心的人,人们对他的赞许会让其父母的脸上真正流露出光彩。

(王　伟、曹　明)

# 8    人际交往

人际交往是人类社会的基本特征。古希腊哲学家亚里士多德曾经说过,一个生活在社会之外的人,同人不发生关系的人,不是动物就是神。现代社会是一个开放的社会,需要开放的社会交往,人际交往能力已经成为 21 世纪人才竞争的重要素质之一。每一个人都生活在人际关系网中,每个人的成长和发展都依存于人际交往。一位阿拉伯哲人这样说过,一个没有交际能力的人,就像陆地上的一条船,是永远不会漂泊到壮阔的大海中去。

然而,有不少研究表明,我国学生的人际交往能力状况堪忧。有许多学生交往能力欠缺,存在这样那样的人际交往问题。如一项对大学生的问卷调查显示(2005),86.4%的学生在公共场合介绍自己时会感到恐惧;51.7%的人与陌生人打交道时有心理障碍;19.6%的人很不容易交上朋友。因此,人际交往问题的预防和干预、人际交往能力的培养和提高是心理卫生工作的重要内容。

## 第一节    人际交往的意义

人际交往的质量和人际关系的好坏往往是一个人心理健康水平、社会适应能力的综合体现。著名的心理卫生专家丁瓒教授就指出:"人类的心理适应最主要的就是对于人际关系的适应。人际关系是影响一个人的心理是否健康的重要因素之一。"和谐的人际关系既是个体心理健康的重要标准,同时也是个体保持心理健康的重要途径。

### 一、人际交往与人际关系

人际交往是指两个人或多个人之间信息传递的一种有目的、有意义的过程。我们每天都在与人交往,通过交往来交流信息、表达情感。大多数人一生中要花费许多时间与别人交往,例如,Mehl 和 Pennebaker(2003)曾对美国得克萨斯大学学生的社会行为做过量化研究,让学生带上迷你卡带录音机和麦克风,在非睡眠时间里,由电脑控制的录音机每隔 12 分钟录音 30 秒。尽管研究的时间只限制在非周末的时间(包括上课时间),结果发现几乎 30%的时间是花在交谈上的。

人际关系是指在人际交往中形成的人与人之间的心理关系。它表现在人们对他人的影响与依赖,而吸引与排斥是人际关系的主要特征。

## 二、人际交往的意义

人际交往涉及到工作与生活的各个层面,通过人际交往,我们学会了生活技能,创造了工作业绩,获得了社会支持,促进了自我发展。人际交往是取得事业成功的重要影响因素。如有研究发现:"智慧"、"专门技术"和"经验"只占成功因素的15%,其余的85%取决于良好的人际关系。根据人本主义心理学家罗杰斯的自我成长理论,人际交往能促进个人的自我成长,能协助个体满足自我实现的需要,达到较高的心理健康水平。

与他人建立良好的人际关系是人类社会生活中最为重要的任务之一,众多的心理学研究表明,人际关系在我们的心理生活中有着举足轻重的作用。与他人建立良好的人际关系,不仅可以使我们克服生活中的寂寞,而且人际关系所提供的社会支持对我们的心理健康有着不可替代的影响。人的成长、发展、成功、幸福都与人际关系密切相关。

正常的人际交往和良好的人际关系对于个体心理的正常发展、需要的满足、情绪的调节、人格的健全、自我意识的形成、生活满意度的提升等都具有十分重要的意义。

### 1. 促进心理的正常发展

心理学认为,人类社会环境是人的心理正常发展的必要条件,而其中人际交往又是人类社会环境发生作用的重要环节。个体一出生,人际交往就开始对心理发展发挥其举足轻重的作用。正是通过交往,个体学会了语言,发展了思维,完成了社会化。心理学研究发现,如果儿童缺乏与成人的正常交往以及由此建立起来的亲密关系,不仅人格发展会出现问题,智力也会出现明显障碍。印度狼孩卡玛拉的个案就是一个明证,她从小在狼群里长大,缺乏与人的交往,所以8岁被救回时,其心理发展严重滞后,既不懂人类语言,也不具备人类行为。又如,当孤儿院里的孩子被普通家庭收养后,人际交往的状况一般都会发生根本改变,其智力发展很快赶上正常孩子。

### 2. 满足心理需要

亚里士多德说过,人是一种社会的动物。人与他人相处就像需要食物、水、住所等一样重要。根据马斯洛的需要层次理论,归属与爱的需要是人重要的心理需要之一,而人际交往恰恰是满足归属与爱的需要的必要途径。如果一个人失去了与其他人相处的机会,缺乏人际交往,就容易产生寂寞、孤独、无助,甚至出现幻觉、妄想等心理障碍。一个人可与其他人交往,即使是谈论一些不重要的话题,甚至什么都不说,只是静静地待在一起,都能因归属需要的满足而感到愉快。正如普希金所说:"不论是多情的诗句,漂亮的文章,还是闲暇的欢乐,什么都不能代替亲密友情。"

### 3. 保持健康的情绪

情绪的愉快、稳定和适度是心理健康的重要标准。首先,积极有效的人际交往过程本身就能带来许多快乐,尤其是与知心朋友在一起谈天说地,那就更是快乐异常。其次,当个体面临压力、情绪低落时,向朋友倾诉、从朋友那儿获得支持,甚至向陌生人诉说,都有利于应对压力或改善情绪,保持情绪的稳定和反应的适度。正如培根曾经说过:"当你遭遇挫折而感到愤懑抑郁的时候,向知心挚友的一席倾诉可以使你得到疏导,否则这种积郁会使人致病。……只有对于朋友,你才可以尽情倾诉你的忧愁与欢乐、恐惧与希望、猜疑与劝慰。总之,那沉重地压在你心头的一切,通过友谊的肩头而被分担了。"

#### 4.发展健全的人格

根据艾里克森(Erickson)的人格发展理论,人格发展经历了8个连续的发展阶段。在成年早期之前人格的发展共经历了6个阶段,每个阶段都有相应的发展任务,任务完成与否导致完全对立的人格特征:信任和不信任,自主和受限、主动和被动、高傲和自卑,自我认同和角色混淆,亲密和孤独。而个体每个阶段相应发展任务的完成都有赖于其与周围人有效的人际交往。

比如,Grotevant(1986)研究发现,在亲子沟通中得到父母支持的青少年能够更好地探索自我同一性,获得自我认同,而与父母沟通不良的青少年更容易出现各种人格问题。

再比如,马加爵案就反证了人际交往对于发展健全人格的重要性。他上大学后因深度自卑、人际交往态度不当、交往能力不足而缺乏足够的同伴交往,因而倍感孤独。由于缺乏人际交往,不寻求社会支持,他的人格缺陷越来越严重,最终导致了惨案的发生。

心理学家奥尔波特发现,人格成熟的人可以很好地理解别人,容忍别人的不足和缺陷,能够对别人表示同情,具有给人以温暖、关怀、亲密和爱的能力。可见同别人有良好的交往与融洽的关系是人格健全成熟的标志之一。

#### 5.形成正确的自我意识

悦纳自我是心理健康的重要标志。个体通过积极的人际交往,能够探索自我,从而形成对自己正确的评价。因为在交往中,个体能通过别人的看法来证实自我评价的可靠性;还可以通过倾听别人的意见来调整对自己的评价。同时,还能够进一步在肯定自我的基础上,悦纳自我人际交往可以让我们通过别人对自己的肯定和重视来发现自己的专长和优点并证实自己的价值。

#### 6.提高生活满意度

个体的生活满意度常常与其人际关系的融洽性相联系。以大学生为例,同宿舍里同伴之间的人际交往状况,往往决定了一个大学生对大学生活的满意度。那些生活在没有形成友好、合作、融洽的人际关系的宿舍中的大学生,常常表现出压抑、敏感、自我防卫、难以合作的特点,其生活满意程度较低。而生活在融洽的宿舍氛围里的大学生,则以欢乐、注重学习与成就、乐于与人交往和帮助别人为主流,生活满意度较高。

### 三、人际交往的度

人际交往虽然意义重大,但是人际交往也要把握好度,一是交往的广度要适当,二是交往的深度要适当,三是交往的频度要适当。研究结果表明,当人们感到孤独寂寞,缺乏感情归属和理解,没有足够的社会支持时,会为人际关系的缺乏而烦恼;而当人们交往过多,花费了大量的时间和精力,影响工作和学习时,又会为过多的交往和复杂的人际关系感到不安。一方面,个体需要通过社会交往进行社会比较,以获得明确的自我价值感和安全感;另一方面,任何与我们交往的人都会对我们构成一种评价压力,迫使个体必须对人际交往中自己的行为进行检点,时间久了就会觉得比较累,因此个体也需要有无拘无束、放松自己的机会,所以又需要暂时远离他人。

由此,维持交往需要与独处需要的平衡,把握社会交往的度,是建立良好人际关系的必要前提。

# 第二节　人际交往理论

有关人际交往以及人际关系建立和保持的理论主要有：动机理论、学习理论、认知理论、社会交换理论、公平理论、社会比较理论、社会渗透理论、交互作用分析理论等。

## 一、动机理论

动机理论认为，每个人都有某种需要或动机，个体本身的需要和动机是个体行为的动力，一个人之所以有某种行为，是因为这些行为能满足这些需要或动机，而且动机理论强调需要和动机是特定的环境和社会关系的产物。心理学家阿特金森（1954）、McAdams（1980）等人认为，有两种动机影响人们的社会交往：一是亲和需要（the need for affiliation），指一个人寻求和保持许多积极人际关系的愿望；二是亲密需要（the need for intimacy），指人们追求温暖、亲密关系的愿望。例如，大学新生由于离家求学，在新环境里原有的人际资源变得遥不可及，亲和需要和亲密需要格外强烈，于是新生们就会参加各种社团，参加各种社会活动，在聚会中努力认识新朋友。

## 二、学习理论

学习理论的代表人物有华生（Waston）、斯金纳（Skinner）、米勒（Miller）、多纳德（Dollard）、班杜拉（Bandura）等。行为理论在解释人际交往等人类社会行为方面作出很大的贡献。

学习理论强调早期的学习决定行为方式，并认为，在任何情境下每个人都会学到某种行为，该行为在多次学习之后还会成为习惯，以后当相同或类似的情境再次出现时，个体将会采取惯用的方式作出反应。例如，如果有一双手伸向我们，我们便会与他握手，这是因为我们已经学会了对一双手伸过来时应该如此反应。如果一个人骂你，你可能也会骂他，但也可能去试着感化他，这取决于你过去习得的是什么反应方式。

学习理论认为，人类的学习主要有三种机制：

1. 联结（association）

联结又称经典条件作用，最早是由巴甫洛夫提出来的。我们喜欢那些与美好经验联结在一起的人，而厌恶那些与不愉快经验联结在一起的人（Clore，1974）。May 和 Hamilton（1980）的一项研究就证明了这种效果，研究者把大学生被试分成两组，让一组听他们最喜欢的摇滚乐，另一组听他们最不喜欢的前卫派古典音乐，在听音乐的同时让他们评价一个陌生男子的照片。结果发现，当照片与他们最喜欢的摇滚乐结合时，学生对陌生男子照片的评价也较有利。又比如，经常在一起享用美食的人，就容易彼此吸引。因为当某人与美食相联结的时候，我们一想到或一看到他，同样会产生愉悦。

2. 强化（reinforcement）

强化是学习论的核心，它是指人们学会一种特别的行为是因为这种行为经常伴随着愉快，能满足某种需要，或者可以避免某种不愉快的后果。我们喜欢能给予我们奖励、正性评价的人，讨厌那些惩罚我们、作消极评价的人。阿伦森（1965）的一项实验也验证了这种作用。实验中,他让自己的助手假扮成被试与另一名真正的被试进行一系列简单的交往。每次交往之后,被试偶尔还会听到实验中的助手与实验者的谈话,谈话中助手提到了他对被试的评价。在第一种情况下,实验助手很会做人,总是说自己喜欢被试;而在另一组里,助手总是挑被试的毛病。实验结束后,试验者让被试评价他对助手的喜欢程度,结果被试更喜欢对自己有好的评价的、喜欢自己的助手。有趣的是,研究还发现当被试偶然偷偷听到助手对自己有好的评价时,会更加喜欢助手。

3. 模仿(imitation)

人们也可以通过观察他人的态度及行为学会社会态度与行为。模仿的发生并不需外界的强化,只须观察他人的行为便可以。比如,有很多社交礼仪我们就是通过观察模仿学会的。

### 三、认知理论

按照认知理论的观点,人的行为取决于他对社会情境的知觉与加工过程。心理学家在研究人类认知过程的时候发现,有关社会知觉的定律与对物体知觉的定律极为相似,人们常常很自然地把对某一社会情境的知觉、想法和信念组织成一种简单而又有意义的形式,就像对物体的知觉一样,并且不管社会情境如何错综复杂,人们都会将它处理成有规律的。这种对环境的知觉、组织及解释影响了一个人对社会情境的反应,而这个解释社会事物的过程被心理学家称为社会认知(social cognition)。社会认知的范围极为广泛,它不仅包括我们对他人外在特征的认识,也包括我们对他人内在特征(如人格、情绪等)以及人际关系的认识。

认知理论由一系列理论构成,其中有两个理论特别重要,即:

1. 归因理论(attribution theory)

包括海德(Heider)、凯利(Kelly H)以及韦纳(Weiner)等人提出了归因理论。归因理论主要是想说明我们如何解释事件的原因。例如,我们怎样知道一位同学奉承你是因为他真的喜欢你,还是因为他想借你的课堂笔记。

2. 认知失调理论(theory of cognitive dissonance)

这个理论是由费斯汀格(Leon Festinger)提出来的,该理论主要解释当人们的态度与行为不一致的时候,人们如何改变自己的态度或行为,以使两者协调一致。认知失调理论在解释态度改变等方面相当成功。假如,一位大学新生不喜欢寝室里的某位室友,但是换寝室又是不可能的。根据认知失调理论,该同学就产生了认知失调,那么他可能就会努力寻找那位室友身上的优点,试图喜欢他。

### 四、社会交换理论

社会交换理论(social exchange theory)最早由美国的霍曼斯(Homans)在1958年提出,后来狄鲍特(Thibaut)、凯利(Kelly)和布劳(Blau)等人又进一步作了发展。

社会交换理论认为,人们在人际关系中所付出的成本及获得的收益是决定人际关系发展的重要条件。人们是否喜欢某个人取决于与之交往所付出的成本和获得的收益间的比较,如果在与某个人的交往中,我们获得的收益大于成本,那么对这种交往的评价就较高,就会和他继续交往下去;如果在交往中付出多而收益少,那么我们对这种交往的评价就低,交往就有可能中断。

在人际交往过程中,人们会随时记下从某个人际关系里所获得的收益和付出的成本,并且看重从该人际关系中所能获得的整体结果的有利（收益大于成本）与不利（收益小于成本）。其公式可以表示为：结果＝收益－成本。

收益是指个体从人际交换里所获得的任何有价值的东西，如被爱的感觉，得到经济上的援助等。事物对人是否具有收益因人而定，在一个人看来重要的东西，别人可能认为一文不值。Foa 等人提出存在六种基本收益，即爱、金钱、地位、知识、物质、服务。他们还发现，这些收益可从两个维度加以分类：一是特殊性，指收益的价值大小由提供该收益的特殊人物所决定，如爱的价值或拥抱的价值，几乎全部取决于提供的人是谁；另一维度为具体性，指有形的东西（如礼物）以及象征性的东西（如社会赞许）。

成本是指与他人交换过程中的付出或产生的负性结果，如社会交换需要时间、精力，有时还伴随着冲突和责难等，这些成本是我们与他人交往时必须付出的。

人们在对结果进行评价的时候往往采用两种比较标准（Thibaut 1959）：①绝对的比较标准：指个体认为自己从某种人际关系里应该获得的结果的量有多少。不同类型的人际关系有不同的标准，如友情与爱情便有不同的标准。绝对比较标准能反映出个人过去的人际关系经验，它是一种主观认定标准，会随着新的经验而改变。②相对的比较标准：指从某一人际关系里所获得的结果是优于或劣于另一个当时也可以获得的人际关系。相对比较标准强调人们之所以追求某一人际关系，是因为我们觉得该人际关系所提供的独特收益是从别处无法获得的。

## 五、公平理论

Greenberg 和 Cohen 于 1982 年提出的公平理论强调人际关系的公平性。

该理论有三个假设：一是假设彼此有关系的一群人总是企图使他们的行为结果获益最大；二是假设团体会发展出一套如何将收益依比例公平地分给所有有关人员的规则，以便使团体收益达到最大；三是假设当个体感觉到某一人际关系不公平时，会感受到某种压力的存在，促使他采取行动以恢复公平。

在这些假设的基础上，公平理论指出人们使用以下规则来决定人际关系是否公平：一是均等原则，每个人得到同样的利益，Austin（1980）发现朋友间比陌生人之间更常用均等原则，儿童也比成人更常用之（Hook 1979）。二是各取所需原则，即将每个人的需求纳入考虑的范畴，根据每个人特殊的需求决定给他什么样的好处。三是平等原则，每个人获得的利益与贡献成正比，付出的多获得的好处也应该多。

## 六、社会比较理论

社会比较理论（social comparison theory）是费斯汀格于 1954 年在《论社会比较》一文中提出的，指出人们通过社会比较获得有关自己和周围世界的知识。个体具有将自己与他人进行比较，以从中确定自我价值的心理倾向。

比如，沙赫特（Schachter1959）的一项研究就证实了人们具有社会比较的倾向。沙赫特告诉女性被试她们要参加一项电击如何影响生理反应的实验。在"高焦虑"组里，被试被告知电击很痛但不会对她们造成伤害；"低焦虑"组的被试则被告知电击就像打针一样只有一点痛。实际上她们不会受到电击，实验者只是想让被试相信自己不久将会受到这样的电击。之后，沙赫特告诉被试由于实验用的仪器还没有装配好，请她们等 10 分钟，并且告诉被试她们可以自己单独等，也可以与其他被试一起等。在高度焦虑时，人们选择与他人一起等待，而在低度焦虑情况下却更愿意独自等待。沙赫特认为，人们之所以与他人亲近，是为了把自己的感觉与其他在同样情境下的人进行比较。

米勒(Miller 1984)进一步认为，人们不仅通过社会比较来判断自己的能力和自我概念，而且通过它还能获取有关自己情绪甚至朋友选择方面的信息。

### 七、社会渗透理论

Irving Altman(1973)用社会渗透理论(social penetration theory)来说明自我暴露在发展友谊等亲密关系上的作用。按照这一理论，人们之间亲密关系的发展与人际交往中沟通的水平有关，随着话题的由浅入深，人们之间的关系也由一般向亲密转化。表现在话题上，刚见面时，人们谈论的往往是一些非个人化的话题，如天气、体育运动以及流行文化等；如果这些表面的交谈得到了回应，人们就会深化这种社会交换，这时候话题进一步拓宽，双方交流一些更个人化、更敏感的信息。在人们讨论的话题由窄到宽、由浅到深的过程中，人们之间亲密关系的层次也增加了。从某种意义上讲，正是这种渗透式的自我暴露，才使人们避免了由于暴露太快或太慢而引起的消极反应。

社会渗透理论还指出，与他人刚认识时，人们在自我暴露的时候遵守相互性规范(self-disclosure reciprocity)，即自己的暴露水平与他人的暴露水平相对应，他人暴露水平高时自己的也高，他人暴露水平低时自己的也低(Cunningham 1986)。自我暴露中的这种相对性规范对人际关系的建立与发展极为重要，如果一个人忽视这种逐渐式的过程，一下子向他人暴露太多有关自我的信息，会使他人害怕和退缩，从而给人际关系的建立和发展造成障碍。

### 八、交互作用分析理论

交互作用分析理论是由美国人埃里克·伯恩(Eric Berne)创立的。无论人们是以坚决还是非坚决的方式相互影响，当一个人对另一个人做出回应时，存在一种社会交互作用。这种对人们之间的社会交互作用的研究叫做交互作用分析(transactional analysis，TA)。伯恩把个人的"自我"划分为"父母"、"成人"、"儿童"三种状态，而且这三种状态是同时存在于个体身上的。在人际交往时，若在三种自我状态下，能以互补式交往进行，那么交往是顺利、延续性的，但出现交错式、暧昧式的交往则会使交往产生问题。

1. 互补交往

互补交往是刺激与反应相互平行的交往，即某人从一种状态发出信息，对方顺应发信者期待，还以发信者预期的反应。这样的交往是顺利的、延续性的。比如，你对你的朋友说："我需要你的帮助。"你的朋友说："没问题！我马上就到！"

2. 交错交往

交错交往是指交往时某人发出信息，回来的却非预料中的反应。如果经常发生交错交往，交往就会产生阻碍，无法继续进行。交错交往共有72种类型。比如，学生A问："老同学，能把课堂笔记借给我抄吗？"学生B答："你上课不好好听，还有脸向我借笔记？"

3. 暧昧交往

表面上发出合理的信息，实际上是发出别的信息，蕴藏不同的动机和目的。例如，爸爸对儿子说："你看，东东考了一百分，浩浩考了九十九分。"其实他暗示的意思是"你最没出息了"。

交互作用分析理论认为在人际交往中存在着四种交往态度，即：①我不好——你好；②我不好——你也不好;③我好——你不好;④我好——你也好。

第一种态度是人类在婴儿早期的共同感觉经验,也是大多数人一生中主要的态度。持这一态度的人容易听任他人的摆布,因为他需要得到别人的承认。非常不幸的孩子可能会由第一种转变成第二或第三种态度。第二种是双方都存在问题,表现出相互不满的一种状态。第三种则是一种犯罪意识,使人容易形成攻击人格。而只有第四种态度才孕育着我们的希望,是一种尊重自己也尊重他人的态度,它不像前三种态度基于感觉,而是基于思考、信仰和对行为判断的基础之上。

20 世纪 50 年代,伯恩把交互作用分析用于心理治疗。交互作用分析的目的是帮助更好地理解人们之间是如何交往的,以使人们能够改进交往方式并建立健康的人际关系。

# 第三节　人际交往的影响因素

人际交往是一个看似简单、其实复杂的过程,受众多心理、社会因素的影响。

## 一、人际吸引的条件

人际吸引是人与人之间的相互接纳和喜欢。人际吸引的条件主要包括个人因素和情境因素等。

### 1.个人因素

(1)外貌

人们最容易注意到的是他人的外貌,在其他条件相等的情况下,漂亮的人更招人喜爱。例如,Walster 在一项"电脑约会"的实验中发现不论男性与女性,漂亮的人更受欢迎。比如,大学生的集体活动中,那些最先受到关注的学生总是在同等条件下具有外貌吸引力的人。

外貌之所以有如此强烈的影响力,一是因为晕轮效应的存在,人们普遍认为"美的就是好的",二是因为存在"漂亮的辐射效应"(radiating effect of beauty),人们认为与特别漂亮的人在一起,能提高他们的大众形象,就像对方的光环笼罩着自己一样。

值得重视的是,人们对美貌的人的其他方面会给予积极评价,但是,如果人们感到有魅力的人在滥用自己的美貌时,反过来会倾向于对其产生厌恶。

(2)人格品质

一个人的某些人格品质会决定他是否受人喜爱。在一项研究中,Anderson(1968)收集了555 个用来描述个人特质的形容词,让大学生评定对具有其中某项特质的个体的喜欢程度。结果发现,对 20 世纪 60 年代的大学生而言真诚是最重要的人格品质,在评价最高的八项形容词中占了六项(真诚的、诚实的、忠诚的、真实的、值得信赖的、可靠的),而被评定为最低的特征为说谎及欺骗。因此,人们认为一个人是否真诚决定着我们是不是会喜欢这个人。

(3)能力

人们往往比较喜欢有能力的人。能力所涉及的范围很广,比如智力、社交技巧等。在社会交往中,聪明的人比较受欢迎,但有时候过于完美反而引起他人的不舒服而与之疏远。阿伦森等人(1966)的实验证明了这一点。在实验中他让被试听录音带,录音带的内容是讲一个学生参加某一测验。在一种情况下,这个学生表现优异,几乎答对了所有问题,而另一组里的学生表现平平。测验结束后,部分被试还听到录音带上的学生不小心把咖啡倒在自己的衣服上。实验结果显示,表现优异的人更受人欢迎,证实能力强确实是使人喜欢的因素之一。但是同时,实验结果还发现,当优异者犯了一点小小的疏忽或失态时,比他毫无失误时更受欢迎,也就是说,一个才能出众但偶尔有点小错误的人在一定程度上比没有错误的人更受欢迎。

(4)相似性

人们倾向于喜欢在态度、价值观、兴趣、背景、人格等方面与自己相似的人,甚至共同的遭遇、共同的疾病等都能在一定条件下不同程度地增加人们的相互吸引。Kandel(1978)对2000名高中生的友谊关系所做的研究证明了这一点。他让每一位学生写出他在学校里最好的朋友,并详细填写有关自己的背景及态度的问卷。结果显示:大部分学生最好的朋友在性别、年级、年龄及种族上、学业态度、对药物的态度等方面与自己都很相似。

对人际吸引有重要影响的相似性来自以下几个方面:①人口特征的相似性(demographic similarity),包括性别、年龄、职业、文化程度、社会阶层等。②态度的相似性。在Byrne(1971)的一项相识研究中,被试在填写完一份态度问卷后,主试把他介绍给另外一个人,同时要求这另一个人要把自己在该态度问卷上的回答大声地念给被试听。实际上这个人所念的问卷是由主试替他填好的,有些实验条件下这些回答与被试的一致,另一些实验条件下则差别较大。念完之后要求被试评价对这个人的喜欢程度,结果显示,态度的相似性导致了喜欢程度的增加。③外表的相似性。在选择约会对象及择偶方面,心理学家发现人们往往倾向于选择与自己在长相上相似的异性做伴侣,Berscheid(1971)把这种倾向称为"匹配假设"。Hill(1976)关于约会情侣的一项研究发现,这些情侣在年龄、智力、宗教、外表吸引力、甚至身高上都很相似。在研究中,Hill同时还发现那些背景最相似的情侣,一年以后分手的可能性也小。之所以出现"匹配假设",也许是因为人们认为与自己相似的人与自己有相同的社会交换价值。为什么相似性会导致人际吸引呢?根据社会比较理论,当情境不明确的时候,人们往往需要通过与他人的比较来确认自己。而选择那些在某些方面与我们相似的人交往能使我们的自我概念得以确认,与我们相似的人一般比较容易同意我们的主张,对我们的观点加以支持,使我们有信心。

(5)互补性

与相似性相联系的是互补性。当交往双方的需要和满足途径正好成为互补关系时,双方之间的喜欢程度也会增加。比如,大学生中,外向型的人喜欢与内向型的人相处,而且能相互欣赏;家庭经济条件优越的学生会欣赏那些克服困难求学的学生;依赖性强的人更愿意与独立性强的人交朋友;一个看重成绩而自己成绩又不很理想的学生,更喜欢成绩优秀的学生;等等。

在恋爱与婚姻关系中,人们有时候喜欢与自己在某些方面互补的人。Levy(1990)的实验研究发现,在大学生中,一个男性只要有地位,他即使不漂亮也能吸引女性;而没有地位的女性只要长相好,她依然吸引男性。这也许与女性往往看重男性的事业是否成功,而男性往往看重女性的外表是否漂亮有关。但这一效应反过来却不成立。这种互补性有时候也表现在夫妻双方的人格上,比如人格的互补性可能使家庭生活更为有趣。

从表面上看,相似性与互补性是矛盾的,但实际上,两者是协同的。互补性产生的吸引往往是建立在价值观以及重要问题上态度的相似性之基础上的。

2.情境因素

(1)熟悉性

众多心理学研究显示,熟悉导致喜欢,这被称为曝光效应。某个人只要经常出现在你的眼前,就能增加你对他的喜欢程度。Mita 等人(1977)通过人们对自己脸孔的反应说明了这种现象。我们知道,每个人所看到的自己的脸与他人看到的是不一样的,自己看到的经常是镜中的像,而他人看到的经常是客观的形象。根据曝光效应的假设,外人应该会喜欢他们从平常的角度所看到的脸,而自己应该会喜欢镜中影像。Mita 照下一些女学生的照片,然后将它呈现给她们本人及她的朋友看,有些照片是正常照片,有些则洗出它的负相(与镜中看到的相同)。结果照片本人更喜欢镜中的影像,其他人更喜欢正常照片。当然,曝光效应也有限制:一开始对他人的态度是喜欢或至少是中性时,见得越多才越喜欢。如果一开始就讨厌对方,那么见得越多反而越讨厌。

熟悉性是如何起作用的呢? 到目前为止还未找到确切原因。Bornstein(1989)用进化论的观点解释之。他认为在进化过程中,人类经常以谨慎的方式应付不熟悉的物体或情境,而这种对不熟悉情境的谨慎又加强了我们的生物适应性。通过与这些环境不停地相互作用,曾给我们带来危险的不熟悉的事物逐渐为我们所适应,也就变得熟悉与安全了。随着戒心的解除和舒服性的上升,人们对该事物的积极情感也必然增加。也有一些人从其他方面解释熟悉性的影响,他们认为重复出现可以增加对某个人的再认,这是开始喜欢的第一步,同时熟悉使对他人的行为预测变得容易。

(2)接近性

接近性也是影响人际吸引的因素之一,Whyte 等(1965)对社区友谊模式的研究发现,人们所结成的友谊模式受到人们之间物理距离的影响,住得越近就越有可能成为朋友。

接近性为什么能引起喜欢呢? 首先,接近性能增加熟悉性,而越熟悉,喜欢的可能性越大。比如,大学生进入大学后,最初的人际关系都是从宿舍、老乡开始的。相比之下,由于安排在一个屋檐下,彼此的熟悉程度显然高于非本宿舍成员,大学生最好的朋友往往都在同一宿舍;而老乡由于地缘关系,在陌生环境会产生心理上的亲近感。其次,接近性也与相似性有关,在有选择的情况下,人们往往选择在某些方面与自己相似的人为邻居,比如教师愿意与教师住在一个社区里,而高收入阶层的人也选择有相似地位的人为邻居。最后,从社会交换的观点看,物理距离上的接近性使得你更易获得来自他人的好处,他人可以随时来帮助你。这种交往你可以用较小的代价换取较多的好处。正是由于这些原因,使得物理距离上的接近性成为影响人际吸引的重要因素。

## 二、人际交往中的认知偏差

在人际交往过程中,人们常常会出现一些认知偏差。这些偏差是人际知觉过程的特性,人们可以注意到它,并把它的影响降低,但人们无法避免它的影响。常见的认知偏差有:

### 1. 晕轮效应

晕轮效应是指当人们根据一个人的某种人格特征推断该人其他方面的特征,即使只拥有个人的少量信息时,也倾向于对其他方面作一致性评价。因为人们认为某些人格特征是会一起出现的,也因为这样做所耗费的心理能量最少。例如,漂亮的人一定也常常被认为是善良的、聪明的;热情的人一定是诚实的、友好的、慷慨的。

H. 凯利(1950)的实验就证实了晕轮效应的存在。实验中,他告诉学生,教经济学的教授有事要做,故暂请一位研究生代课。他对两组学生介绍说,该研究生是个既好学又有教学经验和判断能力的人。但在实验中,他对第一组的学生说,此人为人热情,对第二组的学生却说,此人比较冷漠。介绍之后,凯利让这位代课教师分别对两组学生主持一次 20 分钟的课堂讨论,然后,再让学生陈述对该代课老师的印象。实验结果发现:①两个组的学生对代课教师的印象大相径庭:第一组学生认为老师有同情心、体贴人、有社会能力、富有幽默感等,第二组学生却认为老师严厉、专断。这表明,两个组的学生对老师的印象都夹有自己的推断成分在内,或由热情的特点推断出一系列优点,或由冷漠的特点推出一系列缺点。②两个组的学生对老师的印象进一步影响到他们的发言行为:印象好的第一组中积极发言者达 56%,而印象不好的第二组中积极发言的只有 32%。

因为晕轮效应,个体的某种优点、优势放大变成了笼罩全身的"光环",甚至原来的缺点也被掩盖或者蒙上了一层夺目的光彩。这种对他人认知的最大失误就在于以偏概全,因为"窥一斑而知全豹"并不总是适合于一切人和事,个别和局部并不一定能反映全部和整体。

### 2. 首因效应

首因效应指的是在社会认知过程中,最先的印象对人的认知具有极其重要的影响。如某人在初次会面时给人留下的第一印象,会在很长一段时间内左右人们对他的一系列心理与行为特征的解释。第一印象就像一个记忆夹,以后的信息只有符合的才会夹进去,不符合的就删除了。

卢钦斯的实验证实了首因效应的存在。他用了两段杜撰的描写一个叫詹姆的学生的生活片断的文字做实验材料。这两段文字描写了两种截然相反的人格特征。卢钦斯以不同顺序对这两段材料加以组合:一种是将描写詹姆人格内向的材料放在前面,描写他人格外向的材料放在后面;另一种顺序则正好相反。接着,卢钦斯将材料让两组水平相当的中学生被试阅读,并让他们对詹姆的人格进行评价。实验结果表明,先阅读的那段材料对被试评价詹姆的人格起着决定性作用。

由于首因效应的存在,使得人们对他人的社会认知往往表现出这样的倾向,即当人们只获取了有关他人的少量信息时,就力图对他人的另外一些特征进行推理、判断,以期形成有关他人的统一、一致的印象。如一位大学生刚入大学时,出色的自我介绍在同学的头脑中留下强有力的第一印象,即使以后他的表现不如以前,同学会认为那不是能力问题,而是不够尽力;相反,有的同学在寻求职业时留下很不称职的第一印象,那么要转变他人对其的社会认知则需要很长时间。

### 3. 近因效应

近因即最近的印象,近因效应指最近的印象对人的认知具有重要的影响。

卢钦斯的另一个经典实验显示了近因效应的作用。具体的做法是,在让被试阅读有关詹姆人格的两段描写文字之间,有一时间间隔,即先阅读一段后,让被试做数学题或听历史故事,再读第二段。实验结果与前述实验正好相反,这时对被试进行的詹姆人格的评价起决定作用的已不是先阅读的那段材料,而恰恰是后阅读的那段材料。

日常生活中常有这样的现象,比如,某人刚犯了一个大错误,于是就有人断定,他从来就不是好人。这就是近因效应在作怪。

那么,在对他人的认知过程中,究竟是首因效应还是近因效应起决定作用呢?首先,在关于某人的两种信息连续被人感知时,人们总倾向于相信前一种信息,并对其印象较深,即此时起作用的是首因效应;而在关于某人的两种信息断断续续地被人感知时,起作用的则是近因效应。其次,认知者在与陌生人交往时,首因效应起较大作用,而认知者与熟人交往时,则近因效应起较大作用。再次,在较为长期的交往中,最近的印象比最初的印象更占优势;与首因效应相比,在总的印象形成上,新近获得的信息比原来获得的信息影响更大。

4.刻板印象效应

刻板印象效应就是指人们对某个社会群体形成的一种概括而固定的看法。

刻板印象一般是经过两条途径形成的:其一是直接与某些人或某个群体接触,然后将其某些个别的人格特点加以概括化和固定化;其二是依据间接的资料形成的,即通过他人的介绍、大众传播媒介的描述而获得的。

刻板印象效应可能具有积极意义,即有助于简化人们的个体知觉过程,为人们迅速对他人形成印象提供一定的便利。但是,刻板印象效应往往具有消极影响。由于刻板印象一经形成便具有较高的稳定性,很难随现实的变化而发生变化,因此,在对人的认知中易导致成见。如性别歧视和种族主义,就是分别从性别角色刻板印象和国民刻板印象发展而来的。有些人习惯于机械地将交往对象归于某一类人,不管他是否表现出该类人的特征,都认为他是该类人的代表,而总是把对该类人的评价强加于他,从而影响正确认知,特别是当这类评价带有偏见时,会损害人际关系。如有的大学生认为贫困家庭的学生小气、自私,家庭社会地位高的学生傲气、不好相处等,这种刻板印象容易因为先入为主而妨碍大学生正常人际关系的形成。

5.投射效应

人际关系中的投射效应,指与人交往时把自己具有的某些不讨人喜欢、不为人接受的观念、人格、态度或欲望转移到别人身上,认为别人也是如此,以掩盖自己不受人欢迎的特征,即"以小人之心,度君子之腹"。如自私的人总认为别人也很自私;而那些慷慨大方的人认为别人对自己也应不小气。由于投射作用的影响,人际交往中很容易产生误解。

## 三、网络人际交往

美国时代周刊评出的 2006 年度人物是"You",是使用互联网的每个人。互联网正在改变世界、改变经济、改变秩序、改变生活,它赋予人际交往及其关系、结构以新的内涵,从时间和空间上改变了传统的人际交往方式。网络人际交往给个体的生活方式、价值观念带来的挑战和改变是前所未有的,它作为人们在网络空间里进行的一种新型人际互动方式,其内容日渐丰富,作用日渐重大,影响日渐广泛。

网际空间好比一个巨大的都市,有博物馆、图书馆、大学、娱乐场所,也有各种各样的人;无论什么人,都可以到这个"都市"去逛逛。在这个空间里不仅可以获取和发布信息,还可以通过E-mail(电子邮件)、ICQ(网络寻呼)、IRC(网上聊天室)、BBS(电子公告板)、虚拟社区等方式进行聊天、交友、游戏、娱乐等,为人们缓解压力、寻求解脱、满足好奇心、寻求角色转换提供了一个巨大的空间。

网络人际交往的主要特点是:①身份的隐匿性。用户只要随便填写一下个人信息,就可以获得一个相应的身份,并以这个身份在网上进行人际交往。这种隐匿的网络角色使交往的双方都没有任何心理负担。在网络上,一方面一个人的人格可以得到极致的张扬;而另一方面,又可以表现出很多不是现实生活中真实的人格。②地位的平等性。在网络交往过程中,双方均用的是网名,这就使得交往双方没有现实社会中职务和地位的区别,网络交往消除了传统的性别差异、年龄差异、经历差异所带来的一切不适,不分贫富、贵贱、俊丑,地位平等成为网络交往的显著特征。③内容的朦胧性。网络人际交往虽然可以通过文字来传情达意,但这种文字交流大多是经过刻意加工的信息,有其虚假的一面,这种"网交"无论持续多长的时间,网友之间也很难有相互了解,彼此依然朦胧。④动机的多样性。异性间的情感交往是大学生网上交往的"主旋律"。异性效应在网上交往中不仅存在,而且表现得很明显。不少人上网聊天的潜在动机在于寻找异性。⑤范围的广泛性。网络普及扩展了人们的交往范围。以大学生为例,传统的人际交往在校园里,局限于同学间、师生间等,交往对象上也都是一些比较熟悉的人。当网络普及以后,学生可以通过聊天室、电子邮件等与不同地域、不同职业、不同性别、不同年龄的人进行交流,使得地球成为一个真正意义上的"地球村",这是传统交往根本做不到的。

网络是一把"双刃剑",网络人际交往对心理发展和心理健康既有积极意义,也有消极影响。

其积极意义主要表现在:①网络人际交往超越了时空限制,拓展了人际交往的范围,使人际关系更具开放性。"电子社区"的诞生,使得居住在不同地方的人,都可以"在一起"交往和娱乐。②网络交往的平等性在一定意义上满足了个体对自由、平等、公平的需要。③通过网络人际交往可以与人相互切磋、合作学习,可以丰富自己的认识,促进个体的成长。④网络人际交往有助于放松心情、排遣无聊。现实的人际交往难免有一些不如意的地方,这个时候可以把这些困惑放到网络中去,或许通过虚拟的交流能够得到解答。

其消极影响主要表现在:①网络人际交往弱化了现实中的人际交往。如,大学生在现实生活的交往中,主要交往的对象是同学、亲友、老师,这些都是在一定交往范围内的,有过长期的了解,彼此都很熟悉,交往也比较深入。而在网络交往中,由于网络人际交往的双方都有一定的戒备心理,这样的交往都不够彻底。另一方面,网络虽然缩小了人与人之间的空间距离,但也疏远了人与人的心理距离。在现实生活中遇到挫折的学生会在网络交往中得到慰藉,得到尊重。当学生回到现实生活中以后,也就会变得更加失落,更加冷漠,更不愿与周围的人交往。学生迷恋网上交往的同时,也就减少了现实交往的机会。②网络人际交往淡化了个体的责任感。网络注册的信息往往有其虚假的一面,这就决定了交往的随意性。有些学生为了在网上追求一种完美的个人形象,于是对自己的个人信息进行包装,尽量将自己的缺点隐匿起来,以此满足自己的虚荣心。③长期沉溺于网络还可能会患上"网络成瘾"。2005 年 11 月 22 日发布的《中国青少年网瘾数据报告》显示,中国青少年"网络成瘾"比例已经达到 13.2%,另有13%的青少年存在着"网络成瘾"倾向。

因此,网络人际交往的指导、"网络成瘾"的预防和治疗已经成为心理卫生学迫切需要解决的新问题。

## 第四节　常见的人际交往心理问题及调适

人际交往问题的发生率很高,据有关调查资料表明,在大学生的心理问题中,人际交往问题占 50%以上。据报道,大学生中常见的人际交往不良的表现有以下六类:①缺少知心朋友。这类大学生通常多能正常交往,人际关系也不错,但自感缺乏能相互倾诉、肝胆相照、配合默契、同甘共苦的知心朋友,为此,有时不免感到孤独和无奈。②与个别人难以交往。这类大学生与多数人交往良好,但与个别人交往不良,他们可能是室友、同学或父母等与自己关系比较近的人,由于与这些人相处不好,常会影响情绪,成为一块"心病"。比如有的同学因为室友比较争强好胜、容易激惹、难以相处,而导致自己烦恼不安、情绪低落。③与他人交往平淡。这类大学生能与他人交往,但总感到与人相处的质量不高,缺乏影响力,没有关系比较密切的朋友,多属点头之交,没有人值得他牵挂,也没有人会想念他,难以保持和发展良好的人际关系。这类同学多会感到空虚、迷茫、失落。④感到交往有困难。这类大学生渴望交往,但由于交往能力有限、方法欠妥或人格缺陷、交往心理障碍等原因,致使交往不尽如人意,很少有成功的体验,他们往往感到苦恼,很希望改变社交状况。⑤社交恐惧症(下文有详细介绍)。⑥不想交往。这是比较特殊的一类,前五类同学都有交往的愿望,而此类同学则缺乏这种愿望和兴趣,他们自我封闭、孤芳自赏或存有怪僻。这类大学生极少。

下面我们将着重分析羞怯、自我封闭、自我中心和社交恐惧症等常见的人际交往心理问题和人际交往心理障碍。

## 一、羞怯

### 1.什么是羞怯?

羞怯是一种在人际环境中使个体感到焦虑和压抑的状态,这种状态使个体有避免与他人接触或交往的倾向,从而影响其人际交往。

羞怯是一个人成长过程中常见的一种正常焦虑现象,但如果这种焦虑持久而严重地干扰了正常功能,则是有害的。它不仅会阻碍人际交往,导致压抑、孤独等不良心理状态,还会影响一个人才能的正常发挥。羞怯的学生说话会感到紧张,不敢在大众场合发表意见,不得不发言时,常常面红耳赤,声音细小;害怕与陌生人打交道;见到老师会难为情,与老师相遇时急忙绕道而行;课堂提问时,总是低下头,用课本遮住脸。他们由于羞怯而不敢说话,不愿多与人交往,同时也为自己的羞怯而烦恼、痛苦。

羞怯在学生中并不少见,从幼儿到大学生几乎每个年龄阶段的学生中都有羞怯者。Carducci等(1999)研究显示,有大约80%的美国大学生报告,他们在人生的某个阶段曾经有过羞怯。而且,根据Walsh等(2002)的研究结果,女性比男性更容易羞怯。

### 2.羞怯的原因

羞怯是一个人自我防御心理过强的结果,他们常常过于胆小被动,谨小慎微,过于关注自己,自信心不足。他们特别注意自己在别人心目中的形象,总觉得自己时时处在众目睽睽之下,于是敏感拘束,一句话要在喉咙口反复多次,一件事总要左思右想,为此搞得神经紧张,坐立不安。

阿诺德·巴斯通过研究提出羞怯有先天和后天之分。先天羞怯在很大程度上受遗传因素的影响;后天羞怯则主要是在青少年时期形成的。先天羞怯的人容易产生神经兴奋、心跳过速和脸红;后天羞怯的人往往具有严重的自我关注感和自卑感。后天羞怯主要有四种类型:①自卑性羞怯,主要表现为对自己的现状悲观,觉得自己不如别人,因而害怕与人交往,尤其害怕与有成就的人进行交往,怕他人瞧不起自己。②敏感性羞怯,主要表现为一到人群中就觉得不自在,紧张不安。因为他总感到别人在注意自己、挑剔自己、轻视或敌视自己,对别人给自己的评价特别敏感。③挫折性羞怯,是由于产生挫折感的经历造成的,如在大庭广众面前曾碰到过尴尬情况,而后遇到类似的情境就会出现紧张和焦虑。④习惯性羞怯,一般是由于孩提时期形成的羞怯未消除,形成了心理定势,变成了一种习惯性的反应。

3.羞怯的评估

以下是一个评估羞怯的心理量表。

**指导语**：请仔细阅读下面的条目，判断与你的感受及行为符合的程度。根据下面的说明在每一条目旁的空格里填上适当的数字。

1：非常不相符或不真实，完全不同意。

2：不相符。

3：中性（介于2和4之间）。

4：相符。

5：非常相符或真实，完全同意。

(1)同不太熟悉的人在一起时我感到紧张。　　　　　　　　　　　(　　)

(2)在社交方面相当差劲。　　　　　　　　　　　　　　　　　(　　)

(3)对向别人打听些事情我不觉得困难。（R）　　　　　　　　　(　　)

(4)我在聚会或其他社交活动中经常感到不自在。　　　　　　　(　　)

(5)当处于一群人之中时，我很难找到合适的交谈话题。　　　　(　　)

(6)我并不需要用很长的时间来克服我在新环境里的羞怯。（R）　(　　)

(7)在与生人一起时，我很难表现得自然。　　　　　　　　　　(　　)

(8)在与有权威的人谈话时，我感到紧张。　　　　　　　　　　(　　)

(9)我对我的社交能力毫不置疑（R）　　　　　　　　　　　　(　　)

(10)我难以正视面前的人。　　　　　　　　　　　　　　　　(　　)

(11)我在社交场合感到很受限制。　　　　　　　　　　　　　(　　)

(12)我并不觉得同陌生人谈话有什么困难。（R）　　　　　　　(　　)

(13)我在异性交往时更加羞怯。　　　　　　　　　　　　　　(　　)

（注：有"R"标志的条目反序记分）

3.如何克服羞怯

羞怯者首先要坚信羞怯是可以克服的。

先天羞怯的人由于容易产生生理上的心跳过速、肠胃不适和脸红，因此，需要学会如何使自己镇静下来，可以运用某种松弛训练，如做深呼吸运动。无论是先天羞怯还是后天羞怯，都可以采用下述方法：

(1)尝试停止自我批评和过分追求完美，提高自信心。因为羞怯的人往往具有严重的自我关注和自卑感，所以需要更实际地评价自己，多看到自己的长处。而且，可以注意一下别人有什么不足，如果注意到其他人也有缺点，就会发现自己并不像想像的那样糟。许多害羞者在知识才能和仪表方面并不比别人差。比如，有研究表明，怕羞的女大学生自以为长得不美，但不相识的男生凭照片都认为她们与那些社交活跃的女生一样动人。

(2)努力减少对自身想法、感觉和行为的内心监控，不要过于计较别人的议论。每个人都会说错话、做错事，这并没什么大不了的，没有完美的人和事。即使有人议论也是正常的，俗话说"哪个人后无人说"，没必要太看重。"走自己的路，让别人去说吧！"这会使自己变得更洒脱。

(3)要有意识地锻炼自己的交往技能。交往技能都是培养练习的结果，主动大胆地和别人尤其是陌生人、异性、老师讲话；与人说话时，正视对方的眼睛。

(4)进行社交训练。比如,主题是练习同陌生人交谈,可以先从非常具体的目标做起,如"明天我将向一个陌生人作自我介绍"。然后,事先背诵或练习谈话内容,想好话题。训练的方法有自信训练、角色扮演、应激接种等。以应激接种为例:应激接种(stress inoculation)是Meichenbaum 于 1985 年提出的一种可用于社交训练的心理治疗技术,包括教育、演练和实施三个阶段。教育阶段主要学习怎样才是合适的反应,比如一个人将要发表演讲,他要了解自己怎么做是合适的,是有利于减少紧张焦虑的,如准备好有条理的演讲稿、深呼吸放松、系统脱敏、不妨把听众都看成"土豆"等;演练阶段主要是在安全的环境中实践和练习合适的应对技巧,如在家里不断练习演讲,练习如何放松,直到有充分的自信;实施阶段是把学到的应对技巧用于现实生活环境中。

(5)尝试着去帮助别人。在帮助别人的过程中会达到一种忘我的境界,这样羞怯的感觉就不会出现,而且还会因为发现了自己的价值而提高自信心。

## 二、自我封闭

**1.什么是自我封闭**

自我封闭也是常见的人际交往问题。自我封闭是指将自己与外界隔绝开来,很少或根本没有社交活动,除了必要的工作、学习、购物以外,大部分时间将自己关在家里,不与他人来往。

自我封闭在各个年龄阶段都可能产生。自我封闭者都很孤独,没有朋友,甚至害怕社交活动。自我封闭者都不愿与人交往,很少与人讲话,不是无话可说,而是害怕或讨厌与人交谈。

**2.造成自我封闭的原因**

造成自我封闭的原因可能是多方面的:

(1)自我封闭也许是一种心理防御机制。个体在生活及成长过程中常常会遇到各种会引起焦虑的挫折,假如挫折承受能力较差,就会使焦虑越积越多,于是个体只能以自我封闭的方式来回避环境以降低挫折感。

(2)自我封闭的产生也许与自卑感有关。有强烈自卑感的学生觉得自己在外貌、学习、经济条件等方面都不如别人,而且对别人的言行又格外敏感,常常作不利于自己的归因,因而有强烈的挫败感,于是自我封闭就成为最好的避免受到伤害的方法。

(3)自我封闭可能与某些人格特征有关。比如,内向的、羞怯的学生因为不能主动与人交往,更有可能自我封闭;独立意识过强、过于看重个性的学生因为觉得自己的个人力量足以处理好一切事务或者不愿为了适应对方而抹煞了自己的个性,也更有可能自我封闭。

(4)自我封闭的产生也可能与学生缺少对人际交往能力的技能有关。有的同学因为认为自己的交往能力有欠缺,生怕自己有不合适的言行,损害自己的形象,所以本能地自我封闭。

(5)自我封闭的产生也可能与个体的家庭环境有关。比如,如果父母管教太严,儿童缺少交往的体验,便不能建立交往自信心,于是宁愿在家看电视,也不愿外出活动;如果亲子沟通不良,孩子不知道如何与他人相处,他就没有发展出人际交往的能力,只好退回到自己的小天地里,不与别人有来往,于是自我封闭就产生了。

(6)自我封闭的产生还与某些消极认知有关。比如,有的学生认为"人心难测,朋友难交",朋友之间不会有真正的友情,人与人之间是相互利用的关系,与其被别人利用,还不如自我封闭。

**3.如何克服自我封闭**

克服自我封闭可以从以下几方面着手：

(1)改变认知，正确归因。改变关于自我的歪曲认知，学会接受自己，多挖掘自己的优点，正确看待自己的缺点，提高自信心。正确看待交往中的挫折，不要因为交往中的一两次失败，而否定了世上的所有人，其实大多数人还是十分友好坦诚的。

(2)学会作自我暴露。既要了解他人，又要让他人了解自己。

(3)学习沟通技巧。如学习表达的技巧、倾听的技巧、共情(设身处地地理解他人)的技巧等。

(4)采用精神转移法，即将过分关注自我的精力转移到其他事物上去以减轻心理压力，如练字、作画、唱歌、练琴等。

(5)行为训练。可以从最简单的做起，如写信，打电话，上街，外出会见朋友，参加聚会，邀请朋友来家做客，在大庭广众下讲话等。

## 三、自我中心

自我中心也是常见的人际交往问题之一。

**1.什么是自我中心**

自我中心原本是儿童早期自我意识发展的一个必然阶段。到了4～5岁，儿童的他人意识有了很好的发展，不仅已经能够理解他们的行为会给自己带来什么好处，而且进一步理解到他们的行为会给周围人带来什么好处。但是由于父母的过分保护、溺爱，对孩子自我中心行为的奖励和强化，于是有的人没有发展出完善的他人意识，始终固着于自我中心。因此，从幼儿园的孩子到成人都可能存在自我中心。

自我中心是指凡事都只希望满足自己的欲望，要求人人为己，却置别人的需求于度外，不愿为别人做半点牺牲，不关心他人痛痒，自私自利，损人利己。

自我中心的人常有如下表现：

(1)自我中心的人心目中充满了自我，却唯独没有他人。自我中心的人要求所有的人都以他为中心，恨不得让地球都按照他的意愿转，服从于他；强烈希望别人尊重他，却不知道自己也得尊重别人。

(2)自我中心的人极端需要别人的赞美，但他不是用自己的长处去换得这种满足，而是惯用各种手段去博取。有时他会像一个宠坏的孩子一样，去强求别人的称赞。

(3)自我中心的人也是心理脆弱、极容易受伤的人，别人若对自己的意见有丝毫不同意，便是敌对；别人误解了自己，那是不可宽恕的罪恶；别人对自己的取笑，则更是不可容忍。所以他很少有心平气和的时候。

(4)自我中心的人只关心个人的需要，强调自己的感受，在人际交往中表现为目中无人。与同伴相聚，不高兴时会不分场合地乱发脾气，高兴时则海阔天空、手舞足蹈讲个痛快，全然不考虑别人的情绪和别人的态度。

这种自我中心的思想和行为对个体的发展是极为不利的，因为这会严重影响个体的自我形象，影响个体的人际交往，无法与人建立亲密关系。

**2.如何克服自我中心**

(1)改变错误认知。充分认识到自我中心意识的不现实性、不合理性以及危害性。社会上的每个人都有其欲望与需求,也都有其权利与义务。这就难免会出现矛盾,不可能人人如愿。

(2)学会换位思考。从自我的圈子中跳出来,多设身处地地替其他人想想;理解他人,并学会尊重、关心、帮助他人。

(3)学会正确归因。把别人看作是友善的,把别人的意见看成是善意的,把别人的误解看成无心的。

(4)学会在必要时做出让步。

(5)学会控制自我的欲望、情绪和行为。

## 四、社交恐惧症

社交恐惧症在我国是一种常见的精神障碍,其发病年龄较低,多见于青少年时期(13~19岁),2%~5%的人一生中至少有一次发作,女性患病率略高于男性,95%的患者在 20 岁左右发病。

### (一)定义和症状表现

#### 1.什么是社交恐惧症

在众人面前说话、与陌生人交往等场合中感到紧张是一种正常的、普遍存在的人类体验。但是假如这种紧张反应异常过分或不合理,并且导致了回避行为,损害了人际沟通和正常的学习、生活,而且持续了很长一段时间未能缓解,则就成为一种心理疾病——社交恐惧症。社交恐惧症是个人对可被他人观察到的公众场合,预先感到一种持久的、非理性的恐惧。当然要注意,社交恐惧心理和社交恐惧症是两回事,恐惧心理许多人都曾经有过,但在成长过程中这样的情况会自然好转。

社交恐惧症的基本特点是害怕暴露在可能被他人评价的场合,害怕自己的言行使他人不高兴。根据害怕对象的不同,可分为对人和对与人有关的环境的害怕。患社交恐惧症的人本质上都是自信心严重不足,怕被人发现自己的缺点,怕"丢脸",怕不被人认可。

大多数社交恐惧症出现于青春期,此时个体的自我意识开始增强,怀疑和担忧外貌长相,关注社会的影响力和别人对自己的看法。

#### 2.症状表现

患社交恐惧症的大学生,可能会害怕当众讲话,害怕在公众场合打电话,害怕在公众场合和人共饮,害怕许多与人交往的情境(如赴约、开会、应聘),害怕与异性交往,不能单独和陌生人见面,在别人面前做事(吃饭、打字、写字、演奏乐器等)时感到非常紧张,极力想要回避。

社交恐惧症会有此类躯体症状:口干、出汗、心慌、尿急。周围的人可能会看到的症状有:脸红、口吃、身体轻微颤抖。有时候,患者觉得自己呼吸急促,手脚冰凉,甚至会进入惊恐状态。

社交恐惧症是非常痛苦、严重影响患者生活和工作的一种心理障碍。许多一般人能够轻而易举办到的事,社交恐惧症患者却望而生畏。患者可能会认为自己是个乏味的人,并认为别人也会那样想,于是患者就会变得过于敏感和回避。

一个不容忽视的方面是社交恐惧症的恶性循环,即:害怕被人评价→缺乏社交技能→缺少社交强化、缺少社交学习经历→回避特定的场合→害怕被人评价。因此,单纯的回避可导致一系列的问题,如害怕被人评价,社交技能缺乏,而这种缺乏会导致回避行为的增加,进一步加重社交恐惧症的症状。所以,单纯地通过回避减轻病情无异于"饮鸩止渴",只会导致症状的越来越恶化。只有积极地治疗才是对付社交恐惧症的最佳办法。

**（二）诊断与评估**

1.诊断标准

根据美国精神病学会出版的 DSM-Ⅳ,社交恐惧症的诊断标准为:①对暴露于陌生人面前或有可能被众人注视的一种或多种社交或职业场合感到明显和持久的害怕,害怕会做出令人难堪或窘迫的行为。②处于所害怕的社交场合,不可避免地会产生焦虑,可能发生惊恐发作。③认识到这种害怕是过分的或不合理的。④这种对所恐惧的场合设法回避、预期的焦虑或痛苦烦恼,显著干扰了个人的正常日常生活、职业(或学业)或社交活动及关系,或者对于具有这种恐怖,感到显著的痛苦烦恼。⑤如果患者年龄小于 18 岁,应有至少 6 个月的病程。⑥这种害怕或逃避都不是由于某种物质(例如滥用物质、治疗药品)或由于一般躯体情况所致的直接生理性效应,也不可能归于其他精神障碍(例如伴或不伴广场恐怖的惊恐障碍、分离性焦虑障碍、躯体变形障碍、某种"假性发育障碍"或分裂样人格障碍)。符合上述诊断标准,则可诊断为社交恐惧症。

2.评估

是否患有社交恐惧症,可用以下的心理测验来进行评估。

**指导语:**以下每个问题后的括号内有 4 个答案可以选择,它们分别代表:1—从不或很少如此;2—有时如此;3—经常如此;4—总是如此。根据你的情况在每个问题后的括号内圈出相应的答案。

| | |
|---|---|
| ① 我怕在重要人物面前讲话。 | （1 2 3 4） |
| ② 在人面前脸红我很难受。 | （1 2 3 4） |
| ③ 聚会及一些社交活动让我害怕。 | （1 2 3 4） |
| ④ 我常回避和我不认识的人进行交谈。 | （1 2 3 4） |
| ⑤ 让别人议论是我不愿意的事情。 | （1 2 3 4） |
| ⑥ 我回避任何以我为中心的事情。 | （1 2 3 4） |
| ⑦ 我害怕当众讲话。 | （1 2 3 4） |
| ⑧ 我不能在别人注目下做事。 | （1 2 3 4） |
| ⑨ 看见陌生人我就不由自主地发抖、心慌。 | （1 2 3 4） |
| ⑩ 我梦见和别人交谈时出丑的窘样。 | （1 2 3 4） |

**记分方法:**将每题后括号内的分数累加,便是最后得分。1～9 分:没有社交恐惧症。10～24 分:已经有了轻度社交恐惧症。25～35 分:已经有了中度社交恐惧症,需要去寻求心理医生的帮助。36～40 分:已经得了严重的社交恐惧症,必须去寻求心理医生的帮助。

**（三）原因分析**

引起社交恐惧症的原因是多种多样的,可以归纳为生理的、心理的和社会的三个方面。

1.生理原因

已有研究表明,社交恐惧症的发生与人脑内的神经递质"5-羟色胺"的失调有关,"5-羟色胺"含量无论过高或过低,都会造成大脑皮层兴奋与抑制的失调,引起人们的恐惧情绪。

2.心理原因

(1)行为学习:社交恐惧症可能是后天学习形成的。根据巴甫洛夫的经典条件反射理论和斯金纳的操作条件反射理论,当个体在一次重要的人际交往中受到了一次较大的挫折,经历了一种恐惧的情绪体验后,以后再遇到类似情景往往会引起紧张性条件反射;又因为回避可以使紧张症状缓解,所以再次碰到这种情景个体就会采取回避行为;而这种回避行为强化了紧张症状,使得个体的紧张症状越来越重;这种紧张症状发生泛化,就形成了社交恐惧症。根据班杜拉的社会学习理论,假如个体看到别人或听到别人在某种交往情境中遭受挫折,陷入窘境,或受到难堪的讥笑、拒绝,自己就会感到痛苦、羞耻、害怕,甚至通过电影、电视、小说、广播、报刊等途径也可以学到这种经验。他们会不自觉地依据间接经验,来预测自己会在特定社交场合遭受令人难堪的对待,于是产生紧张不安、焦虑恐惧的情绪。这种情绪状态的泛化,也会导致社交恐惧症。

(2)人格特征:内向型或回避型的人格特征都可能与社交恐惧症的发生有关。人格心理学家艾森克认为,具有内向型人格特征的人因为大脑皮层非常敏感,所以,即使不太强烈的外界刺激,也会使他们产生强烈的反应。为了保护自我,减少产生冲突和受到伤害的可能性,他们会逃避周围的世界,减少自己与他人的交往,严重的就可能发展成社交恐惧症。回避型人格的人行为退缩,对需要人际交往的社会活动或工作总是尽量逃避;具有自卑感,在社交场合总是缄默无语,怕让人笑话,怕回答不出问题;心理脆弱,很容易因他人的批评或不赞同而受到伤害。因此,回避型人格的人害怕社会交往,极有可能发展成社交恐惧症。

(3)认知歪曲:社交恐惧症的发生也许与个体的认知歪曲有关。根据以艾里斯(Ellis A)和贝克(Beck A T)为代表的认知理论的观点,认知是情绪和行为反应的中介,每当人们有一种想法、想像、信念或内心对话,并信以为真的时候,就会伴随出现相应的情绪体验和行为变化。因此,是人的认知而不是事件本身创造了人的情绪。患社交恐惧症的人往往自信心严重不足,这可能是因为他们存在着各种认知歪曲。比如,因为两极化思维导致个体过分追求完美,使他们对自己所谓的“面子”过分在意,从而决定了他们对来自他人的评价具有高度敏感性;因为以偏概全导致个体只看到自己的短处(如:因肥胖或痘痘而觉得自己外貌不佳,因普通话不够标准而觉得自己的演讲很差等),看不到自己的长处,使他们对自己全盘否定。而这些缺乏自信和虚荣心过强恰恰是社交恐惧症的症结所在。

(4)防御机制:社交恐惧症的发生也可能是因为个体被压抑的潜意识心理冲突而表现出来的一种心理防御机制。根据精神分析理论,社交恐惧症产生的根源是被压抑的潜意识心理冲突,这与个体的童年早期经验有关,令人难堪或羞辱的特殊经历或者长期面对虐待、暴力或贫困等都可能成为社交恐惧症的潜意识症结。与人交往时或在与人有关的情境中感到紧张、恐惧,表现出逃避或回避,可能就是因这种潜意识症结而表现出来的心理防御机制。

3. 社会原因

社交恐惧症的发生还可能与社会环境因素,尤其是家庭环境因素密切相关。

诸多研究显示,不良的父母养育方式可能导致社交恐惧症的发生。

父母的拒绝和否认,容易使孩子变得自卑、自我否认、内倾,因而逃避社交以免“露丑”,过分注重自己的言行举止和心理状态,来刻意表现自己以期望得到外界的认可。但由于动机过强,反而在社交中显得更紧张、局促、笨拙,引发焦虑和恐惧。

父母的严厉和惩罚,会使孩子变得胆怯、小心翼翼,在社交中过分担心自己的言行,惟恐遭人指责。例如,一个喜欢惩罚孩子的母亲可能成为儿童产生恐惧反应的条件刺激,这种条件反应的保持并泛化,会导致该儿童害怕周围的人并发展成社交恐惧症。

父母的过度保护,过分关注孩子的安全,则会使孩子失去很多社会交往的机会,尤其是复杂交往环境中锻炼的机会,因此交往能力很差,遇到复杂的人际关系常会逃避;而且孩子会内化父母的过分保护意识,随时注意保护自己,有强烈的不安全感,这样就会导致社交恐惧症。

**(四)心理干预**

社交恐惧症的干预目标是:①缓解对恐怖情境的害怕情绪和认知;②减轻期待性焦虑;③减少恐怖性回避行为;④减轻警觉性增高和因焦虑引起的植物神经症状或躯体症状;⑤改善社会功能损害和生活质量。

大量调查研究比较了社交恐惧症各种不同治疗方法的疗效,这些治疗方法包括:社交技能训练、认知疗法、系统脱敏法、满灌疗法、放松训练、森田疗法及不同的药物治疗。

根据研究,有效的社交恐惧症的心理干预措施主要有:

**1.改变认知**

(1)写自我检查日记,了解自己不合理的思维模式。日记的内容包括:①描述引起焦虑或恐惧的事件,包括事件发生的具体时间、地点和经过。②描述当时的状态,包括评定当时的紧张程度如何(按1~10分级,"1"代表心情十分平静、不紧张,"10"代表最糟糕的反应)、具体是什么引起了自己的心理变化,以及当时的心理反应和生理反应怎样。③当时有哪些想法和行为。④对自己的紧张程度进行再评定,从中认识到是哪些想法和行为导致了自己的紧张和恐惧。

(2)对自己不合理的思维模式进行诘问,用合理的思维模式来代替原有不合理的思维模式。

(3)在引起焦虑的社交情境中,练习运用合理的思维模式。继续写自我检查日记,了解自己合理思维模式的运用情况以及心理和生理反应。

**2.放松训练**

运用深呼吸放松训练、渐进性放松训练、简式松弛反应、瑜伽等放松方法,来控制自己胸闷、心慌等紧张时的躯体感觉症状。以渐进性放松训练为例,渐进性放松训练的目的,是体会身体主要肌肉群的紧张感与放松感,进而学会调控。可按照录音带或听从治疗师的指令,按一定的顺序,从头到脚逐一对肌肉群进行"收缩—放松—收缩—放松……"训练,并注意相应的身体感觉。每日2次坚持训练(坚持训练2次),直至能随时让自己放松为止。

**3.系统脱敏**

系统脱敏是典型的行为治疗方法,其原理有两方面:首先,建立与不良行为反应相对抗的松弛条件反射;其次是使不良行为在与引起这种行为的条件刺激接触中逐渐消退(脱敏)。通过这两方面的共同影响,最终使不良行为得到矫正。系统脱敏一般应在心理治疗师的指导下进行。治疗的第一个阶段,是进行放松训练。第二个阶段,按引起焦虑反应的严重程度,依次列出相关刺激情境的等级,然后从引起最弱的紧张反应的情境开始,逐一经历或进行想像、描述这些情境。每一情境都要做到完全适应,感到彻底放松为止,然后再接着做下一个较使人紧张的情境,直至最强程度的情境也不引起紧张为止。完成这些训练之后,就可以坦然面对那些原本令人感到焦虑恐惧的社交情境。

**4.暴露疗法**

这是一种主要用于治疗恐惧症的行为治疗方法。其治疗原则是较长时间地想像恐怖的观念或置身于严重恐怖的环境,坚持到紧张感消失,从而达到消退恐惧的目的。暴露方式有想像暴露、现场暴露和角色扮演暴露。一般应在心理治疗师的指导下进行,如果身体条件许可,也可运用其原理自己来实践。比如,害怕与陌生人说话的人,就要经常到人多的地方去,与见到的陌生人说话;害怕去商店购物的人,就应该每天至少商店去20次;不敢在被人注视的情况下打或接电话的人,就应该到食堂或餐厅去,在那儿接打电话。

5.自信训练

由于社交恐惧症的根本原因多为自信心不足,在人际关系中往往表现为过多地考虑对方的感受而不能表达自己的真实情感,从而出现了对人际交往的紧张和恐惧。因此,通过一个专门的增强自信的程序化训练,可以有针对性地减轻症状。

要成为一个自信者,必须准备好以下五点:①决定自己所需要的是什么;这反映了你的权利;②判断自己所需要的是否公平;这反映了他人的权利;③清楚地表达自己的需要;④做好冒险的准备;⑤保持心情平静。

自信训练多以团体训练的形式进行。在自信训练的过程中,可以培养一种既能尊重自己又能尊重他人的能力,来表达属于自己的权利;即在人际沟通中既不处于被动的局面,也不采取攻击和操纵他人的方式。通过自信训练,个体可以学会如何正确地与他人交往,如何适当地表达自己的要求、情感和权利,而不伤害他人的利益。自信训练特别适用于那些不能表达自己愤怒或者苦闷或很难对他人说"不"字的人,以及那些很难表达自己积极情感的人。

# 第五节　促进人际交往

## 一、改善交往技巧

人际交往是一个十分复杂的过程。因此,人际交往技巧的种类繁多,根据交往要素分可以有倾听技巧、表达技巧等,根据交往渠道分可以有言语交往技巧、非交往沟通技巧,根据交往态度不同有共情技巧等,根据交往对象不同可以有同伴交往技巧、师生交往技巧、大众演讲技巧等,而且这些技巧之间彼此重叠。所谓"法无定法,术无定术",在交往中切不可机械地搬用这些交往技巧。

### (一)积极倾听

苏格拉底说过,"自然赋予我们人类一张嘴,两只耳朵,也就是让我们多听少说"。鼓励他人谈论他们自己、他们的感受、他们的成就,是赢得友谊的有力品质。倾听是人际交往中比说还重要的因素,倾听有助于我们深入地了解别人,有助于我们从别人那儿学到许多有益的东西。每个人所谈论的往往是其感受颇深的事物,这些对于弥补和增长我们的经验是大有益处的。许多人际交往问题障碍就源自其不善于倾听。

"倾听"不同于"听"。"听"是一种被动的状态,是用耳朵在接受声波的刺激;而"倾听"却是用心在探究对方言语中的信息及其意义。

人本主义心理学家罗杰斯首先提出了"积极倾听"的概念,并探讨了影响交往的倾听问题,常见的有:听而不闻、敷衍了事,有兴趣才听、没兴趣不听,任意打岔、不听完就反驳,不能理解语词背后的深层含义、只注意结论而忽视了对方谈话的过程和细节,等等。

积极倾听的技巧包括识别对方的信息、采用积极的倾听态度等。

所谓"识别对方的信息",是指要能识别对方所传递的是事实信息、需要听者反馈的信息、情感信息、双重信息和非言语信息等。例如,①室友:我买了酸奶,你喝一杯吧!(事实信息)②老师:这几天,你上课时注意力好像不太集中,你有什么困难吗?(需要听者反馈的信息)③男友:我今天实在太累了,我不想与你一起去自习了,再说,最近你总是在自习时跟我聊天。(情

感信息)④女友:好,好!你想分手就分手吧!(双重信息)⑤老师(皱眉):……(非言语信息)

所谓"采用积极的倾听态度",是指在倾听时要能有包括目光接触、点头、微笑、身体前倾等表示专注与鼓励的身体语言,用语气词或短语进行鼓励和反馈,用重述表示理解,用正确的提问进行澄清,用相应的面部表情和合适的语言表达共情。

一位作家说:很少有人能经得起别人专心倾听后所给予的暗示性赞美。即使是一个牢骚满腹、怨气冲天、蛮不讲理的人,在一个有耐心的、共情的倾听者面前,常常也会被"软化"而变得通情达理。不管面对一个多么冲动或愤怒的场面,只要能积极地倾听,整个气氛便会缓和。

如果你希望改善自己的人际关系,就从倾听开始吧!

## (二)适当表达

人际交往主要通过言语与非言语渠道来交流信息、表达情感。因此,在人际交往过程中就应善于运用言语技巧与非言语技巧来做适当表达。

有人把言语技巧总结成"TACTFUL":T(Think before you speak)——三思而后"言";A(Apologize quickly when you blunder)——失言时立刻致歉;C(Communicate,don't compete)——和别人沟通,不要和别人竞争;T(Time your comments)——挑对说话的时机;F(Focus on behavior-not on personality)——对事不对人。

非言语技巧是指利用面部表情、身体姿势动作、语调表情、目光接触、人际距离来表达信息。

比如,根据艾根1977年的研究,在与陌生人交往时,若按照SOLER模式表现自己,可以明显地增加别人对我们的好感。S(Sit facing the person)——坐着要面对别人;O(with the Open posture)——姿势要自然放开;L(Leaning slightly forward)——身体微微前倾;E(making Eye contact)——目光接触;R(being Relaxed)——放松。因为这样的身体语言所传达的信息是:"我很尊重你,对你很有兴趣,我内心是接纳你的,请随便。"

又如,在人际交往中要善于运用目光接触。如果你希望给对方留下较深的印象,你凝视他的目光就要久一些,以表达自信。如果你想在和对方的争辩中获胜,那你千万不要把目光离开,以示坚定。如果你不知道别人为什么看你时,你就要稍微留意一下他的面部表情和目光,便于对策。如果你和别人碰面,觉得不自在,你就要把目光移开,减少不快。如果你和对方谈话时,他漫不经心而又出现闭眼姿势,你就要知趣暂停,你若还想做有效地沟通,那就要主动地随机应变。如果你想和别人建立良好的默契,应花60%~70%的时间注视对方,注视的部位是两眼和嘴之间的三角区域,这样信息的传接,会被正确而有效地理解。如果你想在交往中,特别是和陌生人的交往中获取成功,那就要以期待的目光,注视对方的讲话,不卑不亢,只带浅淡的微笑和不时的目光接触,这是常用的温和而有效的方式。

## (三)真诚赞扬

每个人都有其所短,也有其所长。心理学家认为,赞扬能(帮助)释放一个人身上的能量,调动人的积极性。"赞扬能使赢弱的身体变得强壮,能给恐怖的内心以平静与依赖,能让受伤的神经得到休息和力量,能给身处逆境的人以务求成功的决心"。真心诚意、适时适度地表示你的赞扬,赞扬要既对人也对事,能够增进彼此的吸引力。根据学习理论,经常赞扬他人的人,因为经常给他人带来奖励,就会成为受他人喜爱的人。

当然,赞扬要真诚,要发自内心,比如,称赞一位身材肥胖的女士"苗条",她会以为是挖苦和嘲笑,就显得不够真诚。此外,还要讲究赞扬的艺术,如,挖掘别人身上的隐蔽的优点加以赞扬,效果要好于仅仅赞扬别人身上显著的、公认的优点。赞美一位美女"聪慧、有能力"比赞美她"漂亮"往往更有效果。

**(四)自我暴露**

尽管有许多方法可以用来与他人发展亲密关系(如友谊或爱情),但在心理学家看来自我暴露无疑是最常用也是最有效的方法。自我暴露是指个体把有关自己个人的信息告诉给他人,与他人共享自己内心的感受和信息。在许多心理学家看来,一个人是否有适当的自我暴露是其人格健康的重要标志。

自我暴露的进程一般包括四个发展阶段,即定向阶段(谈论天气、食物、音乐等)、探索性表达情感阶段(发表对老师的评价等)、表达情感阶段(讲述对父母的情感、自己最担心的事等)、稳定地表达情感阶段(告诉对方自己非常隐私的事等)。Fitzpatrick(1987)指出,如果一个人在与他人交往时缺乏这种自我暴露,他便难以与他人建立起有意义的联系,也会感受到更多的寂寞。

自我暴露需要把握好时机,否则就可能犯只顾自己滔滔不绝、不顾别人的感受之大忌。一般而言,谈自己的合适时机之一是有人邀请你谈谈自己的时候。这时,如果你能适度地展开自己会引起大家的兴趣和好感。另一种时机是当他人谈的情况和感受与你自己比较一致时,即"我也……"的技巧。人们总是喜欢那些经历和看法与自己一致的人,因为赞成自己的人实际上是在肯定我们的价值和自信。所以,"我也一样","我也喜欢这个","我有过和你同样的经历"之类的表白往往能激发对方积极的反应,使交谈气氛热乎起来。

**(五)学会共情**

许多人际交往问题的发生与共情技巧的缺乏有关,如表达和倾听时以自己为中心,不顾及别人的感受,或者不会利用反馈来表达共情,等等。所谓共情,也即设身处地,是指在人际交往中要感同身受和换位思考,设身处地从对方的角度来考虑问题,将心比心地体会对方的情感。只有这样,个体才能在交往中达到心灵互通、情感共鸣和相互帮助。最简单的共情技巧包括目光接触、点头、重述对方的话、表示理解对方的情感等等。

## 二、端正交往态度

交往态度是个体自我价值感、自我效能感的反映。

**(一)我好——你也好,我行——你也行**

适度的自我价值感是适当的交往态度的基础。自我价值感来源于对自己作为一个独特的个体而存在的固有价值的认识。任何一个个体都是无法完全被取代的,都有其独特性,有其独特的创造性潜能。伴随这种价值感而来的是对他人的独特性价值的理解以及对他人的尊重。是否具有这种适度的自我价值感直接影响到人际交往的态度。

根据美国人埃里克·伯恩(Eric Berne)创立的交互作用分析理论,在人际交往中存在着四种交往态度,即:①我不好——你好,我不行——你行;②我不好——你也不好,我不行——你也不行;③我好——你不好,我行——你不行;④我好——你也好,我行——你也行。

持"我不行——你行"交往态度的人,在人际交往中常常表现出不同程度的自卑和恐慌,最为极端的表现是社交恐惧症。持"我不好——你也不好,我不行——你也不行"交往态度的人,不喜欢自己也不喜欢别人,既看不起自己也看不起别人,既不会去爱人也不能体验和接受他人。持"我好——你不好,我行——你不行"交往态度的人,常常表现为充满优越感,骄傲自大,自以为是,总以为自己是对的,别人是错的,经常认为自己对别人好而别人对自己不好,并为此感到愤愤不平,把人际交往失败的原因都归咎于他人的责任。这三种交往态度都会阻碍人际交往,并且不利于心理发展和心理健康。

成熟的、健康的交往态度应该是"我好——你也好,我行——你也行"(理性、理解、宽容、接纳)。具有这种交往态度的人有适度的自我价值感,能充分体会到自己拥有一种强大的理性能力,相信自己也相信他人、爱自己也爱他人。这种人不是十全十美的人,却能客观地悦纳自己和他人,正视现实,并努力去改变自己能改变的事物,善于发现自己、别人和外部世界的光明面,从而使自己保持一种积极的、乐观的、进取的、和谐的精神状态。

**(二)主动交往,热情待人**

自我效能感是由班杜拉在 1986 年提出的,是指认为自己能够成功完成某一任务的信念。自我效能感影响人的认知、情绪和意志。自我效能感水平高的人思维更敏捷、更能解决问题;情绪较少有焦虑、抑郁和无助;更能制订有挑战性的目标,遇到困难更有韧性;人际交往更主动,待人更热情,人际关系更广泛、更和谐;生活得更健康,更有成就。

人际交往本质上是一个互动的过程,但许多时候互动链的运行需要有人激发。而自我效能感水平高的人相信自己一定能成功,所以往往会主动激发,开启人际互动链,即他们往往首先向别人发出友好的信号,主动关心别人,帮助别人,与人打招呼……"敬人者,人恒敬之",他们以此打开了人际交往的局面。

当面临人际危机时,主动交往,主动解释,消除误解,对于重新建立良好的人际关系非常重要。

心理学家发现,热情是最能打动人、对人最具吸引力的特质之一。一个充满热情的人很容易把自己的良性情绪传染给别人。一个面带微笑的人很容易被他人接纳。每个人在生活中都会遇到许多烦恼的事,但我们不应被它们所奴役,而应像鲁迅先生所说的那样:敢于直面惨淡的人生! 学会愉快地面对生活可以从行动入手,让自己高兴地去做事,以微笑去待人。

要热情待人还需要从心里对他人感兴趣,真心喜欢他人。人们更容易喜欢那些对自己感兴趣的人。"只要你对别人真心感兴趣,在两个月之内,你所得到的朋友,就会比一个要别人对他(她)感兴趣的人,在两年内所交的朋友还要多。"

## 三、增加人格魅力

前文提到人格特征是影响人际吸引的重要因素,因此,要增加人际吸引力,建立良好的人际关系,也可以从改变不良的人格特征,培养良好的人格特征着手。当然,人格魅力的培养是一个长期的过程,需要不懈的努力。

### [附录]　人际交往能力评估

**提示语**:以下这份人际交往能力自测表,共包括 30 道题,你可按照自己的符合程度进行打分。凡符合者打 5 分,基本符合者打 4 分,难于判断者打 3 分,基本不符合者打 2 分,完全不符合者打 1 分,最后统计总得分。

1. 我上朋友家做客,首先要问有没有不熟悉的人出席,如有,我的热情就明显下降。　(　　)
2. 我看陌生人常常觉得无话可说。　(　　)
3. 在陌生的异性面前,我常感到手足无措。　(　　)
4. 我不喜欢在大庭广众面前讲话。　(　　)

5. 我的文字表达能力远比口头表达能力强。　　　　　　　　　　（　　）

6. 在公共场合讲话，我不敢看听众的眼睛。　　　　　　　　　　（　　）

7. 我不喜欢广交朋友。　　　　　　　　　　　　　　　　　　　（　　）

8. 我的要好朋友很少。　　　　　　　　　　　　　　　　　　　（　　）

9. 我只喜欢与同我谈得拢的人接近。　　　　　　　　　　　　　（　　）

10. 到一个新环境，我可以接连耗几天不讲话。　　　　　　　　　（　　）

11. 如果没有熟人在场，我感到很难找到彼此交谈的话题。　　　　（　　）

12. 如果要在"主持会议"与"做会议记录"这两项工作中挑一样，我肯定是挑选后者。（　　）

13. 参加一次新的集会，我不会结识多少人。　　　　　　　　　　（　　）

14. 别人请求我帮助而我无法满足对方要求时，我常感到很难向人开口。（　　）

15. 不是不得已，我决不求助于人，这倒不是我个性好强，而是感到很难向人开口。（　　）

16. 我很少主动到同学、朋友家串门。　　　　　　　　　　　　　（　　）

17. 我不习惯和别人聊天。　　　　　　　　　　　　　　　　　　（　　）

18. 领导、老师在场时，我讲话特别紧张。　　　　　　　　　　　（　　）

19. 我不善于说服人，尽管有时我觉得很有道理。　　　　　　　　（　　）

20. 有人对我不友好时，我常常找不到恰当的对策。　　　　　　　（　　）

21. 我不知道怎样同嫉妒我的人相处。　　　　　　　　　　　　　（　　）

22. 我同别人的友谊发展，多数是别人采取主动态度。　　　　　　（　　）

23. 我最怕在社交场合中碰到令人尴尬的事情。　　　　　　　　　（　　）

24. 我不善于赞美别人，感到很难把话说得自然、亲切。　　　　　（　　）

25. 别人话中带刺揶揄我，我除了生气外，别无他法。　　　　　　（　　）

26. 我最怕做接待工作，同陌生人打交道。　　　　　　　　　　　（　　）

27. 参加会议，我总是坐在熟人旁边。　　　　　　　　　　　　　（　　）

28. 我的朋友都是同我年龄相仿的。　　　　　　　　　　　　　　（　　）

29. 我几乎没有异性朋友。　　　　　　　　　　　　　　　　　　（　　）

30. 我不喜欢与地位比我高的人交往，我感到这种交往很拘束，很不自由。（　　）

**记分与解释**：把你的得分相加即为本测验的总分。你的总分越高，你的沟通能力就越弱，反之，你的总分越低，你的沟通能力就越强。

如果你的总分大于120分，那么你的交往能力存在很大的问题。你不太交往或你不喜欢交往，沟通交往对于你来说，是一件痛苦或害怕的事。你在社交场合，习惯于退缩、逃避，你对自己的交往能力没有自信，你还没有学会如何与别人尤其是陌生人打交道。

如果你的总分在91～119分之间，你的交往能力还有待进一步提高，你对人际交往还有些拘谨和尴尬。但是你是可以交往的。

如果你的总分在70～90分之间，你的交往能力尚可。

如果你的总分低于70分，那么你是一个善于交往的人，你喜欢交往，能从交往中获得快乐和收获。你能与不同的人相处，能较快地适应环境。你的总分越低，你的交往能力就越强。

（测验结果仅供参考）

（沈晓红、刘伟）

# 9　　个人与环境

我们每个人都生活在各种环境中。不同的环境对我们的身心健康有不同的影响。清新的空气、优美的音乐有益于人的身体健康,使人心旷神怡,学习、工作效率提高,而污浊的空气、嘈杂的噪声损害人的身体健康,使人心烦意乱,降低学习、工作效率。环境的重要性越来越受到人们的重视。在本章中,我们将要探讨各种环境对社会行为和人际适应的影响,以及个人空间、拥挤、污染、噪声等环境问题给人们心理卫生状况带来的冲击。

## 第一节　环境的类别及其影响

人类不是孤立的,而是生活在各种环境中,人类的一言一行都有着环境的烙印。不同的环境给人不同的心理感受,也影响人们作出不同的行为来适应和协调。以下将从自然环境、社会环境与学校环境等方面来论述环境对心理健康的影响。

### 一、自然环境与心理健康

对人的心理健康而言,季节、气候、天气变化、色彩、声音、空气、景观等常是重要的影响因素。炎炎夏日,使人感到烦躁不安;连绵阴雨,常给人以压抑、烦闷和多愁之感;风和日丽,则让人舒适欢畅、心旷神怡。自然环境剧变,如洪灾、火灾、沙尘暴、风暴袭击等,会造成环境的破坏,社会的不稳定,整个社会都处于紧张的气氛中。人类长期生存在恶劣环境中,会损害身心健康,甚至导致心理失常和精神疾病。例如,20世纪二三十年代德国科学家曾报告了焚风(即干热风)所引起的呼吸困难、血压升高、偏头痛、眩晕、恶心、烦躁、抑郁等"焚风综合征"。焚风区大气干热且大量带电,阴离子达 4000 个/cm³,此刺激可以使机体产生应激反应、内分泌变化,会诱发溃疡病、手术后出血、急性阑尾炎、胆石症、肾绞痛、心肌梗死等,它还能使一些人的情绪莫名其妙地低落,甚至导致情绪错乱而失去理性。例如,当焚风吹来时,有的人会因此沮丧不已而寻死上吊,犯罪率和工伤事故上升,交通事故也会明显增加。

自然环境对心理健康的具体影响参见第四节。

### 二、社会环境与心理健康

Krodber 指出:"人类心智广大的可塑性,几乎全部为他周围的一切所决定,其中最大的影响力也许来自个人所生存的社会。"人不是孤立的,而是社会中的一员。自然环境对个人心理状态和行为的影响是直接和易于察觉的,而社会环境对个人的影响常常是比较间接、隐性、不易察觉的。

社会环境包括经济状况、政治体系、科技水平、社会文化、家庭组织、社会价值观、道德观等。现代社会快节奏、多变化、强竞争,给人们的心理健康带来很大挑战。

1. 经济状况与心理健康

个人的心理健康不仅与国家整体的经济状况有关,也与一个家庭的经济状况有关。

当国家整体经济繁荣、财富充裕时,人们的生活水平提高,个体就业机会增加,因失业而引起的恐惧相对减少。当经济萧条时,个体就业机会减少,失业的压力会导致人们心理健康状况恶化。社会整体的经济衰退、失业率和犯罪率的增加与精神崩溃、家庭分裂的增加及其他社会心理问题(如绑架、恐怖主义等)的出现密切相关。长期研究自杀课题的郑泰安教授观察发现,从 1997 年亚洲金融风暴开始,包括日本、韩国、中国香港、中国台湾,自杀率都开始攀升,且以中、壮年的男性最多。已经进入职场的上班族,要承受工作压力、失业的恐慌,而正要进入职场的年轻人,则要面对找工作的困难,即经济大环境变动,使人的情绪也变得焦虑、忧愁,容易产生自杀倾向。

但同时应该注意到:经济繁荣的同时,却有一批人陷入新的贫困中。现在全球范围内正在出现贫富差距拉大的现象,而这种现象在一些缺少完善的福利体制的新兴国家中更为突出(图9-1,图 9-2)。第 344 期《就业情报》杂志报道:专家们担心,随着全球化的加快,富者愈富,贫者愈贫,将会危及社会的平衡发展,使社会的裂痕不断加深。贫富差距的进一步拉大,很多人不能及时调整自己的心理,患上了不同程度的心理疾病,精神处于亚健康状态,具体表现为担忧、失落、自卑、困惑、愤懑等心理。据重庆市协和心理顾问事务所与有关单位对全国数百个企业家的抽样调查表明,59.77%的被调查者存在心理问题,其中 36.78%的被调查者有较明显的心理障碍,其中有明显抑郁症或躁狂症等心理疾病的占 5.78%。来自北京心理危机研究与干预中心的数据表明,自 20 世纪 80 年代以来,我国竟有 1200 多名企业家因种种心理障碍走上自杀之路,而这还仅仅是有文字记录的一个部分。

图 9-1  这幅曾引起震惊的画名为《灾难》,画中这个孩子因为长期营养不良而瘦骨嶙峋,后面的老鹰在等着这个孩子死掉好成为它的食物。

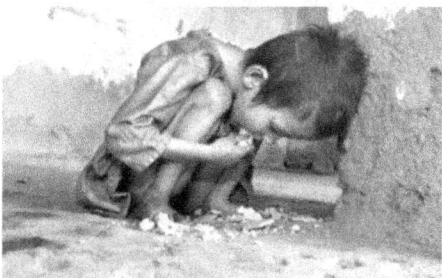

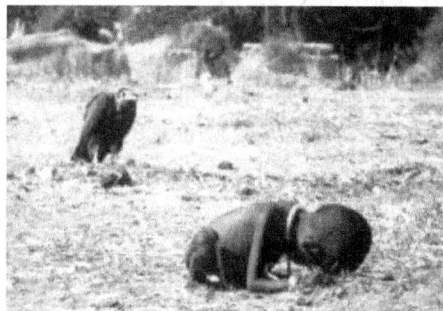

图9-2  这个穿着破烂的孩子在饥饿难耐的情况下,只得吃地上的食物碎渣。

　　家庭经济状况也会影响个体的心理健康。McLeod and Shanahan(1993)发现,经济状况不好,或是长期处在贫穷状态、经济资源缺乏的人,心理健康状况通常都不是很好。研究还发现,在美国,中产阶级家庭的儿童,其智商和社会技能指标要高于经济地位较低家庭的儿童。在中国,用 SCL-90 对大学生进行家庭收入和心理健康状况的研究,发现来自低收入家庭的大学生,在"人际关系敏感"和"抑郁"两个维度上得分明显偏高。通常在低收入家庭中,父母对子女较为严厉,对孩子的责骂或惩罚较多。贫困造成较多的家庭矛盾,使家庭气氛紧张,例如父母心情不佳,将消极情绪向孩子发泄会造成孩子的压抑;或缺少对孩子的关心,缺乏良好管教方式;或降低对孩子的期望水平,忽视孩子的教育。家庭经济状况不好本身也会造成孩子心理上的自卑,若不注意引导,则会导致其适应不良。而在经济状况较好的家庭中,父母比较注意对孩子的管束,要求孩子克制,强调责任感和成就,对孩子的期望水平较高。孩子看重成败,成就动机高,也容易产生焦虑和内疚。

　　随着人们寿命的延长,社会趋向老龄化,老年人的健康被广泛关注。许多学者把经济状况作为评定老年人健康的指标之一。一项对长春市 374 名老年人进行了"应付方式对不同方面的健康状况的影响"的问卷调查研究发现:老年人面对问题采取的应付方式从多到少依次为淡化、面对、探索、退避和幻想,文化程度低、经济状况较差的老人更多地采取退避和幻想的方式。"淡化"对老年人的心理健康有维护和促进作用,而"退避和幻想"使心理健康水平下降。若经济状况不好,营养、医疗、精神、心理健康、人际关系相对难以得到保证,且常常形成恶性循环,进一步造成早衰、早亡。同时,心理健康状况不良的个体较难获得经济状况的改善。

　　但经济收入的高低与心理健康程度的高低并不是平行的,经济收入高,也会出现很多心理问题,芝加哥的富人区是需要心理治疗的人最多的区。金钱只能满足人肉体的需要,但不能满足人心灵的需要。对于心灵的虚空、迷惘、恐惧等,金钱无能为力。只有学会做好金钱的主人和管理者,正确地使用金钱才能利人利己。

　　2. 政治体系与心理健康

　　一个国家的政治体制会强有力地影响国民整体的心理健康状况。

　　从纵向看,和平时期的国家,其国民整体心理素质较高,常常表现为积极、乐观、互助和情绪稳定等。而战争和遭受恐怖威胁时的国家,其国民时刻处于应激和恐惧状态中,没有安全感,容易表现出消极、悲观、焦虑、情绪极不稳定等,即使战争和威胁结束后,仍心有余悸,谈其色变。在南京大屠杀中,二三十万中国人罹难,少数幸存者家破人亡,身心受到伤害,留下创伤后遗症,他们的生活被阴影笼罩着。刚过去不久的"9·11"事件(图 9-3)对美国人来说,意味着惊悸、伤害和惨痛。2002 年 8 月 7 日出版的《美国医学协会杂志》发表的一篇研究报告说:在 2001 年 9 月 11

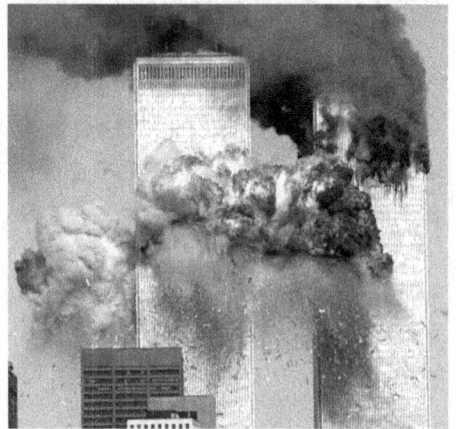

图 9-3

日这一天,以恐怖心情看到世贸中心大楼倒塌的纽约居民在心理上所承受的压力大于其他的美国人。纽约大都会地区可能有 50 万人患有"创伤后心理失调症"。

　　中东战争也给人们带来很大的伤害,暴乱一直没有停止,每天会有很多人因此丧生、被绑架、美好家庭被破坏等。当地时间 2006 年 11 月 21 日，黎巴嫩工业部长皮埃尔·杰马耶勒在光天化日之下被暗杀身亡。图 9-4 为杰马耶勒的妻子悲痛万分。

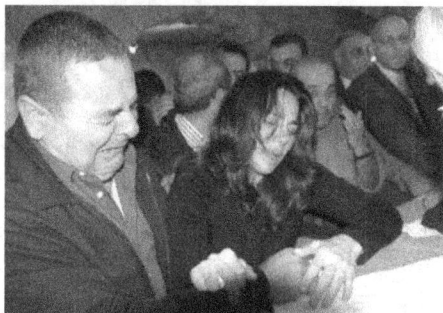

图 9-4

从横向看，不同政治制度国家的人常表现出异乎寻常的人格方面的"国籍特征"。如在北欧，普遍实行"从摇篮到坟墓"的全民福利制度，人们常常表现出闲散、追求个人兴趣的人格特征。在美国，法律强调个人价值，人们常常表现出追求自我价值实现、张扬人格的人格特征，每个人都必须充分发挥自己的能力，公平地与他人竞争，依赖是不受鼓励的。从心理健康的角度来说，个人的依赖心理和在竞争中渴望得到他人支持和帮助的心理较容易受挫。我们可以见到很多白手起家、少年得志的成功例子，但也可以见到很多从强调独立、蔑视依赖的现实舞台中败下来的胃溃疡患者、精神病患者和恐惧症患者等。

### 3. 科技进步与心理健康

科技提高了劳动生产率，带来新产品，"制造"出了休闲时间，但由于个人用于学习科学知识和技能的时间与日俱增，科技又吸附了人们的大量时间，而且终生教育的需求大大增加。这些因素都不可抗拒地影响和改变着国家的经济结构、教育制度与人们的生活方式、世界观、人生观和价值观等，给人的心理健康状况带来了冲击和挑战。

第一，科技发展给人带来工作压力。适度的工作压力有助于排除心中的空虚和郁闷，令人振奋，使人向上，提高工作效率和学习效率；但过度的工作压力，则给人带来苦恼，使人产生生理、心理以及行为失调反应，如焦虑、心悸、神经衰弱、消化不良、沮丧、注意力不集中、自我评价过低、工作效率差等。随着科技的发展，新技术的普及，一些传统的工作将不复存在，而出现很多新的工作领域。在这种变化中，人们担心自己原来的工作技能和知识在某一天突然变得一文不值，自己将被时代淘汰，由此可能产生不稳定感、恐慌、焦虑等。

第二，科学的发展带来了信息技术的日新月异，如今计算机已演绎成为时代的主角，正以前所未有的态势向前拓展，极大地改变着人们的生活、学习、工作和思维方式。这些变化挑战人们是否有足够的时间和精力去适应迅速变化的新环境，会给人们的心理带来很大的冲击。

第三，科技进步也常常让人感到无所适从。快节奏、多变化、强竞争的生活、工作方式及超载信息，使人们找不到可以寄托心灵的东西，人们整天忙忙碌碌，却不知道自己在追求些什么东西，没有时间省视自己，不能对人生的很多很本质的问题进行思考，如人从哪里来，人活着的价值是什么，人要往哪里去等问题。等到人生所剩无几的时候再去思考，再回头去看，发现自己这一生忙忙碌碌，却一无所得，竟然没有一件事物可以使自己的心得到满足，内心虚空没有平静，这将是何等的悲哀啊。

第四，科技进步，使人们物质生活得到改善、提高，但并不会使人们的精神生活、道德水准自动升华。科技只是个工具，高科技如果被人利用用于犯罪，则给个人的身体和心理甚至整个社会带来严重伤害。

### 4. 社会文化与心理健康

19 世纪就已有一些心理学家、哲学家和精神病专家等把日益增多的精神疾病与文化联系起来，认为社会关系和心理的失调是工业革命的副产品，社会文明的进步使人类因失去自然淳朴的天性而堕落,精神病是我们为争取文明所付出的代价的一部分。大量的研究显示,心理障碍的起因、分布、患病率、表现形式、病程和转归等都与文化环境密切相关。社会文化是影响心理健康的一个非常重要的因素。

人与社会相互影响,因此人的人格形成与社会文化是分不开的。例如,中国的传统文化以儒学为正统,儒学在个人修养上"主静"、"庄敬"、"慎独",它维护宗法礼制,强调上下尊卑的伦理秩序,抑制个人自由,使人们容易形成内省型人格:中庸、稳健、持重、忍耐、勤劳、安于现状、注重私德。不同社会文化的价值取向不同,亦对人格产生影响。如爱尔兰社会文化强调人性本恶,因此爱尔兰人有较强的罪恶感。与之相反,中国传统文化认为人性本善,以和为贵,忍让为美德。西方有较多的人相信上帝的存在,在神的眼里人人都是平等的,所以他们认识到人的价值,每个人都是独一无二的,他们不需要用许多附加的东西使别人承认自己的价值。

### 三、学校环境与心理健康

学校环境是学生不断成长和发展,并走向社会的重要土壤。学校环境是指学校中能够对学生的身心发展产生实际影响的全部条件,按其控制和作用的特点,可划分为"硬环境"、"软环境"。学校"硬环境"是指学校中对学生的身心发展产生实际影响的,有较为明确的要求和具体评价标准的客观条件,如学校中的学科设置和教学、学校的常规管理以及教学设备、周边环境等等。学校"软环境"是指学校中客观存在的,主要由教师控制和把握的,常以潜移默化的方式对学生的身心发展产生实际影响的各项条件,如学校和班级的风气、教师的人格特点、心理状况、教育方法等等。学校环境对学生的身心发展产生何种影响,或积极或消极,取决于在这一环境中起主导作用的教师。若消极因素不能得到有效抑制,就会对学生的健康发展产生不利影响,最直接后果是危害学生的心理健康,甚至会导致学生产生各种心理障碍。

学校环境对学生心理健康的影响是极为深远的,主要表现在以下几个方面:

#### (一)学校环境影响学生正确自我认识的形成

自我认识是人类自我意识的重要组成部分,主要包括两个方面:自我观念和自我评价。正确的自我认识是心理健康的重要标志,也是儿童人格全面发展和优良人格品质形成的前提条件。而正确的自我认识是在良好的教育、教学条件下逐渐形成和发展起来的,在这一过程中由教师调节和控制的学校"软环境"起着至关重要的作用。由于各年龄阶段学生心理发展的不成熟性和认识水平较低的局限,他们表现出如对教师的评价较为敏感,对自己在同龄伙伴中的地位较为关注,对学习中成败的体验较为深刻等特点。这就更使他们对学校"软环境"中各要素的影响有着很强的易感性。所以,教师对每个学生所持的态度、所做的评价和所采取的教育手段和方法,都会直接影响学生对自己的评价和认识,最终影响学生正确自我认识的形成。

#### (二)学校环境影响学生和谐人际关系的建立

人际关系和谐是心理健康的一个重要标志,也是心理健康的一种强有力的促进因素。学生能否在学校里和老师、同学建立起和谐的人际关系,对他们心理的健康发展有着极为深远的影响。研究表明,学生中出现的各种心理问题以及较为严重的心理障碍,很多和学校中不良的师生关系或同学关系密切相关。所以,帮助学生建立良好的学校人际关系是促进学生心理健康发展的重要途径。教师是学校中人际关系的核心和主要协调者,教师的人格特点、心理健康状况、教育的方法和手段以及所倡导和培育的班风,无不对学校中的各种人际关系产生深刻影响,所以,加强学校"软环境"建设是建立和谐人际关系的重要前提。

### (三)学校环境影响学生健康情绪生活的营造

人的各种心理活动都伴有相应的情绪体验,情绪是否健康能比较明显地反映一个人的心理健康状况。学校中的许多要素都会直接或间接地影响学生的情绪,使之产生积极或消极的情绪反应。如在由教师营造的心理氛围和环境中,学生既可能形成满意、愉快、乐观、开朗的良好情绪状态,也可能产生压抑、忧虑、恐惧等不良情绪反应。所以,学校应该关注与学生的情绪密切相关的学校环境,以利于学生营造健康、积极向上的乐观情绪。

### (四)学校环境影响学生积极的学习行为

德国教育家第斯多惠说:"教学的艺术不在传授的本领,而在于激励、呼唤、鼓励。""罗森塔尔效应"的存在就说明学校环境对学生的学习潜力和学习行为具有很大的激励作用。教师的期待,通过言行、表情传达给学生,学生因此受到鼓舞,感受到老师对自己的殷殷之情,便会更加积极主动地配合老师的教学,并朝着老师期待的方向发展。每当差生有了些微的进步时,来自教师的一句表扬,一个友好的动作,甚至一个肯定的眼神都能使他们倍受感动和激励;反之,如果老师认为学生已无可救药,对其抱着消极期待,学生就可能自暴自弃,最终导致消极的学习行为。

此外,教师无意识的一言一行,甚至一个眼神,都构成一种环境,潜移默化,日积月累,对学生的身心发展产生着深远的影响。心理健康的教师,能通过自身的言行为学生塑造一个借以模仿的完美形象,使学生在其潜移默化的影响下向健康的方向发展;能在学生中间创造一种和谐与温馨的气氛,使学生如沐春风,轻松愉快。相反,心理不健康的教师,可能会危害学生的心理健康。如教师对学生怀有敌意,态度专横,学生创造性、独立性的发展就会受到抑制,甚至心理受到创伤。

教师职业是崇高而伟大的,但教师工作的辛苦、繁琐、巨大压力等,极易使他们产生各种不良情绪或一些心理问题,如果不能得到及时疏导,会逐渐加重甚至导致各种心理障碍。所以,在学校中开展针对教师的心理咨询活动,使每个教师拥有一个健康的心理状态,是学校心理健康教育不可忽视的一个重要环节。

## 四、家庭环境与心理健康

家庭环境是指家庭的物质生活条件、社会地位、家庭成员之间的关系及家庭成员的语言、行为及感情的总和。家庭成员之间的关系是指生活在家庭内部的各个成员之间的关系,主要有夫妻关系、亲子关系、其他关系等。夫妻关系也是婚姻关系,在家庭中表现为丈夫和妻子之间的感情、权利和义务的关系,是家庭关系的基础。夫妻关系的好坏决定一个家庭的和睦幸福与否。受经济、政治、社会心理、传统观念以及夫妻双方人格等因素的影响,夫妻关系可分为主从型、合作型、斗争型和无为型等四种。来自婚姻内部的伤害,比来自外界的破坏性更大、杀伤力更强。例如,据2003年无锡日报上《新新人类颠覆传统婚姻观》一文报道,新新人类的"婚姻走势"包括"同居、试婚增多;外遇更常见,往往不是基于对婚姻的不满,而是成为寻求刺激、激情与补充婚姻不足的手段;离婚率剧增,离婚很可能没有具体理由,仅仅是生活的平淡乏味、配偶双方交流的障碍与相处的疲惫,孩子也已经不再成为离婚的障碍"。错误的婚姻观会导致婚姻矛盾重重,进而容易导致寂寞、怨恨、失落、报复等心理的产生。而良好的夫妻关系,即夫妻间感情甚笃,互尊互敬,互谅互让,互信互爱,互勉互慰,能促进双方的身心健康,使双方生理、心理及社会的各种需要都能得到最大程度的满足,从而使双方精神愉快,工作学习富有朝气,对生活、对人生充满了爱,对未来充满了希望,能真正获得一种幸福感。

家庭是一个人成长的第一所学校。家庭环境的优劣,不但直接影响孩子的身体健康及学习成绩,而且对他或她的心理健康产生正反两方面的影响,可以促使其良好的行为习惯的形成,也可以导致其人格的缺陷和不良的行为习惯。其中父母的教养态度和教育方法扮演非常重要的角色。父母的教养态度,大致可分为四类:

第一类是专横的遵循封建旧规的家庭,强调辈份和绝对服从父母的意志,因此孩子稍有不从就会加以惩罚。孩子自身缺少自主权,要看父母脸色做人,久而久之可能会形成胆小、自卑的心理,缺乏自信和独立性,或会变得暴戾、横蛮、撒谎、逆反心理强,常常会在捉弄别人、寻找报复中得到心理上的补偿和平衡。

第二类是过分娇宠,有求必应的家庭,家长只想为儿童提供无所不至的帮助和保护,久而久之会使孩子养成极大的依赖性和自私、任性、放肆、易发脾气、好夸口的品性。

第三类是放任自流,不过问的忽略型家庭。儿童会因为得不到父爱与母爱而产生孤独感,久而久之容易形成富于攻击、冷酷、自我显示甚至放荡不羁的不良品质,常常会有情绪不安、反复无常、容易触怒、对周围的事物漠不关心的心态。

第四类是以民主、平常的态度对待儿童的家庭。这类家庭具有忍耐、平等、随和谅解、互相爱护关心的美好氛围。父母能给子女以鼓励和引导,而对子女的缺点、错误能给予恰如其分地批评指正。这些有助于子女改正缺点,对别人坦诚友好、自尊、自立、大方、热情,能接受批评和经受压力,发展独立处事的能力。

相关的研究表明,家长的心理健康,尤其是母亲的心理健康与其子女的心理健康相关程度很高。所以家长的心理健康程度低,其孩子容易出现心理问题,甚至心理障碍。据国内最新资料表明,经焦虑或抑郁量表分析发现我国儿童焦虑或抑郁问题的发生率达 6%～7%左右,这些儿童显得孤僻、易激动、烦躁或交往不良,其中学龄儿童学习成绩下降,且易出现违纪行为。对于男性儿童来说,家庭矛盾及父母离异是焦虑或抑郁产生的主要根源。对于女性儿童来说,心理健康状况不仅与家庭矛盾或父母离异有关,还与家庭亲密度、情感表达及知识性和娱乐性程度等有关。如果女孩生活在一个缺少关爱、缺乏亲情、呆板而毫无情趣的家庭中,亦易出现焦虑、抑郁症状及障碍人格特质(Yu et al,2007)。

家庭中的其他关系包括兄弟姐妹关系、婆媳关系、祖孙关系、姑嫂关系、叔侄关系等。在这几种关系中,最敏感、最复杂的就是婆媳关系,婆媳关系不好,会直接或间接地影响到家庭中的其他关系。任何一种不良的家庭关系都有可能使家庭不和谐,甚至使家庭分裂解体,给家庭成员带来心理上的伤害;而家庭关系的改善则会给家庭带来新的平衡、和谐与生机。

# 第二节　个人空间

在现代社会中,生活节奏在不断加快,人与人之间的交往也越来越多,人们不可避免地要受到环境的影响,但也希望对环境有一定的控制,可以拥有自由选择的权利。随着媒体的不断发展,人们的隐私更容易被公布于众,但人们对自己能够相对独立地远离公众的视线,拥有属于自己的个人空间的希望不会改变。

## 一、个人空间的定义

个人空间概念的由来与人际互动距离研究有着千丝万缕的联系。1966年,美国心理学家爱德华·霍尔出版了《隐藏的向度》(The Hidden Dimension)一书,认为人们的情绪情感与使用距离密切相关,并详细探讨了人类空间利用的意义、不同文化背景中空间规范的形式以及人际互动距离。他认为人与人之间的距离可以分为以下四种状态:

1. 亲密距离(15~46厘米)

这是人际间最亲密的距离,彼此能清楚地观察到对方的特征和动作,能感受到对方的呼吸和体温,嗅到对方的体味。除了因环境的拥挤外,这种距离常见于夫妻、母子、情侣之间。就交往情境而言,亲密距离属于私下情境,即使是关系非常亲密的人,也很少会在大庭广众之下保持如此近的距离,否则会让人不舒服。

2. 个人距离(46~122厘米)

这是人际间稍有分寸感的距离,分为近距离(46~76厘米)和远距离(76~122厘米),较少有直接的身体接触,但能够友好交谈,让彼此感到亲密的气息。一般说来只有熟人和朋友才能进入这个距离。个人距离通常是在非正式社交情境中使用。

3. 社交距离(122~365厘米)

这是一种社交性或礼节上的人际距离,也是我们在办公室中经常见到的。这种距离给人一种安全感,处在这种距离中的两个人,可以友好交谈,既不会害怕受到伤害,也不会觉得太生疏。社交距离常见于正式社交场合,目光的适宜接触对维持互动非常重要。

4. 公众距离(365~762厘米)

上课、演讲常在公众距离下进行,明星与粉丝之间也是如此。这种距离能够让仰慕者更加喜欢偶像,既不会遥不可及,又能够保持神秘感。

上述人际交往的四种状态只是大致的划分,在不同的文化背景下,把握人际距离的准则也会有所差异。若与美国人交谈,一般保持在60厘米左右的空间距离上,这是他们认为最有分寸最友好的空间;若与一名阿拉伯人谈话,就要小于这个距离,否则就会出现你往后退他往前追的滑稽场面。因为前者生活在非接触性文化环境中,而后者则生活在接触性文化环境中。

1969年,Robert Sommer曾生动地描述了个人空间:"个人空间是指闯入者不允许进入的环绕人体周围的看不见界限的一个区域。像叔本华寓言故事里的豪猪一样,人需要亲近以获得温暖和友谊,但又要保持一定的距离以避免相互刺痛。个人空间不一定是球形的,各个方向的延伸也不一定是相等的……有人把它比作一个蜗牛壳、一个肥皂泡、一种气味和休息室。"

由上述分析,所谓个人空间,是指人们周围看不见的界限范围内的空间,当有人闯入时,会导致不愉快的感受或是一种要后退的冲动。同时,个人空间并不是固定的,会随着对象、情境的变化而收缩或伸展。

## 二、个人空间的功能

对于个人空间的功能,不同理论有不同的观点。应激理论认为,个人空间的维持是为了避免各种过于亲密的接触导致的应激状态。唤醒理论则认为当个人空间不能满足需要时,人们的某些体验被唤醒,对个人空间大小的忍受程度决定了个体做出何种反应。行为局限理论认为,个人空间是维持和保护个体周围有一定的空间范围,以获得行为的自由。一般而言,个人空间具有以下三个功能：

### 1. 保护功能

个人空间的一个重要功能就是保护个人免受情绪威胁或物理刺激的威胁，减少压力，可以作为身体缓冲区。个人空间越大，就越能做好充分的准备逃离危险刺激。当个体处于过分亲密、刺激量超负荷等潜在威胁下时，会利用个人空间作为自我保护机制，提高私密性和防止过载的刺激，以维持心理上个人所需要的最小空间范围。

研究表明，当人们被骚扰或接受到有关其表现的负面反馈后，如对方态度冷淡或不喜欢，通常会保持较大的互动空间(Karabenick & Meisels,1972；O'Neal et al,1984)。施特鲁布和沃纳(Strube & Werner,1984)研究证实，控制需求较高和面临他人控制威胁的人拥有较大的个人空间。针对监狱的研究发现，有暴力行为前科的人比其他人拥有更大的个人空间，囚犯的个人空间比其他普通人(如大学生)更大(Kinzel,1970；Dabbs,1973)。

### 2. 舒适功能。

在很多人际互动过程中，个人都想维持一个最佳互动距离，距离过远或过近，都会产生消极影响。距离过远使人感到不舒服时，个体会通过如更多的眼睛接触等缩短个人空间距离；距离过近还会使人体验到压力，产生拥挤感，个体采取各种补偿行为，如把身体移远一些、调整眼睛的注视和脸的方向。个人空间的这一作用使个体之间的互动处在最佳水平。

### 3. 沟通功能

一般来说，亲密性与彼此之间的正向感受相关，而疏远性与彼此之间的负向感受相关。作为非语言行为系统中重要的成分之一，个人空间可以用来传达和调整人际交往中的互相沟通。研究者认为，较近的距离既会增强积极的反应，也会增加消极的反应。他们进行了一项实验，要求两个女生为一组(一人为被试，一人为助手)，分别在相距60cm和150cm时共同解决问题。解决问题后，助手的态度或者是中性的，即不对被试作出评价，或者是积极的，即表扬被试解决问题时的聪明策略，或者是消极的，即批评被试解决问题时的策略是愚蠢的。持积极态度的助手最受被试喜欢，持消极态度的助手最不受被试喜欢。但是，在近距离(60cm)的情况下，这两种反应(最喜欢和最不喜欢)都要比远距离(150cm)情况下的反应更为强烈，具有显著性差异。这说明不同的个人空间会带来不同的沟通效果。

## 三、个人空间的侵犯

人类具有生物性、社会性、主体性三大特性，反映在人对空间的需求上便是领域性、公共性和私密性。人们一方面常常对人际交往、沟通予以极大的关注，希望建立友谊，获得信息，另一方面对一定程度的自我封闭表现出需求倾向，要求自我隐匿、有所保留。前面已经提到，个人空间受到侵犯，会导致焦虑不安、无助等负性情绪的产生，让个体感到不愉快和有压力。现在我们将详细讨论人们对侵犯自己个人空间是如何反应的，以及侵犯者又是如何反应的。

一般地，个人空间受到侵犯会引起消极情感的产生，并使个体产生逃避行为。

Barash(1973)根据研究指出，当个人空间被侵犯时，被试会主动放弃原来的地方而避往他处。Konecni等(1975)进行了一项实验，让助手接近等待穿过繁忙马路的人(被试)，侵犯者(助手)站在离被试30厘米、60厘米、150厘米或300厘米的地方。结果发现，助手离被试越近，被试就越快穿过马路。为了进一步弄清楚被侵犯者在这种情况下的感受，史密斯和诺尔斯(Smith & Knowles,1979)重复了上述实验，并让第二名助手在被试越过马路时与被试交谈，发现被试把侵犯者认为不友好、粗鲁、仇视和具有侵犯性的。个人空间受到侵犯的人以消极的方式评价侵犯者,使得自己的激发水准升高,表现为手掌流汗、皮肤电阻改变,以及行为、姿态和脸部表情的变化。

反之,侵犯别人的个人空间也是不愉快的、有可能就加以避免的事情。生活中常常会有这样的情况,从一个人身边走过要比从一个空座位旁走过离得更远一些,从一群人身边走过要比从单个人身边走过离得更远一些。人们有一种倾向,不从正在交往的两个人之间穿过,而是绕道,除非这两个人相距较远,因为在这种情境下从两人之间穿过不会侵犯他们的个人空间。与穿越两个同性别的人之间相比,过路者更愿意穿越两个异性之间。由此我们发现,侵犯他人的空间可能就像自己的空间被他人侵犯一样是消极的。

这种消极反应也存在文化差异和性别差异。如德国人认为个人空间是自尊的延伸,他们非常重视个人空间的封闭性,人与人之间的界限意识十分强烈,其办公室的门总是紧闭着的。美国人不重视空间的封闭性,他们的办公室门总是开着的,但重视听觉空间的侵犯,认为听到别人的谈话是可耻的。所以彼此之间会有一种默认的无形界限,谈话时降低声音。性别差异表现在男女两性对个人空间遭到侵犯时的反应不同,女性对个人空间的独立性更为敏感。此外,在图书馆中观察研究发现,女性最不喜欢陌生人挨着她坐,而男性最不喜欢陌生人占据他对面的位子。

当然,并非所有的个人空间的侵犯都会带来消极的反应,前面的讨论中提到,较近的人际距离既能引发消极的效应,也能引发积极效应。个人空间的侵犯与消极反应之间的联系,还需两个附加条件:自己的需要和对方的个人属性。如一个人遇到麻烦,正处于无助中。此时若一个慈眉善目的陌生人经过,主动前来询问,这个人就不会在乎对方靠他有多近,不会紧张,反而会很高兴。但如果一个长相凶险的人走近来,这个人会怀疑对方有不良企图,就感到焦虑,随着对方的走近,他也可能一步步后退,希望自己的个人空间避免受到侵犯。比如,1987年元旦,中央电视台播放了上海国际友好城市电视节目。在演出会场里,有一条醒目的红地毯从台上一直铺到观众席,演员们沿着地毯走到观众席中,频频向观众致意,使晚会更亲切、和谐。

在生活中人与人之间的和谐都建立在恰当的交往距离之上,而人与人之间的某些冲突也往往是从不恰当的距离开始的。因此,在交往时恰当地运用"距离语言",我们才能拥有良好的人际关系。

# 第三节　拥　挤

拥挤的问题,是与人口激增、城市化进程紧密地联系在一起的。拥挤和密度是两个不同的概念。密度是每单位面积个体数目的量度,是客观的物理状态。而心理学意义上的拥挤是指人们对没有足够个人空间的感受,是主观的心理状态。

## 一、人类的拥挤现象

1978年,桑迪琼姆就拥挤问题对正常人群作了一系列心理学研究,结论如下:①小房间(高密度)使人感到拥挤、不适以及心境不愉快;②同性(尤其是男性)短期处于高密度空间,易产生不良情绪;③短期相处于高密度环境,人的复杂工作能力下降;④长期居住于高密度空间

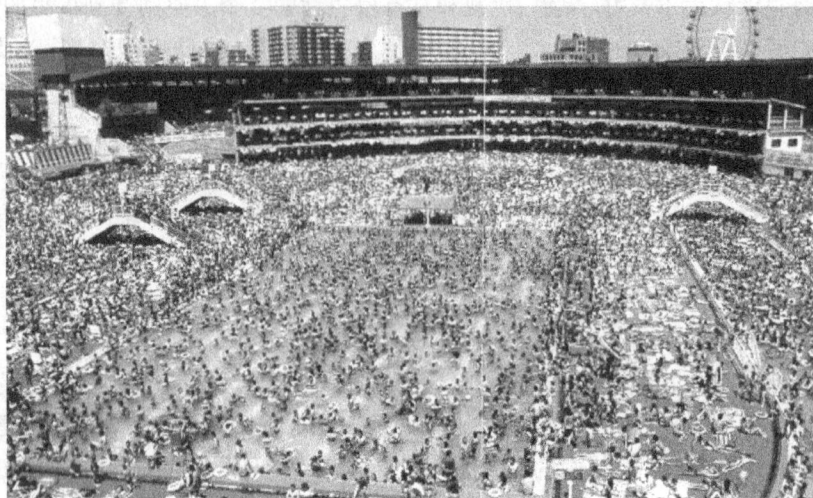

图 9-5　一娱乐场所的拥挤状况

使犯罪倾向增加。

　　监狱拥挤已成为一个众所周知的严重问题。1979—1984 年,美国监狱人口增加了 45%,而同期居住空间却只增加了 29%。研究者们发现,在高密度的生活环境——监狱里,犯人患高血压的概率与他们居住的密度有着密切的关系,并且犯人们对疾病的抱怨随着密度的增加而增加。1978 年,保罗斯等人对十个不同密度的监狱进行了研究,这十个监狱犯人居住的密度从 245 人到 2400 人不等。研究表明,高密度生活空间导致较高的死亡率和较高的精神病发病率。而且犯人的自我控制能力与他们所处的环境压力有一定的关系,生活在单人间监狱和低密度空间的犯人比生活在高密度空间的犯人有较强的自我控制意识。

　　大学宿舍也是心理学家们研究拥挤的"实验室"。在西方国家,心理学家的研究重点是生活在套房式宿舍或走廊式宿舍的学生们。套房式宿舍,是指一小群人生活在各自独立的单元宿舍里,他们拥有一个供小群体共同使用的客厅。走廊式宿舍则是许多人居住在一间间都朝向一个又直又长的走廊的房间里。研究者们发现,居住在套房式宿舍中的学生比居住在走廊式宿舍的人较少有拥挤感。在解决集体问题时,前者比后者也要处理得恰当些。套房式宿舍中的学生显得更具有凝聚力,而生活在走廊式宿舍的学生则表现出不希望有过多相互影响的愿望。

## 二、拥挤的危害

　　《健康时报》(2000 年 8 月 31 日第 13 版)报道:"拥挤的人群正滋生蔓延着一种被称为'拥挤综合征'的隐患,特别需要人们高度警惕。所谓'拥挤综合征',不能算是一种真正的疾病,但它又比许多真正的疾病表现更复杂多样,涉及到社会、心理和生物致病因素的各个方面。首先,从社会致病因素来说,拥挤造成的环境污染、噪声和交通不畅等,使得疾病容易传播,头脑容易发胀,性情容易急躁,也容易造成疲劳、心悸、胸闷,甚至呼吸不畅。其次,从心理致病因素来说,长期处在拥挤环境下生活的人们,由于高度紧张与焦虑不安,容易导致心理状态失衡。一个典型的例子便是在拥挤的车上火气大,常为一点小事而争吵,甚至动手动脚。从生物致病因素来说,拥挤情况既可因人多而杂,空气中混杂各种细菌与病毒,又可因人的热量积累而不易发散,造成环境温度升高,细菌与病毒活力增强,这样细菌与病毒便容易侵入人体,造成疾病传播或流行。"

拥挤是一种主观的感受,是个人空间遭到侵犯的结果。物理密度并不是决定拥挤感的唯一变量,拥挤是"心理密度"的产物。只有当人们在某一时刻感受到存在比他们想到的多出很多的接触时,才会产生拥挤感。例如,一个人想要完全的独处,那么即使只有一个人在他身边,他也会感到拥挤;在一个气氛热烈的迪斯科舞厅中,即使挤满了人,他也不会觉得拥挤。当一个人体验到拥挤时,他也体验到拥挤的压力。拥挤的压力是高密度和其他因素共同造成的,它也直接影响了人们对高密度情境的反应。拥挤压力的心理过程分为丧失控制和刺激超载。

**1. 刺激超载**

刺激超载指人们在情境中接收到的和信息的负荷超出了一个合理的水平(Milgram,1970)。人们在高密度情境中为了适应这种刺激过量的情况,会通过回避、"关闭"自己的注意力等措施来过滤掉周围的一些信息。Milgram 认为,人口稠密的社区里的居民为了保存自己的心理能量,存在着尽量回避那些无关紧要的交往倾向。有时候城市居民看到路边有人跌倒却视而不见,这并非他们不善良或是铁石心肠,而是因为他们不得不为每天所碰到的大量信息排序,以确定哪些应该优先考虑。

**2. 丧失控制**

丧失控制指人们在情境中失去或部分失去对自己或环境的控制能力,并使环境变得不可预测(Altman,1975)。Fleming 等人(1987)的研究工作说明,那些生活在人口稠密社区里的居民要比那些生活在人口较少社区的居民对邻居的控制能力差。这直接导致了一系列不良的反应,如工作绩效的降低、生理上的不良反应等。当个人觉得环境不受其控制影响时,就会降低他对挫折性工作的有效表现,便会放弃想控制的尝试,心理学家塞利格曼称之为"习得无助感"。

拥挤可导致出汗增多、呼吸加快、心率加快、血压升高,会引发一些消极情绪,如烦躁、压抑、焦虑等。拥挤是污染、疾病、高犯罪率、骚动、打斗、精神病等的重要原因之一。《经济晚报》的一篇文章就曾指出,因住房紧张、交通拥挤以致上海每天有 5000 多人吵嘴打架。而有关报道也指出,香港有 5% 的人(即近 30 万人)患有"广场恐怖症",患者在拥挤的地方经常出现恐慌情绪,以致无法正常生活和工作。心理学家的实验证明,拥挤限制了人们智力的发挥。

# 第四节　城市生活

在我国,城市化是一个不可逆转的趋势。城市化水平和经济发展水平的指标都表明,我国城市化的列车已驶入快车道,进入快速发展的阶段。我国人口数量庞大,农业人口占绝大多数,城市化水平每提高一个百分点,即意味着要有 1000 多万农村人口转移到城市,搭上城市化的列车。

## 一、城市生活的特点

城市生活对人们而言是好还是坏?人们为成功地适应城市生活要付出哪些物质上和精神上的代价?这些问题多年来一直备受关注,产生了城市生活决定论、城市生活构成论、亚文化群论等,但没有简单的答案。

城市生活决定论的观点是,由于城市生活有密度高、多样性、超负荷刺激等特点,要求个人具有特殊的适应能力,最后会引起各种变态以及心理失常。国外的社会学和地理学的研究报告表明,城市居民的离婚率上升,酒精消费量增加,精神病发病率上升,对犯罪的恐惧感也大大增加。城市生活收入高,可以享受更加丰富的物质生活,但同时其生活费用也高;而且由于过度依赖汽车,交通变得越来越困难。在微观方面,因为生活形态的不同,人们常常会体验到缺乏他人关心的孤独感。从人跟人接触的情况来看,居住在城市的人,经常下班回家后,就把大门关闭,常常连住在楼下的邻居是谁也不知道。又如,由于刺激超载,在地铁车厢中,人们宁愿低头看报,也不愿与他人接触;在路上碰到步履蹒跚的人,人们宁愿视而不见。看到沿街乞讨的人,习惯化使人们同情的敏感度下降。

城市生活构成论的观点是,即使在高密度地区,人们经常碰到陌生人,但其生活的重要部分还是限制在家庭内部、邻居和朋友等小群体之内。所以不管 100 万人口还是 10 万人口的城市,对一般的亲朋好友群体的社会关系及其成员的人格和基本能动性来讲没有很大影响。人类学家 Lewis 和社会学家 Gans 就持这种观点。城市生活构成论的代表作《都市村民》(The Urban Villagers,1962)提出两个重要论点:①大城市与小城镇和乡村的区别主要不在于规模和密度,而在于作出选择的人;②大城市的集中、人口的多样性和高密度对人无直接关系,但不否认它的间接作用。

亚文化群论是指将决定论和构成论综合到一起的一种相互作用的观点,是由美国社会学家科恩(Conhen A)首先提出的。亚文化群论同意构成论关于城市居民一般生活在特定的种族、职业、宗教等群体之中的观点,但它又不同于构成论。亚文化群论认为,城市的不同生态性质(包括规模、密度、多样性)和亚文化群之间存在着复杂的相互作用,由于允许有共同兴趣和共同价值观念的人组成的"临界集团"的发展,大城市有利于各种各样的亚文化群体的形成。这种亚文化群体可以成为一个社会支持网络并能为其成员提供亲密的感情关系(尽管其中包括黑社会、邪教等)。当人口规模较小时,这样的亚文化群体形成的可能性大大降低。它认为决定论所描述的社交中的缺乏人格、超脱和冷漠确实存在,但热情和有人格的交往也同时存在,尤其在亚文化群体之间。它强调了文化、环境和社会过程的相互影响。

## 二、去个人化

Fistinger 等人(1952)认为当个体处于团体中时,自我的意识会降低,个人的行为已经不再代表他个人,而是属于团体行为的一部分,这会使个人觉得不需对自己的行为负责,从而间接产生责任扩散的效果,既不关切行为的后果,亦较敢放手做一些平时不敢做的事情。这种现象称为去个人化(deindividualization)。

Zimbardo(1970)认为"匿名性"是产生去个人化的最重要原因。当他人无法辨识个人身份时,便更加有可能发生去个人化的现象,因为别人无法批评、评论或处罚他。大城市中,各种社会关系中的匿名性大大增加。人们在匿名状态下,个人在卸下自我的面具,不用担心别人会怎样看待自己的时候,表现出来的行为可能与平时大相径庭。中国新闻社一篇报道指出:2000年国庆前夕,山西太原在太原火车站挂出"争做文明太原人"巨幅标语前,不到 10 分钟时间,数百名市民竟将万盆鲜花哄抢一空。园林工人大声制止,哄抢者却充耳不闻,有的拣"君达"、"羽衣甘兰"等名贵花卉搬,有的摔碎花盆拿走花,也有的倒掉花、土拿走盆,甚至有人开着车要抢运走几株大铁树,直到"110"民警赶到,才制止了哄抢。另外,太原迎泽大街8大景点的50余万盆鲜花也在此阶段丢失5万余盆。太原市原计划保留到10月15日的街头花坛,不得不提前撤掉。新华社也曾报道:北京德胜门广场为庆祝"十一"国庆摆放的5万盆各色鲜花,突遭以中老年为"主力"的百余人带头哄抢,待到制止时已有4000余盆花被抢走,6000多盆被损毁。1995年3月,天津水上公园"大地走红"艺术展万余把红伞被抢;同年6月,江苏淮阴车站广场17000盆月季花被哄抢;1995年5月,河北沧州"美化狮城、净化心灵"活动600多把花伞遭抢;2001年4月,陕西汉中"重塑陕西人新形象"活动中的4000余把伞被抢光;同年7月,正值塑造"龙江人新形象"活动期间的哈尔滨市,正在发放的数万条环保小布袋被抢光。由此可见,去个人化是城市的一大弊端之一。

### 三、环境污染

环境污染是当今一个非常重要的话题,常见的三大环境污染是空气污染、噪声污染和化学污染。

#### (一)空气污染

空气污染会对健康和生存环境产生极大危害,有些空气污染是可以觉察到的,如汽车尾气、工厂废气等;有些空气污染是不易觉察到的,如空气中的二氧化碳、二氧化硫和氢气等。根据世界卫生组织1992年报告,对60个国家10~15年的监测发现,全球污染最严重的10个城市中,中国就占了8个。中国城市大气中二氧化硫和总悬浮微粒的浓度是世界上最高的,大气环境符合国家一级标准的不到1%,62%的城市大气中二氧化硫年日平均浓度超过了3级标准。全国酸雨面积已占国土资源的30%,每年因酸雨和二氧化硫污染造成的损失高达1100亿元。

空气污染直接影响人的身体健康。人体长期暴露在有污染的空气中,会导致头痛、疲劳、失眠、烦躁、胃肠功能紊乱、记忆力下降、视觉和听觉削弱等症状,严重的会引起癌症。美国专家检测发现,在室内空气中存在500多种挥发性有机物,其中致癌物质就有20多种,致病病毒200多种。危害较大的物质主要有氡、甲醛、苯、氨、酯、三氯乙烯等。2005年世界卫生组织发布的《室内空气污染与健康》报告显示,每年因为室内空气污染引起的肺炎、慢性呼吸道疾病、肺癌在全世界范围内造成160万人死亡,平均每20秒就有1人死亡。

空气中的铅污染还会严重影响儿童的智力。美国科学家调查发现,当100毫升血液中的铅含量超过60微克时,儿童就会出现智能障碍和行为异常。

同时,空气污染也会直接或间接地影响人们的心理状态和行为。1979年罗顿等人的研究表明,在某些条件下,空气污染可引起消极心情和侵犯行为。英国研究者进行的一项研究表明,当被试呼吸取自繁忙公路上空搜集来的空气时,被试普遍报告烦闷、疲倦,并且他们的认知任务成绩明显降低。

#### (二)噪声污染

噪声会干扰人们的学习、工作、娱乐和休息,已成为近年来人们密切关注的环境问题。所谓噪声,是指音量超过80分贝,又是个人不想听、不愿听、无法预测与控制的声音,会令人感到不愉快,甚至难以忍受的声音。噪声会使我们的刺激超载,因而产生压力,制造紧张感,导致一系列的消极后果。居住在城市中的人,常常渴望从交通的喧闹、工地的噪声、飞机的噪声中解脱出来,去郊外或大自然中放松一下。

### 1. 噪声对身体健康的影响

噪声会损伤人的中耳、内耳或听神经,导致耳聋。人们在日常生活中常被许多由不同频率和不同强度的声音组成的噪声所困扰,如由锻工、纺织工和一些叮当乱响的工种或作业产生的声音。这种声音会使人听后不但不快乐,反而可引起耳鸣、头晕和头痛等噪声性耳聋,有损于人的听力。美国一个研究表示:年已八旬的部落老人的听力比30岁的城镇居民的听力还要强。而暴震性耳聋多因爆破、放炮或其他突然发生的巨响而致,声强在140分贝以上,常伴有不同程度的冲击波,可出现鼓膜破裂、内耳出血等组织结构损坏,患者剧烈耳鸣、眩晕、听力完全丧失等。

出乎多数人的意料,噪声还会影响视觉功能、暗适应能力、色觉感受性等,降低视力清晰度。试验表明:当噪声强度达到90分贝时,人的视觉细胞敏感性下降十倍,弱光反应时间延长;噪声强度达到95分贝时,40%的人瞳孔会放大,视线模糊;当噪声强度达到115分贝时,多数人的眼球对光亮度的适应都有不同程度的减弱。所以长时间处于噪声环境中的人容易出现眼疲劳、眼痛、眼花、视物流泪等眼损伤现象。

长期噪声会使中枢神经系统兴奋抑制过程及植物神经功能失调,条件反射异常;心血管系统出现血压不稳,心率加快,心电图改变(窦性心率不齐、缺血型改变等);胃肠及内分泌等功能也会受损。保加利亚医生在研究了在摄取食物时噪声对人的影响后认为,如果人们在强烈的噪声中就餐,胃肠黏膜的毛细血管会发生极度收缩,从而影响胃肠道的蠕动,使消化液分泌减少,食欲下降,消化不良。

噪声也会影响睡眠,使人不得安宁,难以休息,第二天起床困乏,四肢无力,难以正常工作和学习,并影响健康。

### 2. 噪声对心理健康的影响

噪声污染严重会使人出现心身疾病和精神疾病。据戴维斯(Davis)等人的研究,在噪声条件下工作的人员易出现烦躁不安、易于疲劳、注意涣散、反应迟钝,甚至严重的紧张焦虑。噪声造成的情绪反应会阻碍人的思维进程并降低工作效率。另外,噪声过强会减少个人的帮助行为,使人对周围发生的事情无动于衷,不采取任何行动并走开。我国对超标准工业噪声对心理健康危害的调查表明,超标组的神经性焦虑(100%)、心身疾病(79%)、工伤事故(9.7%)分别高于对照组16%、18%和5.9%,有显著性差异。

### (三)化学物质污染

随着人类活动的加剧,环境污染日益严重,没有经过任何处理就被排放的废弃物中含有许多有害于人体的化学物质,损害人类的身心健康。而且化学物质污染能"创造"出一些罕见的疾病。例如,1955年至1972年发生在日本富山县神通川流域的公害事件——"痛痛病",而当地居民长期饮用受镉污染的河水以及食用含镉稻米,致使镉在体内蓄积而中毒致病。近代研究还认为,环境污染是导致不育症的主要原因,"三废"及被污染的食品会对人的生殖功能和性生活造成影响。

化学物质污染对人身体健康的危害主要有三个方面:①急性危害。污染物在短期内浓度很高,或者几种污染物联合进入人体可以对人体造成急性危害,例如短期内吸入大量的苯可发生急性中毒,症状与酒精中毒相似。②慢性危害。慢性危害主要指小剂量的污染物持续作用于人体产生的危害。如大气污染对呼吸道慢性炎症发病率的影响等。③远期危害。化学物质污染对人体的危害,一般是经过一段较长的潜伏期后才表现出来,如放射线体外照射或放射性物质会引起白血病、肺癌等,以及对人体遗传造成危害——致突变和致畸作用。

化学物质污染对人的心理健康同样产生影响,主要表现在污染事件后,人们的恐慌、失控及无助的情绪上。例如,接二连三的核泄露事故,激起了人们对战争和核武器的可怕回忆,人人谈"核"色变。1979 年 3 月 28 日,美国宾夕法尼亚州三里岛核电站因反应堆冷却系统失灵,使堆心部分过热,致使部分放射性物质逸入大气。发生事故 10 年后的一项调查表明,生活在附近的妇女中,有 60% 的人承认她们仍然会想起那次事故,更多比例的人担心事故会再次发生,人们对自己和孩子的健康有较多的忧虑。1986 年 4 月 26 日,苏联乌克兰境内的切尔诺贝利核电站发生爆炸,这是继美国三里岛核电事故后的又一震惊世界的大事故。反应堆内放射性物质大量外泄,造成大面积的环境污染,人畜伤亡惨重,整个欧洲陷入一片恐慌之中。

## 四、人性化建筑设计

随着人们经济收入和生活质量的不断提高,越来越多的人对住宅的要求已不再简单地满足于有房而居,而是对住宅条件提出了更高更新的要求。这种对住宅的更高更新的要求虽然体现在诸多方面,但是最为普遍的是体现在要求住宅方便舒适、健康环保、环境优化和尽量节省投入等方面。这涉及到建筑的人性化设计。所谓住宅建筑人性化设计理念,就是住宅作为一种人类共同需要的商品,应该充分满足商品购买者,即住宅居住者对住宅的生理和心理需要,使住宅居住者安全、健康、舒适和愉悦。作为住宅建筑的设计者,就应该充分考虑和满足住宅居住者的上述需要,从住宅设计的各个方面进行考虑,调整设计思路,既从大处着眼,又从小处着手,设计出符合住宅居住者人性化需求的产品来。在设计上应考虑到以下人性化原则:

1. 充分考虑居住者的生活习惯,尽可能让居住者方便舒适

住宅居住者可依自己的意愿、兴趣爱好等设计房间和生活空间,如摆放家具、装灯、字画等,使个人对周围环境有控制感和拥有感。

2. 充分利用室内空间,尽可能减少居住者购房费用

不应过分拥挤,人们在拥挤环境中可能导致控制感的丧失、私密性不足。每个人都需要一个"非请莫入"的私有空间。早期大部分管理者提倡开放式办公室,但近期研究发现,缺少私密性的办公条件会导致不满,说明维持隐私对个人心理卫生至关重要。

3. 充分重视生态环保,尽可能为居住者提供健康的室内外环境和空间

一些疾病、职业病与家居、工作环境有关。为居住者提供健康的室内外环境极为重要。

4. 充分关注"软建筑"设计,尽可能为居住者提供良好社交环境

近几年来,城市住宅小区层出不穷,但小区住宅的楼体与小区外的社会环境分隔,而每户居民进屋后更是与他人完全隔离。这种住宅环境虽有清静安全、生活隐私易于保障等优点,但忽视了住宅居住者与周围的联系,户与户、人与人之间缺乏必需的人际交往空间,使许多建筑沦为机械性的笼子。而"软建筑"的设计理念非常注重住宅建筑周围的空间,打破了传统的"小区"概念,使小区不再孤立,能与周围的环境和文化氛围融为一体,住宅者之间能广泛地与周围其他住户进行信息、文化和情感的交流。这种"软建筑"已作为一种住宅创新理念在上海等地得到实施,并受到住宅居住者的欢迎。

(徐欢乐、包晓梅、汪 凯)

# 10　工作与休闲

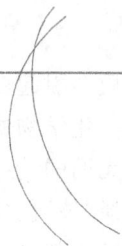

工作与休闲是现代人生活的两大重心。长期的忙碌工作,得不到休闲活动的调剂,是导致心理失常的原因之一;而工作过于空闲,也会导致精神空虚、过度追求享乐等心理问题。预先做好生涯规划和就业准备,采取适当措施调节工作压力,消除工作疲劳,改善工作环境,提高工作满意度,并进行适度的休闲,则有助于人的心理健康。

## 第一节　生涯规划

人生中,每一位渴望成功的青年都应清醒地认识到,光有成就一番事业的心愿和盲无目的的努力是远远不够的,必须懂得成功的技术与方法,这就是生涯规划。

### 一、生涯规划的概念

生涯规划指个人结合自身情况以及环境的机遇和制约因素,对个人的兴趣、爱好、能力、特长、经历、不足以及社会环境进行权衡分析、总结研究的基础上,为自己确立职业目标、选择职业道路、确定发展和教育计划,并为自己实现职业生涯目标而确定行动方向、行动时间和行动方案。

生涯规划的目的决不只是协助个人按照自己的资历条件找一份工作,达到个人短期的目标,更重要的是帮助个人真正了解自己,为自己订下事业大计,筹划未来,拟订一生的方向,进一步详细估量内、外环境的优势和限制,在"衡外情,量己力"的情形下设计出各自合理且可行的职业生涯发展方向。生涯规划的核心目标,就是帮助个人实现人生价值的最大化。生涯规划的智慧当然无法代替个人选择,但是可以提供个人尽快选择和最科学选择的条件,为个人的人生发展铺路搭桥。

一份有效的生涯规划将有助于:

(1)引导个人认识自身的人格特质、现有和潜在资源优势,帮助个人重新认识自身的价值并使其持续增值;

(2)引导个人对自己的劣势不足进行剖析并反思改进,或者扬长避短;

(3)使自己树立明确的职业发展目标与职业理想;

(4)引导自己评估个人目标与现状间的距离;

(5)指导前瞻与实际相结合的职业定位,搜索或发现新的或有潜力的职业机会;

(6)使自己学会如何运用科学的方法,采取切实可行的步骤和措施,不断增强自己的职业竞争力,实现自己的职业目标与理想。

"机会总是眷顾那些有准备的人",准备的内涵不仅包括能力素质的培养,也意味着对自己人生的规划和把握,一份好的职业生涯规划,必将有利于牢牢抓住来之不易的机会!总之,生涯规划有助于个人充分发挥自己的专长,开发自己的潜能,克服职业生涯发展困难,避免人生陷阱,获得事业的成功。

## 二、生涯发展阶段

生涯发展是以个人为中心的终其一生的动态历程,在生涯发展的不同阶段,有着不同的职业需要和人生追求,20岁时希望尽快进入角色,30岁时追求发展空间,40岁时力求突破,50岁时可能就力求平稳。正确认识生涯发展规律以及自己所处的发展阶段对制订有效的生涯规划非常重要。

美国职业指导专家舒伯把人的生涯发展划分为五个阶段:

**(一)成长阶段**(出生～14岁)

个人通过对家庭成员、朋友以及老师的认同及与他们之间的相互作用,逐渐建立自我概念,经历对职业从好奇、幻想到兴趣,到有意培养职业能力的逐步成长过程。具体又分为:

(1)幻想期(10岁前):儿童从外界感知到许多职业,对于自己喜爱的职业充满幻想并进行模仿,以"需要"为主要因素,在幻想中的角色扮演起着重要作用;

(2)兴趣期(11～12岁):以兴趣为中心,理解、评价职业,开始作职业选择,对某一职业的兴趣是个体抱负和活动的主要决定因素;

(3)能力期(13～14岁):开始考虑自身条件与所喜爱的职业是否符合,有意识地进行能力培养,"能力"成为主要因素,个体能力逐渐成为活动的推动力。

**(二)探索阶段**(15～24岁)

个体认真探索各种可能的职业选择,对自己的天资和能力进行现实性评价,并根据未来的职业选择作出相应的教育决策,以确认自己适合担任的角色。若发现不胜任时,可重新探索历程,以达成职业兴趣具体化、职业兴趣特殊化及职业兴趣行动化的任务。具体又分为:

(1)试验期(15～17岁):综合认识和考虑自己的兴趣、能力与职业社会价值、就业机会,可能会做暂时决定,并在幻想、讨论、学业和工作中尝试;

(2)过渡期(18～21岁):正式进入劳动力市场,或者进行专门的职业培训,更重视现实,并力图实现自我观念,将一般性职业选择变为特定的选择;

(3)初步承诺期(22～24岁):初步选定工作领域,开始从事某种职业,对职业发展目标的可行性进行实验,如果不合适则进行调整。

**(三)建立阶段**(25～44岁)

个人经过早期的试探与尝试后,最终确立稳定职业,并谋求发展,获得晋升。这一阶段是大多数人职业生涯周期中的核心部分,是整个人生的高产期。一般又分为:

(1)尝试期(25～30岁):如果对选定的职业不满意,再选择变换职业工作。变换次数各人不等,也可能满意初选职业而无变换。

(2)职业中期的危机阶段(30～40岁):处于转折期,可能会发现自己并没有朝着目标靠近或发现了新的目标,因而需重新评价自己的需求和目标。

(3)稳定期(31～44岁):最终确定稳定的职业目标,并致力于实现这些目标,大部分人在此处于最富有创造性的时期。

**(四)维持阶段**(45～64岁)

当一个人达到常言所说的"功成名就"时,一般已不再考虑变换职业;工作只力求维持已取得的成就和社会地位,并感受年轻人的竞争、压力,持续迎接挑战以求发展。

**(五)衰退阶段**(65岁以后)

个人职业生涯接近尾声或退出工作领域,此时应发展人生"第二生涯",使老年阶段精神仍有寄托,从事有意义的社区服务工作,体验利人利己有价值的人生。

在上述舒伯划分的生涯发展阶段中,每个阶段都有一些特定的发展任务需要完成,而且前一阶段发展任务的完成与否关系到后一阶段的发展。在每个阶段内同样要面对成长、探索、建立、维持和衰退的问题,因而形成"成长—探索—建立—维持—衰退"的生涯发展循环论。不同时期有不同的发展任务,如表10-1所示。

表10-1　生涯发展阶段及发展任务

|  | 成长 | 探索 | 建立 | 维持 | 衰退 |
|---|---|---|---|---|---|
| 青年<br>(14～25岁) | 发展适宜的自我观念 | 寻找更多的工作机会 | 开始创业 | 验证当前的职业选择 | 减少用于嗜好的时间 |
| 成年早期<br>(25～45岁) | 学习与他人间的关系 | 寻找机会做自己喜欢的事 | 安于现职 | 设法保持工作的安定 | 减少运动时间 |
| 中年<br>(45～65岁) | 接纳个人的限制 | 辨识新问题并设法解决 | 学习新的技能 | 巩固自己,面对竞争 | 集中于主要活动 |
| 老年<br>(65岁以上) | 发展非职业性角色 | 寻找合适的退休后的场所 | 从事向往已久的事 | 保持仍有兴趣的事 | 减少工作时间 |

## 三、生涯规划的实施

人生的目的是什么?人生的要求是什么?尽管每个人对此看法不一,但大都在寻求个人需求的满足,以达到安身立命和自我价值的实现。进行合理的生涯规划,对内在需要的满足及人生价值的实现有着重要意义。在进行生涯规划时,应进行一系列理性、系统的思考,明确自己的生活目标,并采取积极行动去实现目标。生涯规划包括以下几个步骤。

**(一)自我评估**

选择生涯目标,首先要作自我评估,确定自己的兴趣、能力、气质、性格及个人价值观。

兴趣是个体积极探究事物的认识倾向,这种倾向带有稳定、主动、持久等特征。人的兴趣是多方面的,可以是精神的,也可以是物质的。如果一个人对某种工作产生兴趣,在工作中就会具有高度的自觉性和积极性,并作出成就。反之,则会影响积极性的发展,以致一事无成。爱因斯坦说过:"兴趣是最好的老师。"兴趣是努力的原动力,是成功之母。走自己的路,做自己喜欢的事情,选择自己感兴趣的职业,是当今社会最具有典型性的择业观念。一般来说,兴趣是在后天生活实践中形成的,但兴趣有相对的稳定性,它与一个人的人格有内在的联系。因此,在择业过程中应适当考虑自己的兴趣和爱好,不能为了暂时的眼前利益而选择不适合自己兴趣的职业,这样不仅不能充分施展自己的才能,而且会贻误终生。但兴趣爱好在职业选择中,也并不总是起着正向的驱动作用,有时它也是一种耗散力,给人带来职业选择的困惑,如有的同学对什么都感兴趣,但没有形成自我特色,在择业时就没有竞争优势;有的同学兴趣面太窄,以至于不能满足社会需要;还有的同学因种种客观因素,个人兴趣与所学专业不一致,也不可避免地造成职业选择的困难。所以,在择业时,要对自己的兴趣有客观的分析,同时还要树立正确的人生志向,调整自己的兴趣爱好,适应社会的需要,争取找到适合自己兴趣的职业,使自己的才智最大程度地发挥。同时,也不要让目前兴趣过分限制了工作机会,因为兴趣是可以培养的,当我们对某项工作有所接触,有所了解,有能力应付时,兴趣就产生了。

能力是指才干、技能或胜任某项工作的主观条件,人们成功地完成某种活动所必须具备的人格心理特征,是人们在社会实践中所表现出的身心力量。一个人的能力高低会影响他掌握各种活动的成绩,影响一个人的活动效果。能力是在先天素质的基础上,在生活条件和教育的影响、熏陶下,在个体的生活实践中形成和发展起来的,对从事任何职业都是十分必要的。能力包括一般能力和特殊能力,不同的职业要求人有不同的能力。人的职业能力通常可分为一般言语能力、数理能力、空间判断能力、细节察觉能力、书写能力、运动协调能力、动手能力、社会交往能力、组织管理能力等九个方面。如教师、播音员、记者等职业要求有较强的言语能力;统计、测量、会计等职业要求有较强的数理能力;而画家、建筑师、医生等职业要求有较高的形态知觉能力;外科医生、乐师、雕刻家等职业则要求有较强的手指灵活能力。能力还存在着性别差异,女性在哲学界、经济学界、自然科学界所占比例较小,而在文学、新闻、医学、教育、艺术等领域所占比例较大,也就是说,需要形象思维和细致情感的工作更适合女性。能力与择业的关系十分重要,是择业的重要依据,是求职者开启职业大门的钥匙。我国近代职业教育的倡导者黄炎培先生说:"一个人职业和才能相不相当,相差很大,用经济眼光看起来,要是相当,不晓得增加多少效能,要是不相当,不晓得埋没了多少人才;就个人论起来,相当,不晓得有多少快乐;不相当,不晓得有多少怨苦。"因此,对自己的能力要有一个自我评价,在择业时,应根据自己的能力,扬长避短,选准与自己职业能力倾向相同的职业,在强手如林的竞争中立于不败之地。

气质是指人们心理活动的速度、强度、稳定性和灵活性等方面的心理特征,是神经类型特征在人的行为上的表现。所以,认清自己的气质对择业至关重要,是选择职业时的重要考虑因素。一般来说,气质分为胆汁质、多血质、黏液质和抑郁质四种类型。每一种气质都有它的积极方面和消极方面。气质对个体的职业和效率有一定的影响。不同气质的人适合从事不同类型的职业,这有助于职业选择的成功。胆汁质的人精力旺盛,热情直率,激动暴躁,情绪体验强烈,神经活动具有很强的兴奋性,反应速度快却不灵活;他们能以极大的热情去工作,克服工作中的困难,但一旦对工作失去信心,即会情绪低沉。此类人适宜竞争激烈、冒险性、风险意识强的职业,如探险、地质勘探、登山、体育运动等。多血质的人活泼好动,性情活跃,反应敏捷,易适应环境,善于交际。这类人工作能力较强、情感丰富且易兴奋,但注意力不稳定,兴趣易转移;对职业有较广的选择范围和机会,适合于从事要求迅速灵活反应的工作,如导游、外交员、公安、军官等,但不适宜从事单调机械、要求细致的工作。黏液质的人情绪兴奋性低,安静沉稳,内倾明显、外部表现少,反映速度慢,但稳定性强,偏固执、冷漠,比较刻板,有较强的自我克制能力,能埋头苦干,态度稳重,不易分心,对新职业适应慢,善于忍耐。这类人适合从事要求稳定、细致、持久性的活动,如会计、法官、管理人员、外科医生等,但不适宜从事具有冒险性的工作。抑郁质的人敏感,行动缓慢,情感体验深刻,观察敏锐,易感觉到别人不易觉察的细小事物,易疲倦、孤僻,工作耐受性差,做事审慎小心,易产生惊慌失措的情绪,往往多愁善感。他们适合于要求精细、敏锐的工作,如哲学、理论研究、应用科学、机关秘书等。事实上,大多数人总是以某种气质为主,又附有其他气质。所以,在职业选择中,应该"量质选择",找到适合自己气质类型的工作。

人格是个人对现实的稳定态度和与之相适应的习惯化了的行为方式中表现出来的人格心理特征。从广义讲,人格是人的自然追求和精神欲求的追求体系,是行为方式、心理方式、情感方式的总和,集中反映了一个人的心理面貌。人格与职业选择的关系极为密切,既彼此制约,又相互促进。人格中的意志特征与职业的选择有密切的关系,缺乏坚强意志的人常常不能顺利地选择职业,也难以胜任工作,往往一事无成或成就平平。由于意志薄弱,一遇挫折、困难就产生被动、退缩,因而失去许多成功的机会。缺乏坚韧性的人无法从事耐力要求很强的工作,如科研人员、外科医生等;而缺乏自制,任性、怯懦的人也不适宜做管理和社会工作。一般说来,开朗、活泼、热情、温和的人格,比较适合从事外贸、涉外、文体、教育、服务等方面的工作以及其他同人交往的职业;多疑、好问、倔强的人格,比较适合从事科研、治学方面的工作;深沉、严谨、认真的人格,比较适合做人事、行政、党务工作;勇敢、沉着、果断、坚定是新型企业家和管理者不可缺少的人格。人格就类型而言,可以分为外向型和内向型。就求职而言,在面对面的交谈中,一般是外向人格为好。一项调查显示,在求职面试时,人格外向的人其求职成功率高于人格内向的人。在求职过程中,其他条件皆占优势的人格内向者,有时却竞争不过其他条件占劣势的人格外向者。这是因为人格外向的人更善于把自己展示给对方,特别是把自己的长处展示出来,人格内向的人即使有真才实学,但由于不善于展示自己,人家也就无法通过感性印象认识他。求职面试中的感性印象,对于用人单位的招聘者来说有着不可忽视的作用。所以说,求职者的人格是影响其求职成败的重要因素。美国心理学家霍兰德是著名的职业指导专家,提出了人格类型—职业匹配理论。他认为,学生的人格类型、学习兴趣和将来的职业密切相关。他将人的人格分为以下六种:

(1)现实型。这类人粗犷、强壮和务实,情绪稳定,有吃苦精神,生活上求平安、幸福、不激进,倾向于用简单的观点看待事物和世界,但往往缺乏社交能力。他们通常喜欢有规则的具体劳动和需要基本技术的工作,擅长技能性职业、技术性职业,适合的职业主要有需要工具或机器进行工作的手工工作和技术工作。

(2)研究型。他们喜欢智力的、抽象的、分析的、推理的、独立的定向任务。这类人喜欢独立,不愿受人督促,对自己的学识与能力充满自信;擅长解决抽象问题,尊重客观事实而不愿毫无疑问地接受传统。具有创造精神,不喜欢做重复工作,但往往缺乏领导能力,这类人擅长科学研究工作。

(3)艺术型。他们喜欢通过艺术作品来表达自己的思考和情意,爱想像,感情丰富,不顺从,有创造力,习惯于自省,擅长于艺术、文学方面的工作,但往往缺乏办事员的能力。适合职业主要指艺术创作工作(包括音乐、摄影、绘画、文字、表演等)。

(4)社会型。喜欢社会交往,喜欢有组织、能发挥他们社会作用的工作,喜欢讨论人生观、世界观、人生态度等问题,关心他人利益,关心社会问题,愿为团体活动工作,对教育活动感兴趣,但往往缺乏机械能力。社会型的职业主要指为大众做事的工作(包括教育、医疗、服务业、社团等)。

(5)企业型。他们喜欢竞争,乐于使自身言行对团体行为产生影响;自信心强,善于说服别人,喜欢加入各种社会团体,喜欢权力、地位和财富,人格外倾,爱冒险,喜欢担任领导角色,具有支配和使用语言的技能,但缺乏耐心和科研能力,擅长管理、销售等工作。

(6)常规型。他们喜欢有系统、有条理的工作,具有安分守己、务实、友善和服从的特点,此类人适宜从事办公室职员、办事员、文件档案管理员、出纳员、会计、秘书等工作。

一般而言,具有六种典型职业人格的人是极少数的,多数人的职业人格具有多重性,是这六种典型人格的交叉。

此外,个人价值观也应加以考虑,特别是当我们面临一项重要抉择时。如在一项喜欢而待遇不高的工作与一项并不喜欢却待遇很高的工作之间作选择时,必须列出个人价值观,如自我期望、家人期望、家庭环境、工作意义、安全顾虑等等,然后加以比较以决定个人的兴趣领域与生涯目标。

### (二)生涯定位

怎样从成千上万个不同的生涯行业中,选择一个适合自己的职业?美国的施恩在1978年所著的《职业动力论》中提出,职业规划实际上是一个持续不断的探索过程。在这一过程中,每个人都在根据自己的天资、能力、动机、需要、态度和价值观等慢慢地形成较为明晰的与职业有关的自我概念。随着一个人对自己了解的加深,这个人就会越来越明显地形成一个占主要地位的职业定位,即职业锚。所谓职业锚,就是指当一个人不得不做出选择的时候,他或她无论如何都不会放弃的职业中的那种至关重要的东西或价值观。正如这一名词中“锚”的含义一样,职业锚实际上就是人们选择和发展自己的职业时所围绕的中心。一个人对自己的天资和能力、动机和需要以及态度和价值观有了清楚的了解之后,就会意识到自己的职业锚到底是什么。一个人对自己了解得越多,那么他就越明显地拥有一个“职业锚”。有些人也许一直都不知道自己的职业锚是什么,直到不得不做出某种重大选择的时候,比如到底是接受公司将自己晋升到总部的决定,还是辞去现职,转而开办经营自己的公司。正是在这一关口,一个人过去的所有工作经历、兴趣、资质、性向等等才会集合成一个富有意义的职业定位(或职业锚),这种定位会告诉此人,对他或她个人来说,到底什么东西是最重要的。施恩根据自己多年的研究,提出了以下五种职业锚:

#### 1.技术/职能型

这种类型的人作职业选择时以工作的专业技术或职务内容为基础,如工程或金融分析。他们避免从现在已具有充分能力的职位上调走,或被推向一般性的管理工作。这些人总是倾向于选择那些能够保证自己在既定的技术或功能领域中不断发展的职业,将“成长”或进步看作是技术的提高,而不是在组织中层次的提高。比如一个工程师可能只关心自己的专业工作而不希望去管理别人。

#### 2.管理型

这种类型的人所追求的目标就是具有较高责任的管理职位,表现出成为管理人员的强烈动机,他们的职业经历也使得他们相信自己具备被提升到一般管理性职位所需的各种必要能力及相关价值倾向。这些人通常具有较强的分析能力,能够在信息不完整的情况下预测、分析和解决问题;他们同时具有较强的人际关系能力,能在各种层次上有效地影响、监督、领导、指挥、控制他人;他们具有情绪自控能力,善于分析、处理人际关系以对付巨大的工作压力,在情感和人际危机面前只会受到激励而不会受其困扰和削弱,在较高的责任压力下不会变得无所作为。

### 3.创造型

这种类型的人具有强烈的创造欲望,意志坚定,勇于冒险。如具有强烈的动机来建立或创造某种完全属于自己的产品、一家属于自己的公司,或者反映自身成就的财富。他们认为只有这些实实在在的事物才能体现自己的才干。

### 4.安全/稳定型

这种类型的人似乎只关心职业稳定性和工作安全,追求工作保障、丰厚的收入和稳定的未来,如良好的退休计划和福利,他们更愿意让所在的组织决定自己的职业生涯。"安全"有时指"地理上"的,即不愿"挪窝",有时指"组织上"的。当今许多人喜欢选择政府工作以求得"终生稳定"的生活道路。

### 5.自主/独立型

这种类型的人只想成为自己认同的那种人,不愿意依赖别人,不愿意受到组织生活的限制,他们中的很多人成为咨询顾问,或者独立经营自己的事业。工商管理方面的教授、自由撰稿人或小型零售公司的所有者等往往具有这种职业锚。

上述五种职业锚之间可能存在着交叉,但是,每一种都有一个最突出、最强烈、最易识别的特性,便于识别。由于职业锚是个人和工作情境之间相互作用的产物,职业锚不可能像职业倾向那样可以通过各种测评来预测,而必须经过若干年实际工作的内化积淀,才能被发现。在此之前,我们不得不在职场中碰撞、寻觅。

为了帮助你确定自己的职业锚,可以找几张空白纸写下你对以下几个问题的答案:

①你在高中时期主要对哪些领域比较感兴趣(如果有的话)?为什么会对这些领域感兴趣?你对这些领域的感受是怎样的?

②你在大学暑期主要对哪些领域比较感兴趣?为什么会对这些领域感兴趣?你对这些领域的感受是怎样的?

③你毕业之后所从事的第一份工作是什么?你期望从这种工作中得到些什么?

④当你开始自己的职业生涯的时候,你的抱负中长期目标是什么?这种抱负或长期目标是否曾经出现过变化?如果有,那么是在什么时候?为什么会变化?

⑤你第一次换工作或换公司的情况是怎样的?你指望下一个工作能给你带来什么?

⑥你后来换工作、换公司或换职业的情况是怎样的?你为什么会做出变动的决定?你的追求是什么?(请根据你每一次更换工作、公司或职业的情况来回答这几个问题)

⑦当你回首自己的职业经历时,你觉得最让自己感到愉快的是哪些时候?你认为这些时候的什么东西最令你感到愉快?

⑧当你回首自己的职业经历时,你觉得最让自己感到不愉快的是哪些时候?你认为这些时候的什么东西最令你感到不愉快?

⑨你是否曾经拒绝过从事某种工作的机会或晋升机会?为什么?

现在请你仔细检查自己的所有答案,并认真阅读关于五种职业锚(管理能力型、技术/功能型、安全/稳定型、创造型、自主/独立型)的描述。根据你对上述这些问题的回答,分别将每一种职业锚赋予从1～5之间的某一分数,其中1代表重要性最低,5代表重要性最高。

管理型_____技术/功能型_____安全/稳定型_____创造型_____自主/独立型_____

### （三）生涯决策

什么才是个人最佳的事业生涯？什么才符合个人最大的潜力发展？这些最后势必由个人自己来决定，此项决策历程非常重要。生涯决策是个体在生涯发展中的抉择活动。个体人格心理特点、成长背景、家庭与社会资源、职业理想与职业期望都有所不同，换句话说，个体的背景经历都具有其特殊性。据统计，在决策失误的人当中，80％以上在事业上是失败者。因此，职业生涯决策的正确与否，直接关系到人生事业的成功与失败。作生涯决策，需要兼顾个人的价值、能力、兴趣、气质、性格，以及许多外在的社会及机遇变数。

"人生的路很长，但关键时候只有几步。"不同的人面对相同的决定时刻，会选择不同的生涯方向。生涯决策理论认为，生涯决策包含七次重要选择：一是选择何种行业；二是选择行业中的哪个工种；三是选择何种策略，以获得自己想要的工作；四是如何选择自己唯一的工作机会；五是选择工作地点；六是选择工作取向，即个人的工作风格；七是选择生涯目标或升迁目标。

做生涯决策，也要考虑国家和社会的需要。要了解国家关于就业方面的方针、政策，在政策范围内根据个人的意愿选择职业。以社会对个人的要求为准绳，在选择职业岗位时，既要看到眼前的利益，又要考虑长远的发展；既要考虑个人的因素，也要自觉服从社会需要，将自己的人生目标与国家和社会的需要紧密地联系在一起。

作生涯决策，还应确立"望远镜"思路，懂得关注、洞悉和把握大势。只有这样，个人才能更好地未雨绸缪，为适应未来作出最好的准备和决策。

在作生涯决策时，我们应防范以下陷阱：

（1）最初选择即一生选择。几乎大多数人的生涯选择，就是他最先找到的工作。后来发现，如果他们从事其他工作，可能更加胜任或取得更大成就。这种偶然的抉择，导致终生的遗憾。

（2）外因诱惑导致委曲迁就。当初选择生涯工作，是由于外因的诱惑，如为了金钱、地位、权力、安全等，结果使自己觉得委曲迁就。其实，对工作的最佳选择，应是它本身适合自己而经济报酬又符合自己的需要。

（3）坐等时机的消极心态。其实，个人必须主动创造与积极追寻一项适合自己而又有价值的生涯事业。

（4）决策的时机过早或过晚。根据一项生涯事业的追踪研究，发现二十几岁所作的生涯选择，由于起初的经验不足，后来常常后悔自己的选择；反之，有些人迟至三十几岁才作决定，由于已具备相当经验，反而作了明智的决定。因此，在重要的生涯决策之前，必须先具备知识、判断与自我了解等条件，才能使生涯选择更为明智。当然，延后直至准备妥当再作决定的做法，也是要付出很大代价或衍生其他后果的。

总之，生涯决策能力需要积累，要不断分析自己的优势，积累自己的专业优势与素质，当我们选择生涯目标时，宜保持开放心胸，随着经验的累积适度调整选择，才能使自我不断成长。

# 第二节　就业准备

## 一、就业前的心理准备

踏出大学校园，奔向包罗万象、千变万化的职场，对大学生而言，是人生中的一件大事。既是大事，便应做好心理准备。也许你已花了很长时间回顾、复习你所受的专业训练；也许你已经照着某一标准格式，准备好了你的求职简历；也许你甚至已经参加许多省市组织的求职应聘会，被很多企业、公司看中，正彷徨于如何选择；或者你正担心"毕业即失业"的玩笑，会不会真的在你身上应验……不管情形如何，你必须做好就业前的心理准备。

**(一)正视社会现实**

当前，随着市场竞争的加剧，国营企业的不景气、下岗职工的增多、社会上不正之风的蔓延和性别歧视的泛滥以及用人单位对毕业生的苛刻要求等，使得越来越多的毕业生感到前所未有的紧迫感和危机感。对此，应该认识到：

(1)择业是一个选择与被选择的过程，自己可能对用人单位不满意，用人单体也可能对自己不满意，找工作不大可能一蹴而就，要有被应聘单位拒绝的心理准备。

(2)社会为毕业生提供的职业很多，尽管许多工作并不适合自己，但只要耐心选择，就一定会找到一份适合自己的职业。

(3)用人单位对专业有一定的要求，但更看重的是毕业生的发展潜能，对本科生而言，专业对口与否不是最重要的。

(4)大城市对学历、证书和政治面貌有一定的要求，有过管理经历的学生干部更受用人单位的欢迎。

(5)求贤若渴的单位很多，但有真才实学的毕业生也很多，因此就业形势比较严峻。

(6)择业是自己的一件大事，他人的建议要听，但最后的决定要自己下。

(7)在择业中还存在一些不合理现象，但只要是"金子"，就必定会有施展才干的地方。

(8)择业是终生的过程，对工作不满意或单位对自己不满意都有可能重新择业，要有变换职业的能力。

**(二)客观分析自我**

每个人在求职前首先应该深刻剖析自己，确定自己的能力、兴趣、志向及专长在哪里，适合从事哪些工作，正确估价自己的优势和劣势，明确自己在择业中可接受的范围，扬长避短，最好能有一个职业生涯定位和规划。其次，要尽量搜集人力市场情报及可靠消息，了解人力市场的需要，认清自己，衡量别人，缩小求职范围，确定方向，把握原则。即使一时失败也不必灰心，同时要端正工作神圣的观念，不要自视过高，也不要低估自己，做好充分的就业准备。要记住：投入与产出往往是均衡的。曾有位女大学毕业生，性格内向，与人交往困难，因为学的是管理专业，在管理范围内求职屡屡遭到失败，在长达一年的时间内没有找到工作。后来，她调整自己的求职方向，找到了一个适合她人格特征的文秘工作，由于踏实肯干而获得好评。

**(三)主动参与竞争**

面对激烈的人才市场的竞争，既要克服谦卑的心理，又要勇于表现自己、推销自己，要知难而进，主动参与竞争。平时就应注意培养自己良好的人格品质，改变那些不适应发展的不良的人格品质，培养自信乐观、自强不息、宽容豁达、开拓创新等品质，树立自信心。有人说面对招聘，美国人习惯说"行"，中国人习惯说"试试看"。这种谦谦君子的形象给人以唯唯诺诺、缺乏能力的感觉，从而失去难得的求职机会。因此，在求职遇到挫折时，要相信自己，不被暂时困难所吓倒，正视现实、放眼未来，要相信未来是美好的、前途是光明的，对自己抱有合理而坚定的信心，定能达到理想的彼岸，找到自己满意的工作。即使对并不熟悉、通过努力便可胜任的工作也要敢于说"行"，要迫使自己努力达到新职位的要求，以得到这个职位。例如一位物理专业的男生,在应聘一个职位时,得知该职位对计算机方面要求很高。计算机本不是他的专长,但当他了解了这个职位之后,满口答应"行"。回校后他钻进图书馆,又吃住进了机房,经过一番努力,他的计算机水平有了很大提高。在试用期间,他完全达到了用人单位的要求,用人单位当场拍板录用他。

### (四)正确对待挫折

挫折是试金石,心理健康的人,面对挫折百折不挠;心理不健康的人,知难而退,甚至精神崩溃、行为失常。在求职过程中应保持健康稳定的心理,积极进取的态度,遇到挫折,不要消极退缩,而要认真分析失败的原因:是主观努力不够,还是客观要求太高,是主观条件不具备,还是客观条件太苛刻,经过认真分析,才能心中有数,调整好心态。有的人一次落聘就灰心丧气、一蹶不振,落聘虽失去一次择业的机会,但并不等于择业无望,事业无成。因此,遇到挫折,要敢于向挫折挑战,知难而进,百折不挠。因为通向成功的道路不会是平坦的,只有坚强不屈、顽强拼搏,才能达到光辉的顶点,而那些一遇挫折就偃旗息鼓的人,只能半途而废,永远不可能成功。对待挫折不应被动适应和忍耐,而要放弃等待机遇、怨天尤人、牢骚满腹的挫折心理,藐视困难,增强信心,修订目标,客观分析,积极进取,创造新生活。

## 二、就业前的心理问题及应对方法

大学生在择业中出现的矛盾心理以及心理误区,如不能得到及时的疏导宣泄,则有可能发展成为影响择业的心理障碍。这种不良的心理障碍一旦形成,就会严重困扰大学生的日常学习、生活乃至择业。一般地说,大学生择业中出现的心理障碍多属适应过程中的轻度心理障碍。

### (一)大学生择业中常见的心理问题

#### 1.焦虑

焦虑是由心理冲突或挫折而引起的,是紧张、不安、焦急、忧虑、恐惧等感受交织成的情绪状态。绝大多数大学生在择业过程中,都会或多或少地出现焦虑。优秀学生焦虑的问题是能否找到实现人生价值的理想单位;成绩不理想的学生焦虑的是没有单位选中自己怎么办;来自边远地区的同学为不想回本地区而焦虑;恋人们为不能继续在一起而焦虑;女同学为用人单位"只要男性"而焦虑;还有一些大学生优柔寡断,因不知自己毕业后去向何处而焦虑。大学生的上述焦虑一般并不会对未来职业生涯产生影响。一般来说,适度的焦虑会使学生产生压力,这种压力可以增强人的进取心,从而产生奋发有为的动力。但是,如果焦虑不能得到及时的缓解,就有可能向病态发展,表现出心情紧张、情绪紊乱、注意力不能集中、身心疲倦、头昏目眩、心悸、失眠等症状。这种焦虑,使大学生毕业时精神上负担沉重、紧张烦躁、心神不宁、萎靡不振;学习上得过且过、穷于应付、反应迟钝;生活中意志消沉、长吁短叹、食不知味、卧不安席。有些学生在屡遭挫折之后,甚至产生了恐惧感,一提择业就紧张。此时,焦虑不但干扰了大学生正常的学习、生活和娱乐,还成为择业的绊脚石。

#### 2.自负

自负是指过高地估计个人的能力,失去自知之明。一部分学生自认为是"天之骄子",什么都懂,什么都会,应得到优待,于是在择业过程中,总是抱有洋洋自得、自负自傲的心理。面试时,夸夸其谈,海阔天空,给用人单位留下浮躁、不踏实的印象,用人单位难以接受。在自负心理的支配下,部分大学生的择业观念不正确,心理定位偏高,只看到自己的优点,看不到自己的弱点,表现出非常强的优越感,往往不切实际地追求高工资、高名利的单位,而对一般的工作单位百般挑剔,甚至提出过高的要求。由于自负的大学生不能审时度势地认清自己,缺乏自知之明,其结果是高不成低不就,迟迟不能落实单位。看到别人都签了约,他们常会牢骚满腹、怨天尤人,对社会、学校和他人都可能怀有不满情绪,但有时也会向相反方向发展,出现比较严重的自卑心理,从而不敢应聘求职。

3. 自卑

自卑心理表现为对自己的能力评价过低,看不起自己。这一消极有害的心理在不少大学生身上存在,严重影响他们的就业。一些人格比较内向、不善言辞、成绩平平的学生,面对择业市场时,常常产生自卑心理,不敢大胆推荐自己,认为自己竞争力不够。有些大学生不能客观地认识自己,在择业中缺乏自信心,勇气不足,例如认为自己相貌不好,怕用人单位以貌取人,更害怕被用人单位拒绝而无地自容。自卑心理源于他人的负面评价和自己的消极暗示。反复的消极暗示可能导致认知功能的丧失,尤其对于一些自我意识发展不健全的大学生、部分择业困难的女大学生以及人格内向或有生理缺陷的大学生来说,强烈的自卑心理会成为他们择业乃至生活的最大障碍。而且,自卑会使大学生在求职时怯于出头,羞于表现,依赖性强,其结果是这些学生不能很好地向求职单位展示自己的才华,常常会坐失良机,使其求职成功率不高。

4. 怯懦

怯懦者害怕面对冲突,害怕别人不高兴,害怕伤害别人,害怕丢面子。所以在择业时,因怯懦,他们常常退避三尺,缩手缩脚,不敢自荐。在用人单位面前他们唯唯诺诺,不是语无伦次,就是面红耳赤,张口结舌。他们谨小慎微,生怕说错话,害怕回答问题不好而影响自己在用人单位代表心目中的形象。在公平的竞争机遇面前,由于怯懦,他们常常不能充分发挥自己的才能,以至于败下阵来,错失良机,于是产生悲观失望的情绪,导致自我评价和自信心的下降。

5. 依赖

在择业中,有的大学生对自己缺乏清醒的认识,择业信心不足,犹像观望,择业依赖父母,依赖社会关系,依赖学校和老师。在人才市场上,父母代替子女,朋友代替自己与用人单位洽谈的场面屡见不鲜,好像不是大学生自己求职,而是父母、亲属在求职。这些大学生缺乏自我选择决断能力,不能积极主动地去竞争,去推销自己。依赖心理是普遍存在的,但人们并没有给予足够的重视。

6. 冷漠

当一些大学生因在择业中受到挫折而感到无能为力、失去信心时,会出现不思进取、情绪低落、情感淡漠、沮丧失落、意志麻木等反应。他们自认为看破了红尘,决计听天由命,任凭自然发落。冷漠是遇到挫折后的一种消极的心理反应,是逃避现实、缺乏斗志的表现。这种心理是与就业的竞争机制不相适应的。

7. 问题行为

问题行为即违背社会行为规范的适应不良行为。毕业前一些大学生因某些主体需要不能满足或较大强度的挫折感,加之平日缺乏应有的品德与人格修养,可能发生各种各样的问题行为,常见的有逃课、损坏东西、对抗、报复、迁怒于人、进行不良交往、过度消费、嗜烟酒等等。问题行为的存在,不仅影响学生的顺利择业,还可能导致违纪与违法。

8. 躯体化症状

躯体化症状是由于心理压力和生活方式而导致的异常生理反应。毕业前的大学生,由于心理应激水平高、心理冲突强度大、挫折体验多,加之一部分大学生人格本来就不十分健全,因此容易导致某些躯体化症状,如头痛、头昏、血压不正常、消化紊乱、背痛、肌肉酸痛、口干、心慌、尿频、饮食或睡眠障碍等。这些症状若不及时排除,会危及学生的身体和心理健康。

从以上种种反应可以看出,大学生在求职择业中产生的心理障碍,具有适应性障碍的特征。主要是因大学生面对求职环境时应对不良而引起,表现为有的焦虑急躁,有的自卑怯懦,有的冷漠逃避,有的孤傲、目空一切,有的全身不适,有的食欲不振。但这种现象只属于发展过程中的适应不良,只要大学生主动适应就业环境,各方面引导得法,这些心理障碍会随着时间的推移而逐渐消失,大多数不会形成心理疾患。

### (二)大学生择业中的心理调节

下面介绍几种常用的心理调节方法,供大学生在择业过程中,根据自己的实际情况有选择地加以使用。

#### 1.自我激励法

自我激励法主要指用生活的哲理、榜样的事迹或明智的思想观念来激励自己,同各种不良情绪进行斗争,坚信未来是美好的,失败、挫折终将成为过去,要勇敢地面对下一次挑战,尽可能地把不可预料的事当成预料之中的,即使遇到意外事件或择业受挫,也要鼓励自己不要惊慌失措、冲动、急躁,而要开动脑筋,冷静思考,寻找对策。大学生在择业过程中,要相信自己的实力,通过自我激励,增强自信心,消除自卑感,保持良好的情绪和心态。

#### 2.注意转移法

注意转移法即把注意力从消极情绪转移到积极情绪上。当不良情绪出现时,可以采取转移注意力的方法寻找一个新颖的刺激,激活新的兴奋中心以抵消或冲淡原来的兴奋中心,使不良情绪逐渐消失。如听听音乐,参加体育运动,进行自我娱乐,感受大自然的熏陶,参加有兴趣的活动等等,使自己没有时间沉浸在不良情绪中,以求得心理平稳。

#### 3.适度宣泄法

当遇到各种矛盾冲突,引起不良情绪时,应尽早进行调整或适度宣泄,使压抑的心境得到缓解和改善。宣泄的较好方法是向挚友、师长倾诉你的忧愁、苦闷,使不良情绪得到疏导。在倾诉过程中,可以获得更多的理解和情感支持,获得认识和解决问题的新思路,增强克服困难的信心。也可通过打球、爬山等运动量较大的活动,消除压抑心理,恢复心理平衡,但应注意身份、场合、气氛,注意适度,杜绝破坏性。

#### 4.自我安慰法

自我安慰法又称自我慰藉法,关键是自我忍耐。在择业中大学生常常会遇到挫折,当经过主观努力仍无法改变时,可适当地进行自我安慰,以缓解矛盾冲突,解除焦虑、抑郁、烦恼和失望情绪,而保持心理稳定。在因受挫折而情绪困扰时,可用"亡羊补牢,犹未为晚","塞翁失马,焉知非福"等话语来做自我安慰,解脱烦恼。

#### 5.合理情绪疗法

合理情绪疗法认为,人们的情绪困扰是由于不正确的认知即非理性信念所造成的,因此,通过认知纠正,以合理的思维方式代替不合理的思维方式,就可以最大程度地减少不合理信念带来的不良情绪的影响。例如,有的大学生择业不顺利就怨天尤人,认为"人才市场提供的岗位太少","用人单位要求太高",其原因就在于他只从客观上找原因,认为"大学生择业应当是顺利的","社会应该为大学生提供充足的岗位"等等。正是由于这些不正确的认知信念,造成了他的不良情绪,而这种不良情绪恰恰来自于他自己。所以,如果能改变这些不合理的观念,调整认知结构,不良情绪就能克服。大学生运用合理情绪疗法时要把握三点:第一,要认识到不良情绪不是源于外界,而是由于自己的非理性信念所造成的;第二,情绪困扰得不到缓解是因为自己仍保持过去的非理性信念;第三,只有改变自己的非理性信念,才能消除情绪困扰。

心理调节方法还有很多,如环境调节法、自我静思法、广交朋友法、松弛练习法、幽默疗法等。这些都是应对的一些方法,但最主要的是大学生要树立正确的择业观,对择业要充满信心,要注意磨练自己的意志,培养乐观豁达的态度,不要惧怕困难、挫折,要始终保持积极向上的精神状态和健康的心理。

总之,在择业求职过程中,大学生应提高心理适应能力,立足于自身的努力,使自己保持良好的心态。同时,社会、学校和家庭各方面也应提供热忱的关注和积极的引导,帮助学生面对现实,排除心理困扰,缓解不必要的心理压力,促使他们尽快实现角色转换,顺利走向工作岗位。

## 三、求职技巧

在求职时,积极的心理准备和心理调适固然重要,但一定的方法与技巧也是必不可少的。

### (一)自荐的方法和技巧

大学生为顺利求职,需要通过各种途径和方法正确地宣传、展示和推销自己。自荐在很大程度上决定了自己能否进一步获得面试的机会,因此,作为大学生要注意以下几个方面。

1. 选择恰当的自荐方式

常见的自荐方式有口头自荐、书面自荐、广告自荐等多种。选择何种自荐方式,对每一位求职者而言,无疑是至关重要的,大学生应当从自身的实际情况出发,选择恰当的自荐方式。对谈吐自如、反应敏捷且具有一口流利普通话的求职者,选择口头自荐较能发挥自己的优势;能写一手隽秀的字体和漂亮文章的求职者,选择书面推荐更能显示出求职者的魅力。在人才竞争日益激烈的情况下,选择哪种自荐方式还要看用人单位的需要。同时,自荐材料的递送方式也很重要,求职者向用人单位当面呈送自荐材料,可加深用人单位的印象,增加求职成功的可能性。

2. 自荐材料准备充分

自荐材料包括自荐信、个人简历、证明材料和学校推荐表等。自荐材料应当完整齐全。自荐信主要是进行自我情况的介绍,展示个人的能力和特点;个人简历主要让用人单位了解自己过去的经历;证明材料是个人所取得的成绩;学校推荐表反映学校对自己的认可情况。自荐材料的要求,一要实事求是,恰如其分;二要突出重点,强调个人的专长和特点;三要文笔流畅、字迹端正;四要措词谦虚,不用可能引起别人反感的话语。有时,自荐材料用多种文字书写对求职也有帮助。如你在少数民族地区择业,用民族文字和汉语撰写自荐信会取得良好效果,如前往外事、旅游、合资企业工作,可另准备一篇外文自荐信,让用人单位了解你的外文水平。

3. 赢得好感的技巧

赢得用人单位的好感也就达到了求职目标的一半。为了赢得用人单位的好感,自荐时可从四个方面把握:第一,应聘时着装应整洁大方、干净利落,女同学切忌浓妆艳抹,穿着过分透明或性感的服装。第二,自荐时要充满信心,落落大方,交谈时从容不迫,音量适度。第三,自荐时要以礼待人,举止得当,在面试场合,无论男生还是女生都不宜将手插进兜里或倒背、叉腰。吞云吐雾,指手画脚,都不会给人留下良好印象。第四,要注意言语平实、客观,避免锋芒太露、夸夸其谈,回答问题要切题,注意文明用语,不使用油腔滑调、格调低下的俗话。

**(二)面试的方法技巧**

在择业过程中,用人单位常通过面试来决定是否录用应聘者。面试不仅能考核一个人的综合能力,还可以使招聘者通过观察,了解应聘者是否具备从事某种工作的能力。面试是大学生择业的一个重要环节,应当予以充分重视。

*1.面试的准备*

为了面试时能从容应战,大学生在面试前应从三个方面做好准备:

(1)了解用人单位的情况。大多数招聘者都会提出与本单位有关的问题,因此,求职者对用人单位的情况应有所了解,以缩小双方的距离,增加招聘者对你的好感。在面试前,应通过网络、报纸、电视等媒体或熟人介绍等方式去搜集用人单位的信息,如历史、规模、主要业务、用人特点与要求等,从而在面试时能有的放矢。

(2)进行模拟问答。用人单位在面试过程中常会提出这样那样的问题,求职者应对用人单位在面试中可能提出的问题做出预测,并进行模拟问答。招聘者要求回答的问题通常有四个方面:一是介绍自己;二是选择该单位的理由;三是对时事政策的了解和看法;四是如被录用将以什么样的抱负和姿态投入工作。事先准备好应聘单位可能的问题及其回答,将有助于应聘者在面试中表现出良好状态。

(3)保持良好的精神状态。在参加面试前要适当放松,调整自己的心态,应注意休息,以便有充沛的精力参加面试。

*2.面试的基本礼仪*

在日常社交中,礼仪是不可少的,在面试时,求职者更应注意讲究礼仪,否则会让招聘者觉得你缺乏修养。面试时要遵守时间,一般可提前5～10分钟到达面试地点。衣着应整洁,不要给人不修边幅之感。举止要自信文雅,表情要自然,动作要得体,坐和立都要保持良好的姿态。要注意聆听对方的讲话,向对方介绍问题时,眼睛要注视对方,不要东张西望,也不要眼睑低垂。

*3.面试的语言应用*

面试时的语言表达也是十分重要的。面试者回答问题时口齿要清晰,注意控制说话速度,保持语言流畅,答话要简练完整,注意不要用口头语和不文明语言。面试时,谈话要含蓄,遇到难以回答的问题,机智、幽默的语言会增加轻松愉快的气氛,有助于化险为夷。在面试交谈中要随时注意听者的反应,要根据对方的反应,适时地调整语气、语调、音量及内容,发现对方无兴趣时马上转移话题,发现对方侧耳倾听,说明音量太小,要适当提高声音。

*4.回答问题的技巧*

面试中,掌握答问技巧对应聘者十分重要。回答时要抓住重点,言简意赅,切忌长篇大论,让人不得要领。对招聘者提出的问题不可简单地用"是"或"否"作答,应讲清原因和理由,进行适当的解释。如对招聘者提出的问题一时摸不到边际或难以理解,可陈述自己对问题的理解,待对方确认后有的放矢地回答,切忌答非所问。回答问题时要有个人独特的见解,但也不必为此而标新立异。面试时遇到自己不知、不懂、不会的问题,不要不懂装懂,牵强附会,应诚恳坦率地承认自己的不足。虚心向对方请教,反而会引起主试的信任和好感。

## 第三节　职业生涯中的心理保健

### 一、工作满意度

大学毕业生在刚就业的最初几个月里,通常会表现出高度的工作热忱与责任心,对拥有的工作感到欣喜,对工作本身感到新奇,对接触到的新人新事都感到新鲜刺激。大约一两年后,工作满意度直线下降,5 年后跌到最低点;但若继续任职 5 年以上,其工作满意度又会增高。工作满意是个人生活中整体满足感或快乐感的主要因素。有关研究表明,有工作的人比没有工作的人要快乐许多,工作可以增进个体发展,可以满足个体的成就动机,可以给予个体"自我表现"的机会,可以排除不必要的忧惧,可以保持与现实环境的接触;可以说,工作从整体上来说有益于人的心理健康。

工作满意度是员工对其工作或工作经历评估的一种态度反映。最早研究工作满意度的是Hoppock,他运用瑟斯通态度量表测量工作满意度,发表了第一篇有关工作满意度的研究报告。他认为,可能影响工作满意度的因素包括疲劳、工作单调、工作条件、领导方式等。此后,Herzberg 对工作满意度的结构进行了探索,提出双因素理论,认为影响工作满意度的因素包括保健因素和激励因素,前者包括报酬、人际关系、工作条件等因素,后者包括成长与发展、成就感和工作认可等因素。在保健因素获得满足后,只能消除不满意感,却没有激励作用;而激励因素一旦获得满足后,就会产生激励作用。洛克在对工作满意度的要素研究进行总结的基础上,提出了工作满意度应包括以下工作要素:工作本身、报酬、提升、认可、工作条件、福利、自我、上级、同事、组织外成员。罗宾斯认为,决定工作满意度的重要因素主要包括五个方面:具有心理挑战性的工作、公平的报酬、支持性的工作环境、融洽的同事关系和人格与工作的合理匹配。

综上所述,影响工作满意度的因素有:

(1)职业差异。不同职业间工作满意度有很大的差别,高社会地位的工作会给人较多的工作满意度,专业人员、大学教师、科学家等通常是最满意的,其次是经理、文秘、技术和非技术工人,而满意度较低的人通常从事的都是一些单调重复、不需要技术的工作。

(2)工作本身。英国的一项研究发现,人们希望继续工作最普遍的理由是"消磨时间"、"不工作会觉得很烦闷"、"不工作的话会发疯的"。这说明工作本身即可给个体带来满足,这是工作满意度的主要成分。

(3)薪酬。许多研究都要求被试对影响工作满意度的因素的重要性进行排序,其中工作酬劳通常是被排在前三位的。同时,薪酬也是工作不满意的主要来源。酬劳包括薪水和额外的补贴、工作的安定度以及相关的福利。一项研究表明,对低收入者而言,由于物质欲望与经济压力的双重原因,薪酬是影响其工作满意度的重要因素;但对高收入者而言,如果他觉得工作有兴趣,安定有保障,有较高的社会地位,能获得成就感时,薪酬对其工作满意度的影响就会显著下降。另外,相对酬劳更能预测一个人的公平感,如果一个人认为自己的酬劳与自己的工作表现相匹配,而且与其他人相比也是公平的,他就不会因酬劳而感到不满。

(4)升迁机会。升迁象征着对个人成就的认可以及自己被他人和组织的认同,伴随而来的通常是更高的薪水以及更高的职位。升迁虽可能带来更大的工作压力及同事间的疏离,但升迁表示个人在工作上能担负更大的责任,能为更多的人谋福利,是一种肯定与激励,可以增进生涯发展。

(5)工作团体与工作关系。对大多数员工来说,工作除了获得报酬和取得成就外,还必须满足他们社会交往的需要,友善合作的同事和关怀体恤的上司能提高员工对其工作的满意度。一项研究表明,工作满意与被同事喜爱与接受的相关程度达到 0.82,工作中的一些非正式的社交活动,如闲聊、开玩笑,都是工作者所喜爱的,它可以消除紧张、排遣无聊。由工作团体带来的社会支持也是抵抗外来威胁的最有效工具,可以降低工作压力所带来的忧郁感和焦虑等不良情绪的影响。

(6)工作环境。有关研究表明,员工希望的物理工作环境是安全、舒适的,温度、灯光、噪声和其他环境因素不应太强或太弱,环境干净,设备现代化,有充足的工具和机械设备,交通便利等。

## 二、工作疲劳

现今的工作环境,由于社会巨变和高科技发展而产生了巨大的变化。这既给我们的生活带来了很多便利,也使得整个工作的性质发生了变化。有时,工作变成了一种负担,不但未能促进健康,反而削弱了人们的健康与幸福。有些人在工作中得不到快乐,惟一的收获就是工资、福利和短暂的假期。而且许多人受过度疲劳的影响,失去了对工作的热爱与价值感,对时间的应用既无效率也无效益。工作过度疲劳的征兆,最明显的就是情感枯竭,对生活或工作渐渐失去了目

图 10-1

的和热情,有一种被榨干的感觉。其他相关征兆包括:感觉必须不停地忙才能放心;尽管已有足够的休息和睡眠仍经常觉得疲劳;缺乏足够的精力应付工作和人际关系的需求;经常感到自我怀疑、不满足、烦躁、失意、猜忌,多种心因性疾病发作,如经常感冒、头痛、肠胃不适、背疼等。过度疲劳的出现既源于不健康的工作环境,如高度冲突、不同部门之间沟通不良、权威或懦弱的领导风格、过高的期望造成长期工作量增大、低薪或工作量过大、工作评价或升迁不公等;也与个人的人格特征有一定的联系,如完美主义、理想主义、自我驱动、独立成就感强等。

下面是几种积极处理工作压力及促进工作健康的有效方法:

(1)经常做些积极的工作规划,尤其是身陷失败或处于过渡期时。依轻重缓急做规划可避免因负荷过重而影响正常的生活,时间规划中要留出适当的自我关怀、玩乐、与家人朋友相处的时间。

(2)注意身体,要有充足的营养,足够的休息和运动。尤其是身体虚弱或是工作压力很大时,可用默想、听音乐、娱乐和沟通等多种方法减少每天的压力并重新开始工作。

(3)在工作和玩乐间取得平衡。以幽默感增添工作的情趣,以开放的心态欣赏和激励他人,同时接受他人对自己的赞赏,在工作中要以爱、关怀和宽容的心态对人对己。

(4)工作和工作之余不要累积怒气、罪恶感或焦虑,这都是一些负面的、能引发过度疲劳的情绪。

(5)当自己的能力达不到同事或领导的要求时,要学会说"不",以免给自己造成过大的

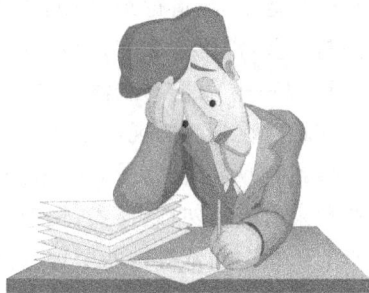

压力。

（6）不断成长以追求自己生活、事业中最重要的事情，并保持热情的态度。

（7）及时进行心理咨询。这需要完善社会支持体制，主要包括：情绪的支援（共情、赞赏、激励），技术和物质的帮助（如钱财的支援），信息的提供（专业知识、资料、培训等的提供），评价的支持（承认、评估、及时反馈）。

## 第四节　休闲与心理适应

### 一、休闲的含义

人生的过程，总是要面对和处理忙与闲、张与弛的关系。从这个意义上说，生活的目的，既不仅仅是休闲，也不仅仅是劳作。光忙不闲，忙的意义何在？光闲不忙，又何能安闲？又何能心安？老子在《道德经》中说："多闻数穷，不若守中。"意思是说，人的心灵要保持清净，而不要旁骛太多，没了章法和智慧。因为，人一忙就容易乱，头脑不清醒；人一忙也容易烦，心情不能平和；人一忙就容易肤浅，不能研究问题，不能冷静认真思考；人一忙就容易只顾眼前，不能高瞻远瞩。在我们的现实生活中，很多追求"成功"的人，都舍不得休闲，"时间就是金钱"，把自己搞到"油尽灯枯"，最后恐怕是人财两空。更何况，效率不一定适用于所有的事情，真正的创造源泉恰恰与匆忙、浮躁、快速无缘。事实上，刻意安排一段停顿，才能欣赏到人生的美景。动听的乐章中间常有一两个休止符，它让行云流水的过程有了起伏，因此期待下一个高潮的到来。做到不因闲而闷得发慌，不因闲而精神不振，而能利用闲时的轻松、安宁、从容的心情，既得到紧张工作之余的休整，也能利用闲余，做忙时做不到或不容易做到的事情。闲情、闲逸是很可贵的，就个人发展来说，各种休闲活动对于个人知识的长进、素质的提高也起着积极作用。

我们生活在一个飞速变化的世界，就日常生活而言，变化最快的领域就是休闲。大约一万年前，当人类进入农耕时代，人类只有10%的时间用于休闲；当工匠和手工业者出现时，则省下了17%的时间用于休闲；到了蒸汽机时代，由于生产力水平的提高，人类将休闲时间增加到23%；而到了20世纪90年代，电子化的动力机器提高了每一件工作的速度，譬如从烧饭到交通……因而使得人们能将生活中41%的时间用于追求娱乐休闲。休闲时间的增加，是社会进步的标志，是国家综合实力的体现。美国《未来学家》杂志1999年第12期载文说：随着知识经济时代的来临，未来的社会将以史无前例的速度发生变化。也许10～15年后，发达国家将会进入"休闲时代"，发展中国家将紧随其后。据美国学者预测，休闲、娱乐活动、旅游业将成为下一个经济大潮，并席卷各地。专门提供休闲的第三产业在2015年左右将会主导劳务市场，将在美国的GDP中占有一半的份额。新技术和其他趋势可以让人们生命中50%的时间用于休闲。我国自改革开放以来，在不到20年的时间里，就拥有了发达国家经历了近一个半世纪奋斗才拥有的休闲时间拥有量。从1995年起，我国开始实行5天工作日，1999年9月国家又实施了"3个长假日"，这意味着老百姓三分之一的时间是在闲暇中度过的。而连续7个"黄金周"人们外出休闲度假的火爆，足以证明我们的经济基础和人们的休闲意识已经有了相当的提高。休闲业发展速度之快，不能不引起我们极大的关注。休闲已经成为人类生活的重要组成部分，休闲质量的高低将直接影响社会的全面进步与发展，影响到人能否完整、全面、健康地发展自己,影响到人的工作满意度和主观幸福感。可以说,一个懂得休闲娱乐的人,才更会工作。那么,休闲是什么呢?

关于休闲,世界顶尖休闲研究专家之一,美国人杰弗瑞·戈比在他的著作《你生命中的休闲》一书中这样定义:"休闲是从文化环境和物质环境的外在压力中解脱出来的一种相对自由的生活,它使个体能够以自己所喜爱的、本能地感到有价值的方式,在内心之爱的驱动下行动,并为信仰提供一个基础。"所以"休闲"一词有以下多重含义。首先,从时间的角度看,休闲指的是由个人自由支配的时间,是除职业活动、家务劳动、照料子女等以外的时间;在这段时间内按自己的方式娱乐放松,享受生活的乐趣。其次,从活动的角度看,休闲是一种与工作相脱离的一系列活动,它可以是娱乐、休息、社团活动、阅读、运动等等;活动的目的不是为了赚钱糊口,而是为了丰富自己的闲暇生活、提高生活的质量。而用心理学家的眼光看,休闲则是一种自主从容、宁静优雅、无拘无束的心态。休闲并非无所事事的休息或令人无聊的状态,至于饭后清洁、做家务、带孩子等活动并非休闲。休闲是无条件的、自由的娱乐,如为玩乐而演奏乐器、骑自行车兜风、打球等。也许有很多休闲活动方式,需要事先计划及相当的准备(如度假),甚至必须先学会一些规则与技巧(如打球),但须具备高度技能与专门性的活动,也超越了休闲活动的娱乐范畴;同时,休闲不应涉及金钱报酬,只是单纯为了娱乐,所以专业运动员从事体育活动,即使自觉享乐也不在休闲活动之列。

综上所述,休闲是指从物质环境和文化环境的外在压力中摆脱出来的一种相对自由的生存境遇。在这种境遇中,一个人得以自主地选择自己喜爱的、本能地感到有价值的方式,做自己想做的事情。为活动本身,为娱乐,为自我提高,为自己选定的目标,而不是为获得物质方面的收获而从事活动。

一项针对全国大中学生休闲活动的调查发现,学生的休闲活动有积极和消极之分。如读名著、弹吉他、打球等,是积极的休闲活动,应该加以鼓励。而过分迷恋于看言情小说和武侠小说、打扑克、逛街购物甚至赌博,沉溺于打游戏机和上网吧,酗酒或沾染毒品等,是一些消极的休闲活动,应该及时加以制止和说服教育。学生的休闲不能放任自流,而应加以积极引导,即对其进行休闲教育,以促使他们更好地利用闲暇时间来充实自我、发展自我、完善自我,寻找生命的真正意义。观察目前社会上的一些不良休闲现象,发现休闲活动中带有普遍倾向的现象有:不切实际地追求高消费、高享受;黄色消费增多;休闲活动偏重于感官欲望的满足;层次、趣味和格调呈下降趋势;注重消费形式,轻视消费内容;以经济利益为目的的榨取增多,社会性的公益服务减少。这些特殊的现象和状态,虽然不能代表一个社会"休闲文化"的全部,但足以导致道德的滑坡、文化发展的畸形,加剧人与社会之间的冲突,软化和改变脆弱的人性。因而,应当引起我们高度的警惕和重视。

## 二、休闲的心理功能

传统社会对休闲的看法,常局限于暂停工作、全心休息,以恢复体力的消极观点,较少涉及休闲活动的积极方面。其实,休闲活动的主要功能,不但有助于个人现在的生活,并且对其一生的发展也有决定性的影响。也就是说,休闲不是只有消极地逃到一个零压力的地方而已,还要更主动地去追求积极正面的经验,使自己快速恢复活力,对生活更具挑战力,更存有希望的、积极的一面。休闲活动不但可以促进生理新陈代谢,也可以使紧张的情绪得到发泄与放松;休闲时没有任何束缚,没有任何压力,完全自在地行动,反而留出了更豁达的心理空间,因而许多的创造与发明都是在休闲时豁然开朗的。休闲活动也能激发工作的灵感。休闲活动原本就不光是娱乐而已,更重要的是生活经验的发展,因此就大多数人的休闲内容而言,实在是显得太贫乏了。休闲的心理功能主要有以下几个方面:

**(一)放松功能**

休闲最主要的功能是可以松弛工作生活带来的生理和心理上的紧张,可以说,没有休闲带来的放松,工作就无法维继。放松意味着休息和解放,是一天工作积累的紧张和劳累的消除,是对个人约束和限制的心理解放。现代职业生活,在繁重的体力劳动外,增强了精神上的压力,标准化的工作孕育了一系列的行为慌乱,如单调重复的操作、固定的工作岗位导致的姿势固化,劳动者之间几乎没有交流,等级职权的严厉,污染和噪声等等,这一切都是身心紧张的诱因。工作时间之外,也有众多的紧张因素,如交通不便、城市空间的拥挤等更使人难以忍受。这些因素和工作中的紧张与劳累一起,构成了对休闲的放松功能的迫切要求。

**(二)消遣功能**

消遣给休闲一种更积极的内容。工作和都市生活不仅孕育着生理和心理上的疲劳,也使烦恼和忧郁几乎成了现代的象征。"公交-工作-睡觉"无奈地表达着单一、重复的乏味生活,而休闲带来的消遣则起码帮助个人与麻木的日常生活暂时决裂。消遣意味着寻找乐趣和惬意,追求感官的舒适,消遣充盈着享乐主义的伦理。在个人越来越孤独的现代社会中,消遣还有助于一个人的社会化。社会化休闲尤其能满足现代人对情感的需要,在这种需要和他人一起完成的休闲活动中,如大多数的运动、各种俱乐部、跳舞和聊天等,仅是朋友的陪伴就能及时产生正向情绪,并提供了帮助及其他社会支持。

**(三)补偿功能**

再适宜的工作有时也不免有若干限制,不能完全符合个人的兴趣,即便照着个人的想法去做,也不能充分表现个人的能力与才华。同时,工作是长期的,必须经过一段时间的艰苦努力,才能体现自己的成就,不能随时满足个人成就感的心理需要。这时候,休闲活动能增添一些满足的机会,使自己感到愉快,从而提高工作的兴致。而且,如果与家人同乐,可以促进亲子关系与夫妻感情;如果与朋友同乐,可以增进人际关系,有助于自己工作的顺利开展。

**(四)发展功能**

休闲活动可使工作中未获运用的身心组织及功能有机会被运用而得到发展,包括身体机能与智力的增长、情绪的平衡与社会的调和等。人们在休闲活动中,为了寻求乐趣而遵守团体行为规范,学习正确的观念与态度,扮演另一种社会角色及其与团体成员间的互动关系,发展其社会行为。同时,在休闲活动中发展另一种才艺,弥补平日的角色挫折,也能使压抑的沉闷、愤恨不满情绪,甚至具有破坏性的冲动力量,以艺术化和升华的方式表达出来,以防止可能的病态心理或偏差行为。

## 三、如何休闲

工作与休闲都是我们生活的一部分,一般而言,个人选择怎样的休闲方式,与其人格、需求、价值观等有关。所以,从一个人的工作与休闲方式,可窥知其人格。

**(一)休闲的类型**

卡伯诺夫(Kabanoff,1980)等人将之分为四种类型:

(1)被动参与型。这种类型的人对工作与休闲属于低层次参与和满足,其人格为边际的、屈从的或疏离的,尤以教育程度低、收入少的男性居多。休闲时间多从事看电视、串门等活动。

(2)为休闲而活型。这种类型的人视休闲为一种补偿作用,由于长期工作失败而热衷于休闲活动,尤以退休女性或家庭妇女居多。她们热衷于参与社区服务、打麻将、照料亲戚孩子等活动。

(3)工作中心型。这种类型的人在工作上高度参与并满意,但少有休闲时间,以男性居多。休闲时间多为读书、上网、三五知已聊天等活动。

(4)自我满足型。这种类型的人只热衷于从事本身生涯及休闲活动,多属受过教育、收入良好、热爱工作的人。他们即使从事休闲括动,也是为了满足生涯以外的自我实现需求,如旅游、驾船、全家露营等。

也许并非所有的人皆适于以上各型,但多数人确属如此。当我们忙完一天的工作,下班回家后,大多已累得不想动,总是看看电视消磨夜晚时光。因此,调查显示一般成年人平均每天看电视时间为 3～4 小时,且看电视时间多半在晚上。其实,看电视也是一种较好的休闲活动,它不仅可让我们了解国内外信息,帮助我们放松身心,而且只要一按开关就解决了休闲娱乐问题。自有电视以来,人们早已习惯了这种简便的休闲生活方式,倘若有一天电视停播的话,可能许多人会不知如何排遣他的空闲时间。当然,理想的休闲生活是积极的休闲活动,它需要相当程度的选择与计划,有时还要具备必要的技能,并须安排时间及金钱(如打高尔夫球);所选择的活动应适合自己的兴趣及生活方式,才能从活动中得到充分的享乐。

**(二)选择健康休闲活动的原则**

(1)自主选择原则。休闲活动应是按自己的兴趣、意愿自主选择的,而不是他人理想、意志的强加,这样做起来才会高高兴兴,没有勉强、限制的感觉,也不会成为身心的负担,才能达到调剂身心的目的。

(2)工作互补原则。休闲活动最好应与工作性质有互补关系,如工作是户内的、劳心的,休闲活动就应是户外的、劳力的;若工作对象是人,则休闲活动对象最好是物。双方在性质上差异大些,不但能拓展生活经验,也更能发挥调节作用。

(3)便利实施原则。休闲活动不在乎追求正规的形式,有时也不在乎完美的结果,它注重的是

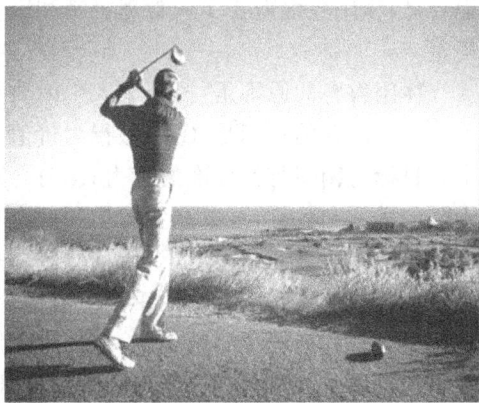

图 10-2

休闲活动的过程。以活动限制越少、实施越方便越好,因为太花钱可能成为经济负担,太费时可能妨碍工作,最好是随时都能参加的。因此,休闲活动强调一切从简便、易行、有利出发,因地制宜,因时制宜。

(4)独乐不如众乐原则。休闲活动的形式既有团体的,比如打球、桥牌,也有单独的,比如集邮、钓鱼,还有两可的,比如爬山、打拳等活动。你可以借团体活动结识一些朋友,彼此交换经验,增加活动的情趣。不过,玩的活动无须与人竞争又求必胜,那就失去休闲的意义了。

(5)功能多样化原则。有些休闲活动只有某一方面的作用,有些休闲活动却同时具有多方面的意义,如打拳具有运动、早起、交友、防身等多项功能。因此,应选择多目标的活动,尤以能诱导人精神向上、人生境界发展为佳。

(6)兴趣广泛原则。可以有一种以上的休闲活动,兴趣越广越好,休闲种类越多,就有更好的机会来松弛身心,天晴时可以登山郊游,阴雨时可以弹琴画画;逢对手时可以下棋,独处时可以欣赏音乐。这样的生活多些变化,不致使人无聊厌烦,才是真正多姿多彩的丰富生活。

(7)和谐发展原则。休闲活动的核心是提升生命质量。一个人休闲的方式、情趣和品位,对他的生活有重要的影响,休闲活动的品位,在于休闲情趣的层次。休闲活动要很好地把握艺术与科学、双手与大脑、动态与静态、自然与人、社会与人、人与人的和谐平衡,通过休闲活动使人获得高效率地利用休闲时间的技能和技巧。

## 四、休闲教育

当今,我们正在进入普遍休闲的社会,一方面,休闲的价值越来越被肯定,另一方面,以时间形态存在的社会资源得不到合理的开发与利用。不仅如此,我们还把"休闲"庸俗化、低俗化,把"休闲"仅仅等同于吃喝玩乐,等同于创造"黄金周",把工作与休闲对立起来等等。这些认识上的误区,主要原因来自于全社会休闲教育的缺如。

近现代以来,西方的休闲教育走在了前面,其中的理念与方法很值得我们借鉴。何谓休闲教育?西方思想家认为,休闲教育是一场通过休闲来改善自己生活质量的全面运动;一个使人明确自己休闲价值观和休闲目的的过程;一种使人们提高自己生活质量的方法;一种通过扩大人们的选择范围,使他们获得令人满意的、高质量的休闲体验的活动;是与人们休闲需求、休闲价值趋向、休闲能力相关的,能够帮助人们自主地确定休闲在生活中的位置,从休闲的角度认识自己;休闲教育需要多种管理机制和服务体系共同发挥作用、承担责任,并贯穿于一个人的终生。

休闲教育的原则是:提升个人生活质量的整体活动,提升休闲价值、态度和目的的认识。

休闲教育的目标是:①闲暇行为价值判断的能力;②选择和评估闲暇活动的能力;③决定个人目标与闲暇行为标准的能力;④对合理运用闲暇时间的重要性的意识和理解。通过这种专门的学习和教育,可以开发人们的好奇心与想像力,培养人们对休闲活动的浓厚兴趣,养成良好的休闲心理和休闲习惯,并从休闲中获得更多的乐趣。

休闲教育是人生教育的重要组成部分,以美国为例,早在20世纪初期,美国联邦教育局就将休闲教育列为青少年教育的一条"中心原则",那就是"每个人都应该享有时间去培养个人和社会的兴趣。如果合理地使用,那么,这种闲暇将会重新扩大他的力量,并进一步丰富其生活,从而使得他能更好地履行自己的职责。相反地,滥用闲暇时间将损害健康、扰乱家庭、降低工作效率,并破坏其公民意识"。休闲教育使人能以一种有益的方式去安排自己的休闲(时间),从而实现"成为人的过程"。休闲教育的发展哲学是以人为本,以人的价值体现为本。它着眼于提高人的素养和人格,强调的是知识的内化和人的潜能的发展,从而实现个体的全面发展。

(魏　宁、林良华、祝一虹)

# 11 爱情与婚姻

"当我们坠入爱河",阿涅丝道出心声,"一切事物被笼上了玫瑰色,奇妙、完美。我们的心情总是很好,想要帮助别人。这是幸福的极致。因为我们会忘掉困难和灰色的想法,爱情使我们沉浸在极度的欢乐中,任何烦恼忧愁都不能干扰。我们是如此幸福,以至于希望全世界都来分享这份幸福,也对身边的人更加慷慨友善"。

爱情是个美丽的字眼,是令人难以忘怀的人生体验,而且在不同的文化和不同的历史时期,人们都存在着爱情体验。但是有的人能够顺利享受爱情的美妙滋味,可是有的人却频频为爱情烦恼,甚至影响了心理的健康发展。在婚姻的殿堂里,几家欢乐几家愁,婚姻关系也影响着许多人的生活。因此,本章主要介绍爱情、婚姻的心理特点及其心理卫生。

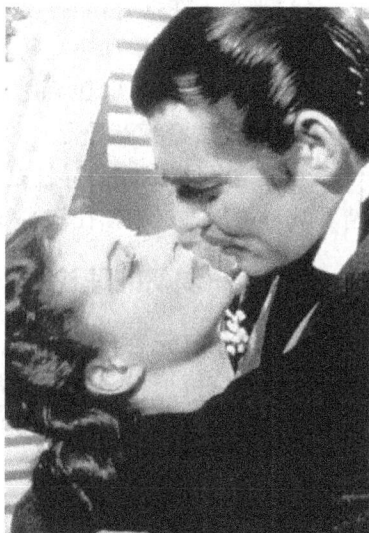

图 11-1

## 第一节 爱 情

人们渴望爱情,为爱而生,因爱而死。不管在文学艺术的理想境界里,还是在我们生活的周围,爱情是永恒的主题。如何真正理解爱情,我们主要介绍几下方面。

### 一、什么是爱情

关于爱情的描述很多,如"一见钟情"、"日久深情"、陷入爱情无法自拔等。但是,人们往往也很奇怪为什么被对方深深吸引着,却无法细致地描述爱情具体是什么。Zick Rubin(1970,1973)在对大学生的研究基础上提出了对爱情的定义:爱情是对一个人的一种态度,即对所爱的人所拥有的一组独特的想法。并确定了爱情的三个主要要素:依恋(需要对方的感觉)、对另一个人的关心、强调信任及自我展露。人们融入爱情时,就会产生与友谊极其不同的特殊体验。美国人 Kanin 等(1970)在 679 名大学生中对其现在或最近的爱情关系中体验到的不同感受的强度进行评估,结果发现最常见的体验是强烈的身心愉快感(79%)和很难集中注意力(37%)。其他的反应还有如"在云中漫步"(29%)、"想要跑、跳、尖叫"(22%)、"在约会前紧张

（22%）"、"感到眩晕、无忧无虑"（20%）。有一些人还具有强烈的躯体感受，如感到手发冷、心慌、脊背感到发麻（20%），还有一些调查者有失眠的体验（12%）。同时，研究者们还发现男性和女性在爱的体验上存在差异，女性具有更多强烈的情绪反应（Dion & Dion，1973）。

处于热恋中的人们在强烈感受这些生理体验时，会通过语言、神情的交流和行为来表达爱意。Zick Rubin 对几百对密歇根大学的情侣爱情行为的研究发现，热恋中的情侣会长时间地注视对方的眼睛。而且当情侣们交谈时，他们还会互相点头致意、自然的微笑或是轻轻依在对方身上。Swensen（1972）也研究行为与爱人的联系，得出 7 种不同的爱情行为：

（1）说"我爱你"或者其他表示爱情的话语。

（2）表达爱情的身体语言，譬如拥抱和接吻。

（3）言语上的自我表露。

（4）当爱人在场时，非言语的表达诸如愉快和放松之类的感觉。

（5）物质表示，譬如送礼物或者做某些能够帮助爱人的事情。

（6）非物质表示，譬如关注爱人的行动，尊重他或她的想法，或者给予爱人鼓励。

（7）表现出愿意忍受爱人的一些缺点，愿意为了维持关系做出一些牺牲。

爱情是一种体验，是异性之间强烈的吸引状态，每个人都有不同的爱情表达方式。但是爱情常常与关怀、依赖、信任和自我暴露以及性欲等特征联系在一起。

## 二、有关爱情的理论

### （一）爱情三元论

心理学家罗伯特·斯腾伯格（Sternberg，1986）提出了爱情三元论，认为爱情是个三角形，这个三角形的三边（不等长）分别代表激情、亲密和承诺（图 11-2）。

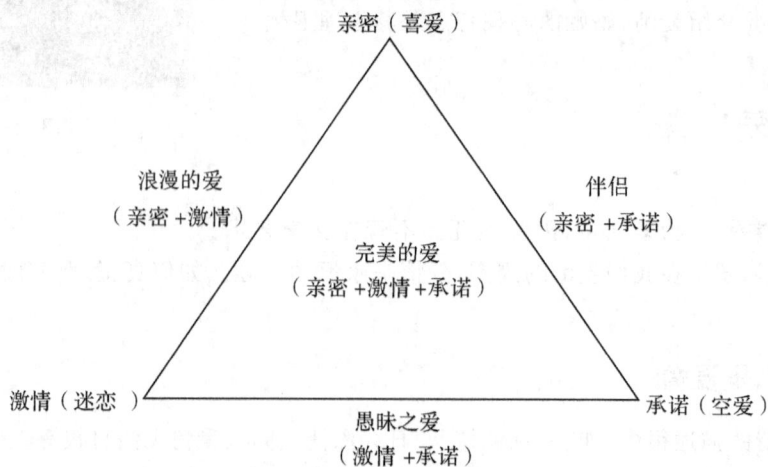

图 11-2　斯腾伯格的爱情三元论

其中，亲密指的是在关系中感到亲近、相互关联，包括对爱人的赞许、照顾爱人的愿望、自我暴露和内心的沟通等。激情指的是在爱情关系中带来强烈情绪体验的驱动力，最显著的是外表的吸引和性吸引。承诺不仅可以理解为短期内做出的对爱一个人的决定，也指在长期的关系中维持爱的承诺。根据亲密、激情和承诺这三种成分的参与与否，斯腾伯格界定了 7 种不同类型的爱：喜欢、迷恋、空爱、浪漫的爱、愚昧的爱、伴侣和完美的爱。但是在现实生活中，我们无法一一区分这 7 种类型的爱情。然而,这一理论为研究不同类型的爱提供了一个非常有用的框架,并且确定了在许多婚姻中都可能出现的两种不同类型的爱:激情之爱和伴侣之爱。

1. *激情之爱*(passionate love)

激情之爱是强烈渴望和对方在一起的一种状态(Hatfield,1987),是深情、极富激情的爱。处于激情之爱的人,被激情所控制,不但是爱恋着对方,而且深陷其中难以自拔。激情之爱由两个因素促成——唤醒和思想。假如你处在浪漫的情境中感到心跳剧烈,双手发抖,你可能会把这种生理唤醒归结为激情之爱。这说明对方深深地吸引你,包括外表、人格特质、性吸引力等。因此,我们也能够理解为什么有些人说"我爱你,但我并不与你相恋",其实他们实际表达的意思是"我喜欢你,我很关心你,我觉得你很棒,可是你对我来说不具有性吸引力"。激情之爱的另一个部分是迷恋和着魔般地想念对方,对方占据了自己的思想。"爱情是盲目的",人们对伴侣会有美好的看法,在恋爱中对爱人的理性化和赞美会达到顶峰,低估或者忽略了爱人的错处。而且,思想和爱情的作用是双向的,人们越爱伴侣就会越想念。反过来也一样,如果我们花很多时间去想对方,就会感觉到更爱对方。如果没有很多地去想对方,我们的爱可能也不会更多。最后,爱情还会使我们的自我概念拓展并发生变化(Aron & Aron,2000)。浪漫的爱人给我们带来了新的体验和新的角色,我们也逐渐了解以前并不了解的自己。比如,我们喜欢的人也同样喜欢我们,这既有回报性又令人兴奋,不仅使自我概念多样化,自尊也得以提高(Aron *et al*,1989,1994)。激情之爱也包括亲密、激情和承诺,其中亲密和激情更为强烈。尽管激情之爱可以热火朝天,爱的体验很强烈,可是却很脆弱,通常被认为来得快,去得也快。有研究发现,年轻人最初的爱恋大多数为激情之爱。随着时间的推移,夫妻间的爱情逐渐转变为伴侣之爱。但是当子女长大或者退休后,人们又会感受到激情之爱。因此,爱情关系的长久与否更多地与伴侣之爱有关。

2. *伴侣之爱*(companionate love)

随着时间的推移,关系双方倾向于转变成一种激情强度降低但亲密加深的状态,即伴侣之爱。与激情之爱狂热的情感不同,伴侣之爱相对平和,是一种深沉的情感依赖,有较多的温暖和柔情。结合三元理论,伴侣之爱被研究者们归纳为"对一个值得喜欢的伴侣的适意的、充满感情的、信赖的爱,它以深度的友谊为基础,涉及到相伴的关系,享受共同的活动、相互的兴趣和分享欢笑"。它的形式是"感到自己的生命和爱人的生命密不可分地交错在一起"(Berscheid & Walster,1978),强调互相信任、关心,对伴侣缺点和习惯的容忍。伴侣之爱看上去平淡无奇,但为何可以长久持续呢?当数以万计结婚 15 年以上的夫妻被问及此问题时,他们最多的理由是"我的配偶是我最好的朋友","我很喜欢我的配偶"(Lauer & Lauer,1985)。

事实上,激情之爱与伴侣之爱并没有清楚的界限。而且,只有爱的两个成分而没有第三个成分的爱情体验是很少存在的。伴侣之爱的爱人也能够体验激情,激情之爱的人也会感受到承诺。

**(二)其他爱情理论**

与爱情三元论相似的是,在借鉴古代哲学和古代文学相关观点的基础上,社会学家约翰·艾伦·李(Lee,1988)和心理学家亨德里克等人(Hendrik & Hendrick,1993,2003)提出了爱情的三种基本形式。第一种类型是情欲之爱,是自我展露的、浪漫激情的爱。这一类型的爱人可能会被外表强烈影响,相信一见钟情。第二种类型是游戏之爱,将爱情看作无需负责任的游戏,经常会同时拥有几个伴侣。第三种类型是友谊之爱,如友谊般的感情。但是研究发现,在每一种类型的爱情中,人们对其关系满意度有不同评价。如把情欲之爱和友谊之爱相结合,能够预测到较高的关系满意度;而游戏之爱则能够预测到较低的满意度。

### 三、影响爱情的因素

影响人们体验爱情的因素有很多,每个人面对不同的情景,可能因不同的需要而开始爱情。在此,我们选取了对心理影响比较大的因素。

#### (一)生理因素

性是爱情的重要内容,尤其是青年人,满足性冲动是促使他们投入恋爱活动的重要诱因。正如爱的三元理论所指出的那样,性吸引是浪漫关系的一个限定性的特征。情感两因素理论认为,当欲望的唤起是由于有一个有吸引力的人的存在时,浪漫爱情就会产生,或得以增强。Hatfield & Rapson(1987)通过对所爱对象的欲望和感情的强烈程度的评估发现,感情陷得越深,则对对方的欲望越高。当双方订婚或者同居时,才开始趋于平缓。但是,在一般情况下,恋爱初期,许多人不追求性欲的满足而是着重于精神的向往。社会文化也会加深着恋情的理性色彩,如文学作品、社会道德规范、教育方式等,认为爱情应该主要是精神上的力量,要压制性欲。如果长久处于这种状态,用精神去压制性欲的实现,会对身心造成不良影响。性冲动是一种生理现象,它不会随着压抑而消除,长期的压抑会造成强烈的心理紧张和焦虑。

#### (二)社会情感的需要

人生活的社会中,亲密关系对每个人来说都是不可或缺的。一个人缺乏亲密关系的建立和交往,孤独就会侵袭,会造成很大的心理压力。亲密关系的需要在青年前期就开始显露,这时期个体的生理和心理发展不平衡,具有叛逆性,他们不愿意把心事和烦恼向父母、老师或者家长倾诉,需要与其他人,主要是同伴建立新的亲密关系。除了友情之外,爱情是最重要、细致的亲密关系。恋人间亲密关系相对更坦诚,更能满足交流的需要,更能缓解孤独、寂寞。而且,恋人之间的关系常常比亲子关系更亲密。对亲密关系的追求而把孤独的心灵引向爱情是最自然不过的事情。心理学家沙利文认为,亲密关系和性冲动的最终结合成就了人类的情爱。但是,渴求亲密关系可能会曲解爱情的真实意义,不能正确分辨爱情与其他亲密关系,如友情,把友谊信号当成是爱情的表达,从而给自己造成痛苦。同时,在爱情中,个体会更多地作自我暴露,包括不愿被提及的缺点和不足。自我暴露往往是爱情关系深化的指标,恋爱的双方在袒露自己的思想、感情、学识和能力时,加深了对彼此的了解,使爱情逐渐走向理性。

#### (三)人格特征

当体验爱情关系时,不同的个体会对爱情产生不同的感受。而且根据我们对爱情的感受,还会反过来影响爱情关系,其中个人的依恋类型是影响爱情个体差异的主要因素。

人是社会性的动物,很多时间都是与他人共同度过的。在社会生活中,人们寻求各种关系,以消除恐惧和获得归属感。发展心理学家首先在婴儿身上发现了依恋关系:婴儿依恋那些与他们关系最紧密、最爱护他们(通常为父母)的人,与之形成强烈的依恋关系。所有的婴儿都依恋于他们最初的照顾者,但是却存在不同类型的依恋,包括安全型依恋、回避型依恋和焦虑/矛盾型依恋。孩子早期与父母的感情关系在他们成年后可能会影响其介入爱情的方式(Collins & Read,1990;Henry & Holmes,1998)。Hazan(1994)概括了这些观点,提出早期的依恋影响到其内部工作模式的形成。内部工作模式是指通过孩子与照料者间长期的相互作用过程,指导孩子对以后的新情景进行评价。那些童年受到过悉心养育的人往往会和他们日后的爱情伴侣发展出温馨而具有支持性的感情。而一个焦虑/矛盾型的孩子成年后可能变得需要爱情但又害怕爱情。Hazan 和 Shaver 认为成年人的爱情关系与婴儿的依恋很相似,而且在形式上也和婴儿的三种依恋形式类似。而且,依恋类型的不同还可能反映出个体不同的天生气质类型。这些都影响着爱情关系的各个方面。Brennan 和 Shaver(1995)总结了对大学生和其他成年人样本的研究,根据依恋类型,将成年人的爱情体验分成三种类型:

1. 安全型

这种类型的成年人很容易和别人接近,不会由于过于依赖别人或被抛弃而感到苦恼。这样的恋人也能在安全的,以及忠诚的相互关系中享受性爱。他们倾向于与伴侣分享自己的感受和意见,他们的关系总是朝着令人满意和持久的状态发展(Feeney,1996;Feeney & Noller,1990;Simpson *et al*,1992),有研究发现,在美国大约有 59%的成年人表现出安全型依恋(Michelson *et al*,1997)。

2. 回避型

回避型的人既害怕他人,与他人接近时感到不舒服;又排斥他人,强调自己的独立和自足(Bartholomew & Horowitz,1991)。这种类型的成年人往往回避亲密的关系,对这种关系表现出较少的兴趣,更倾向于摆脱这些关系。他们通常拒绝自己的依恋需要,认为爱情的失败对自己的影响不大,更专注于工作。

3. 焦虑/矛盾型

焦虑/矛盾型的成年人表现为对他人不够信任,会产生较强的占有欲和嫉妒心。他们往往想要寻求亲密关系,但却担心伴侣不会回应自己的爱,不会和自己在一起。他们更容易一见钟情,但是他们和一个人的关系可能会出现反复破裂的情况。当发生冲突时,他们的情绪激动而且易怒(Cassigy,1999;Simpson *et al*,1996),并且他们经常感到自己在爱中和工作上都不被重视。

每个人都拥有不同的依恋风格,但一个人的依恋质量在不同的依恋对象中会有所不同(Cook,2000)。因此,不仅存在不同类型的爱,还存在不同类型的爱人。

## 四、爱情的发展过程

随着恋爱意识的产生和发展,人们开始探索爱情的真谛。在爱情的发展过程中,主要有以下几个心理发展阶段:

### (一)初恋心理阶段

这里的初恋跟一般意义上理解的"初恋"不一样,这里是指发展爱情的初始阶段,而一般意义上的"初恋"是指第一次恋爱,有时候两者又有重叠。初恋是认识爱情的第一步,是两颗心灵的第一次撞出火花。在初恋中,个体第一次表现爱情行为,将爱的信息传递给自己所爱慕的人,并期望得到对方的肯定和接受。对大多数人来说,这都会产生多种奇特而难忘的强烈感受。初恋的激情和冲动的表达相对含蓄,旁人难以察觉,尤其在大庭广众之下,他们较少流露出过分的亲密,而是暗送秋波,彼此领会。但是这种含蓄的表达方式,往往容易引起误解。有的人会把"友谊"当作爱情的信号,给自己带来许多烦恼,也有的人则会太粗心,不能领会对方求爱的暗示,错过了恋爱。但是,随着思想观念的开放,人们表达爱意的方式也相对开放、直接。在初恋期,选择适合自己的伴侣求爱是恋爱是否成功的关键。

### (二)热恋心理阶段

经过了初恋阶段的选择和求爱,彼此进入一种难舍难分的爱恋状态,这表明双方进入了热恋阶段。热恋中的双方感情此起彼伏,时而达到最高峰,时而进入低谷期,甚至关系破裂。热恋的个体在认知上,易把对方偶像化和完美化。而且,这时期的恋人容易产生幻想和对未来的憧憬,形象思维和知觉思维占上峰,对对方的行为较为敏感。热恋中双方的情感交流,不仅有利于满足情感需要,还可以加深相互了解。但"情人眼里出西施"的效应,往往使他们不能正确地看待对方的缺点和不足,这也促使产生情感依附。

### (三)理性爱情阶段

经过热恋的男女,进入理性爱情阶段。恋爱也慢慢发展到家庭角色扮演的阶段,开始考虑柴米油盐、生活琐事、谋生途径等等。如果处于学生期间,他们还会考虑如何处理爱情和事业/学业的关系,如毕业后是否能在一起工作,双方父母是否同意他们的交往等一系列现实的问题。这时对爱情产生了责任感和义务感,并为以后的婚姻生活打下坚实的基础。

## 五、大学生的恋爱心理

爱情是永恒的话题,是大学校园里的热门话题,也是校园里一道亮丽的风景线。随着性生理的成熟和性心理的发展,渴望爱情,想谈恋爱已成为大学生中较为普遍的心理状态。但是,由于大学这个特殊的社会环境,以及大学生自身的一些因素,许多人在承受学习压力的同时也承受着恋爱等与性有关的各类问题的困扰。

### (一)大学生恋爱的心理特征

#### 1.直觉性

男女之间相互美化、互相吸引,双方都感到顺眼和舒服,所谓"情人眼里出西施"。这时容易出现"期望效应",即把自己所希望出现的特征赋予对方,所谓"月移花影动,疑是玉人来",把自然景物和周围环境都打上了爱情的印记。但此时,也可能在学习、工作时心猿意马,注意力不集中,容易出现差错。故应注意控制情绪,放开视野,利用爱情的强大动力互相帮助,共同提高。

#### 2.隐蔽性

言辞含蓄而富有诗意,行为隐蔽而富有德行,言谈、举止、目光、表情、行为都体现了一个"爱"字。

#### 3.排他性

排他性表现在对意中人的专一执着、忠贞不渝的心理特点。热恋中的男女不希望其他人介入他们的亲密关系。他们组成一个具有特殊共享物和亲密感的系统,本能地抗拒他人亲近自己的恋爱对象。这种特点对维持爱情的稳定长久很有必要,如果任由恋人与异性发展亲密关系,爱情就不可能稳固。

#### 4.波动性

情绪变化很大,热可达到白热化,冷则骤降至冰点。高兴时喜笑颜开、手舞足蹈,懊恼时垂头丧气。这种大起大落的情绪变化有时会对身心健康带来不良影响。故要通过加强自我修养,不断进行自我完善,减少情绪的波动性。

#### 5.冲动性

热恋时人的认识活动范围往往会缩小,理智分析能力受到抑制,习惯行为受到破坏,此时发生的许多事情与平时可以完全不同。同时由于自我控制能力减弱,往往不能约束自己的行为,不能正确评价自己行动的意义与后果。

### (二)大学生恋爱的类型与特点

大学生恋爱普遍没有结果,这是大学生爱情的一个特点。恋爱是难以驾驭的人生艺术。许多人疯狂地投入进去,惨淡地退出来。有的成功,有的失败,有的因恋爱引发犯罪,甚至闹出人命。大学生的恋爱类型因恋爱动机不同而显现多样化的趋势。

(1)比翼双飞型。这类学生基本上具备成熟的人格,有正确的恋爱观,能够以理性引导爱情,正确处理恋爱与学习、感情与爱情、情爱与性爱的关系。双方都有较强的事业心、进取心和自控能力,有共同的理想抱负、价值观念,把事业的成功作为爱情持久的目标,不仅仅把恋爱看作人生的快乐,而且能把幸福的爱情转化为学习和工作的动力。他们认为,恋爱不仅应该促使双方的进步,而且应该促进双方的成长。

(2)生活实惠型。进入大学后,毕业去向是大学生最为关注的话题。恋爱无可厚非地揉进了毕业去向的条件,同时家庭和对方的发展前途也是各自关注的必不可少的条件。一些大学生彼此间的爱慕与向往也许并不强烈,但是有确定的生活目标,大三是这类学生谈恋爱的高潮期。这种爱情是理智的、现实的,确定恋爱关系引起的争议也比较少。

(3)时尚攀比型。在一些高校,恋爱成为一种时尚。当周边的许多同学有了异性朋友时,一些男同学为了不使自己显得无能,一些女同学为了证明自己的魅力,也学别人的样子匆匆地谈起了“恋爱”。由于目的性不强,缺乏认真的态度,常常是跟着感觉走,把谈恋爱看成是一种精神上的补偿,常以“因为没想那么多”为借口而各奔东西。这种恋爱带有很大的随意性。

(4)玩伴消费型。这类学生在精神上不太充实,同性朋友较少,时常感到孤独、烦闷,为了弥补精神上的空虚,急欲与异性朋友交往,“恋爱”成为一种精神需求。尤其是周末,当室友成双成对地走出校园,自己一人在寝室时,有一些同学会有一种空虚得想谈恋爱的感觉。女生的这种心理体验尤为明显。据报道,有一所大学的一个班的全部女生在大二时就都有了“相恋对象”,用她们自己的话说,“我其实不是真的在谈恋爱,只是生活太乏味了,又没有知己,想找个伴畅快畅快”。

(5)追求浪漫型。这类学生情感比较丰富,罗曼蒂克的爱情对他们有着强烈的吸引力,对浪漫爱情的追逐和窥探心理日趋强烈。他们不是不尊重爱情,而是觉得出没于花前月下的刺激比爱情的责任和义务更富有色彩和韵味。与这种色彩和韵味相比较,人物自身的品质被淡化了。他们接受爱情时,对爱情的缠绵悱恻有较深的体验并乐在其中,时时沉浸在两人世界里,忘却了集体,甚至忘却了学业。

(6)功利世俗型。以对方的门第、家产、地位、名誉、居住条件、职业、社交能力、驯服度等为恋爱的前提条件。

## 六、培养健康的恋爱心理和行为

恋爱给人带来美妙的感觉,但爱情就像玫瑰花,给我们带来馨香的同时,有时也会刺伤脆弱的心灵。怎样才能享受那份馨香,而不被刺伤? 培养健康的恋爱心理和行为就显得尤为重要。

### (一)树立健康的恋爱观

1.既追求志同道合,又尝试差异互补。

每个人都希望能与有共同语言的人交往,期望有一个称心如意的爱人。在选择恋爱对象时,可遵循两大基本原则,即相似性原则和互补性原则。相似性或者一致性是指根据"同类匹配"理论,人们择偶时倾向于选择与自己在年龄、居住地、受教育程度、价值观等方面相近或类似的异性。根据罗伯特·F·温奇的互补需要理论,所谓互补性是指,择偶表现为心理需求和个人动机时,它势必是互补而非同一的伴侣,以此可以不断满足需要。人们选择一个相异却又能反映自己内在特质的伴侣,能使人在婚姻生活中感到无限满足。双方若缺少了相异处,就难以有所吸引;若少了相似点,也就不可能相濡以沫。唯有在相似与互补的不断结合中,爱情乃至婚姻才能得以发展和稳定。心理学家曾经调查过大量幸福美满的家庭,得出爱情和谐至少需要以下三项保证:相互了解、地位背景相配、气质类型相投。要使恋爱生活和谐,减轻恋爱对心理健康的不良影响,选择与自己心理特点相配合的恋人是有必要的。

虽然,在两性的交往中,外貌的吸引力也是重要的因素,尤其是男性,更倾向于寻找年轻、漂亮、性感的女性作为恋爱对象。但是,值得注意的是,一个人的魅力是身心两种魅力的结合体,随着恋爱的深入和了解的增多,外貌的吸引力会逐渐降低,人格魅力的作用将会增强。

此外,处于热恋期的恋人,往往觉得对方就是一切,他/她的任何方面都是好的。然而,"人无完人,金无足赤",随着接触次数增多,了解的加深,理性的认知日益增强,情绪性逐渐降低,想像与现实之间的距离会越来越大。因此,如果对爱人过于美化,一旦当现实打破这种完美的感觉时,就会陷入爱情的困境。因此,在选择恋爱对象时,要摆正心态,在对对方有深入了解的基础上,选择志同道合的爱人。在异性感情从熟人发展到爱情过程中,共同分享快乐和痛苦,共同成长,爱情就会产生和发展。

2. 建立健康的爱情观念,自觉走出恋爱误区。

首先,处于青春期的个体,因为其特殊的心理发展阶段,最容易感到孤独。尤其在大学生当中,经常会发生"寂寞期恋爱"、"痛苦期恋爱"、"攀比期恋爱"。他们选择恋爱的动机不是出于爱情,而是为了弥补内心的空虚、寂寞、虚荣心和随大流的心态,对爱情缺少责任感。面对孤独,他们需要恋人的陪伴来驱除。当这些需要不能满足时,他们会对爱情产生困惑。其实他们的孤独感不仅仅在于是否有恋人陪伴,更深刻的心理原因是人格中的依赖。还有一些人为了显示自己的魅力,同时与几个异性朋友交往、周旋。这种行为是不道德的,发展下去会对自己和他人造成严重的伤害。因此,应该树立健康的恋爱动机,因爱而爱。没有真挚感情基础的爱情,最终会以失败收场。

其次,要摆正爱情在生活、事业中的地位。处于青春期的个体,对爱情有追求是再正常不过的事情。可是,爱情并不是生活的全部,不能把宝贵的学习、工作时间都用于谈情说爱。有的同学因为谈恋爱而荒废学业,有的同学因为失恋而产生心理危机,他们把恋爱当成了生活的全部内容。其实,生活中还有更重要的东西。爱情能否顺利地发展下去,在很大程度上与生存状态有关。如果一个人沉溺于爱情的花前月下、卿卿我我,忘记了他作为社会人的本分工作,就会损害他的现实生存状态,继而影响其爱情的发展。正确处理爱情和学业、事业的关系,可以形成两者的良性循环,增加恋爱的激情和工作的动力,让爱情的土壤更加坚实。如果把爱情当作生存的唯一价值,其本身就会失去人格的独立和魅力,容易失去被爱的理由,结果只能爱情、事业双双失意。

最后,爱情具有排他性的特征,不能容忍他人介入,也容不得对方移情别恋。一般在恋爱中,由于排他性,会因为伴侣与第三者的关系而产生嫉妒的感情。其实质是个体对于被情人或配偶抛弃,转投他人怀抱的一种恐惧。产生嫉妒的因素主要有对爱情的过分依赖、对爱情关系的不确定感、个人依恋的类型、人格特点和传统的性别角色等。嫉妒被看成是"双刃剑"，一方面可能是爱情的内心流露，一方面可能是一种偏执（Guerrero & Andersen，1998）。严重的嫉妒会极大地损坏恋爱关系。因此，要正确对待爱情的排他性，不要对恋人过分的猜忌，否则会造成严重的心理负担，进而影响心理健康。

### （二）培养健康的恋爱心理和行为

#### 1.爱情的挫折和调适

爱情作为一种人生体验，有的人体会到的是爱的甜蜜，而有的人却品味着爱的苦涩。恋爱也会带来诸多心理问题，要加以适当的心理调适。

##### （1）失恋

在现实生活中，有成功的恋爱，也有失败的恋爱，如失恋。失恋即是恋爱过程的终止。失恋是一种痛苦的情感体验，它带来的悲伤、痛苦、绝望、犹豫、焦虑等消极情绪是人生中最严重的心理挫折之一。若这些消极情绪不能及时化解，可能会对身心造成严重的影响。有些失恋者会产生各种各样的心理问题，如自卑心理、报复心理、自我封闭、自暴自弃、意志消沉、图谋报复、不再相信他人和爱情等，影响人格的发展和正常的生活。只要是真正爱过的人，面对爱的挫折都不可能无动于衷，关键是面对失恋的时候要正视现实，积极主动地从失恋的痛苦中走出来。

那么，失恋时如何作心理调适呢？

首先，要端正认识。其实，任何一件事情的发展都不是一帆风顺的，既有成功的希望也有失败的可能，恋爱也一样。要摆正爱情在生活中的位置，冷静地分析失恋的原因，及时疏导心中的郁闷，用"理智"的我战胜"感情"的我。其次，要学会宣泄负性情绪。失恋者不要过分压抑自己的悲痛、怨恨，在适当的时候可以向身边的朋友、亲人倾诉出来，以得到安慰、分析和建议，使自己的心情平缓下来。再次，在行为上升华，把失恋的痛苦转化为学习和工作的动力。爱情固然重要，但毕竟不是生活的全部，人生更重要的是对理想和事业的追求。失恋者积极的态度会使自我得到更新和升华。如果失恋的创伤带来严重的后果，如自杀、心理变态等，应给予其合理的心理指导。总之，失恋并不可怕，它也是人生的一段重要经历，关键是如何从中学到经验和教训，及时走出失恋的阴霾。

##### （2）单相思

单相思是指一方对另一方一厢情愿式的爱慕，是单向的爱情投入，对方没有回应。单相思的个体往往沉浸在幻想的爱情中不能自拔。这种感情付出得越深，所带来的情感折磨越痛苦，给人造成看不见的伤害、极大的痛苦和自卑。单相思的原因很多，如对爱情的羞怯感，不敢向对方表达爱情；误解对方的言行，误将友谊当成爱情；或者明知道对方不喜欢自己，还一味地幻想与对方发生爱情。陷入单相思的人，一方面幻想自己的爱情，幻想与对方的种种爱的交流，另一方面，当发现自己处于一厢情愿的时候，又会感到无比的痛苦，陷入极度的烦恼和空虚之中。其实，单相思没有真正经历爱情，可是带来的伤害却并不比爱情挫折小。持续陷入单相思，会对其自尊、自我概念和性意识的发展产生消极的影响。面对单相思，首先，个体要冷静、理智地认识什么是爱情。如果因为害羞不敢表达爱情，则要勇敢一点，多多与对方交流，自问是否真正地相互了解，对方是否符合自己的择偶标准，如果是，就要大胆地表白。即使失败，也可以帮助自己更深刻地去体会爱情的真谛。其次，消除爱情的错觉，可以进行爱情的错觉鉴定，观察对方的态度是否真的是爱情等。再次，也可以向朋友和亲人倾诉自己的烦恼，缓解内心积聚的压力。

在对失恋和单相思进行适当的心理调适时,还可以采用代偿迁移的方法。代偿迁移是指把失恋或单相思所造成的心理紧张迁移到其他地方,使之缓解,常见的方法有:"天涯何处无芳草",转移情感;"酸葡萄"心理,列出对方的缺点和不足;"甜柠檬"心理,列举自己的优点,恢复自信;环境迁移,不去曾经与恋人一同去过的地方;等等。

此外,还要学会中断恋爱。当你发现对方并非自己理想的爱人时,要提出中断恋爱的要求。但即使有足够的理由中断爱情,也应当讲究方式,谈恋爱时要真诚,提出中断恋爱时也要真诚,并讲究方法。切忌优柔寡断,给对方留有幻想,那不仅是对对方的折磨,也会给自己留下隐患,所谓"当断不断,反受其乱"。

### 2.避免婚前性行为

热恋中的恋人,往往会因性爱的激情产生难以抑制的性冲动。感情超过理智,容易发生性行为。有些性行为是突发性的,有些是为了巩固爱情。但是一旦发生,会给双方造成心理和社会压力。特别是突发性的性行为,当事者往往只注重尝试一时的愉悦而不考虑社会道德和责任感。此外,婚前性行为所产生的惶恐、不安、自责等复杂的心态,会影响性行为,使其不能达到真正的完美与和谐,反而会给婚后的性生活留下阴影。大量研究表明,婚前性行为对大学生的个人发展、道德纯洁和身心健康都有不利的影响。尤其是一旦未婚先孕,会更加紧张、后悔、屈辱,造成严重的心理负担。因此,热恋中的爱人们要保持清醒,培养自制力,学会用理智控制性冲动,防止婚前性行为的发生。

# 第二节  婚  姻

在现代社会的婚姻观中,爱情是婚姻的基础。尤其在西方国家,大多数人相信爱情是幸福婚姻的关键。"如果一位先生(女士)拥有你所期望的所有品质,但是你不爱他(她),你会同这个人结婚吗?"在1984年对美国男女大学生的调查中,86%的男性和85%的女性表示他们不要没有爱情的婚姻(Simpson,et al,1986)。但是仅仅在几个世纪以前,婚姻基本上是出于政治和经济原因,爱情并不是人们作出婚姻决定的特征要素。在19世纪的婚姻里,婚姻的功能很简单,为了经济安全和繁衍后代。配偶之间相敬如宾,关系和谐,充满理想主义,但是配偶却

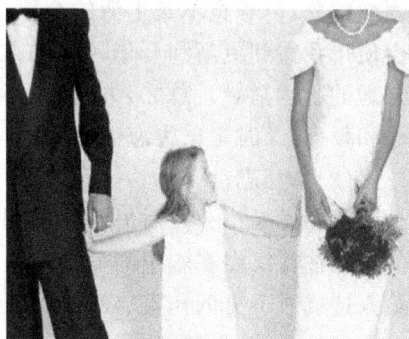

图 11-3

过着各自不同的生活。人们从朋友和亲戚那里寻求爱和支持,而不是配偶。随着社会的发展,婚姻关系的本质也发生着改变,爱情在诸多影响婚姻因素中起的支配作用也越来越突出。现代的婚姻关系也发展成为一个超级关系联盟,其中精神、性、浪漫关系和情感需要比社会、经济和宗教需要更重要(Whitehead & Popenoe,2001)。

## 一、婚姻的特征

婚姻是男性和女性为了更有效地满足其多种需要而结成的法律上、道德上和心理上的契约关系。完整的婚姻包含着三层关系:第一层是性伙伴的关系。人类学家威廉·斯蒂芬斯认

为,婚姻是男女合法的结合,性关系也是婚姻满意度的重要构成因素,良好的性关系是决定婚姻满意度的一个积极、必要的因素,占 15%～20% 的作用。但是性关系障碍或者性关系缺乏却在破坏婚姻良好关系中占 50%～75% 的作用(McCarthy & McCarthy,1998)。第二层是契约关系。在一个明确的婚姻契约里,详细说明配偶之间,配偶和子女之间的责任和义务。例如,配偶双方要运用组合的各种资源,来共同经营家庭(包括生育儿女、获得生活资料和生产资料),进行分工合作。第三层是精神层面的朋友关系,即双方能在思想上和感情上进行有效的交流和沟通,获得感情支持。因此,人们在婚姻中不仅可以获得生理需要(主要是性)的满足,还可以获得物质需要(如经济保障、住房和相互照顾等)的满足,还能获得爱、依恋、情感交流、思想沟通、娱乐等需要的满足。根据婚姻关系形式和常见性,Gottman(1993)将婚姻分为:

(1)互补型——这是最普通的婚姻类型。配偶双方互相尊重各自对婚姻的贡献,每个人拥有自己的一方自由,保持适度的亲密程度。

(2)矛盾缩减型——这种婚姻类型是最稳定的。婚姻中,存在具有文化特色的性别角色,避免强烈情绪,尤其是愤怒情绪的表达;限制亲密关系,重视孩子、家庭和宗教信仰。

(3)好朋友型——这一婚姻类型的特点表现在高度的亲密和共同体会,平等的角色分配和责任感,以及对追求美好婚姻的强烈承诺。但是,如果此类型中一方(双方)的期望没有满足时,婚姻就会经历失望和疏远。

(4)情绪表达型——这是最不稳定的婚姻类型。配偶双方的亲密程度像手风琴,时而很近,时而较远。其中,情绪能够强烈地被感受和表达,如高兴、愤怒等。

## 二、影响婚姻关系的因素

婚姻关系与人们的日常生活联系最普遍、最息息相关。由于双方来自不同生活背景,每天都面对生活和社会压力,婚姻关系也承受着来自多方面的冲击。这里介绍影响婚姻关系最主要的两个因素。

### (一)承诺

成功婚姻的维持需要一定的稳定性,而稳定性往往与个人的承诺相关,即维持个体不脱离关系的力量。高承诺的人愿意维持关系,低承诺的人则不是。当对婚姻关系不满意时,一些夫妻发挥能力改善关系,一些夫妻选择结束这段关系,一些夫妻尽管不满意还是会生活在一起。承诺越高的夫妻曾经对他们关系的投资也越多,也常常能够忍受一次次的冲突和不满,而维持稳定的婚姻。而低承诺的人,当发现婚姻出现不满意的状态时,会立即作出脱离这种关系的决定。例如在西方社会,那些在结婚时已经考虑成熟要白头偕老的夫妻,也能维持健康、稳定和长久的婚姻(Arriaga,2001;Arriaga & Agnew,2001);如果结婚的时候没有那么坚定的承诺的话,这些人拥有长久婚姻的可能性就比较小。

基督教人士离婚率虽然也有所上升,但相对而言是最低的,这与基督教的婚姻观密切相关。他们对婚姻制度的理念是:①一男一女,婚姻是两性神圣的结合,因此同性恋或同性结婚是不合适的,否则将带来许多社会和道德的问题,包括乱伦、艾滋病和性病的蔓延。②一夫一妻,婚姻是人类最亲密的关系。③一生一世,不可随意休弃配偶或另婚。婚姻是终生的,直到其中一配偶离世为止。幸福的婚姻是两者有共同的人生目标和价值观,愿意白头偕老。④一服一爱,幸福婚姻的基础,彼此相爱及顺服,两人立志一同建立这个家庭。这两个因素在生活中是不可缺少的,今天许多家庭问题的出现,是因为没有彼此相爱及顺服。而良好的夫妻关系,即夫妻间感情甚笃、互尊互敬、互谅互让、互信互爱、互勉互慰,能促进双方的身心健康,使双方生理、心理及社会的各种需要都能得到最大程度的满足,从而使双方精神愉快,工作学习富有朝气,对生活、对人生充满爱,对未来充满了希望,能真正获得一种幸福感。

**(二)婚姻的质量**

但是婚姻的稳定并不能预示成功的婚姻。不良的婚姻质量同样会造成婚姻关系紧张而走向破裂。影响婚姻质量的因素主要有以下两个方面。

1.伴侣对婚姻的期望和满意度

人们期望婚姻能够带来幸福、情绪的支持以及亲密关系,这些都是家庭的基本功能。然而夫妻间对亲密关系的过高期盼,也破坏了婚姻关系。有研究发现,人们对婚姻有实际期待的,对其婚姻也较容易感到满足(Troll,et al,1979)。有很多人结束其婚姻并不是日子真的不好过,而是因为不切实际的期盼所造成的不满。其次,婚姻互动也是婚姻满意度低的重要因素。约翰·戈特曼(Gottman,1994,1998)经过对2000对夫妇的观察研究指出,健康的婚姻并不是没有冲突,而是夫妻双方能够调和差异,并且他们的情感胜过相互的斥责。不幸福的夫妻彼此争吵、命令、责难和羞辱,而幸福的夫妻通常更加一致、赞同、妥协并且愉快(Karney & Bradbury,1995)。因此,影响婚姻的不是冲突本身,而是如何处理冲突的策略,夫妻双方需要合适的交流方式。

2.社会因素及社会变迁的各个领域之间的联系

较低的婚姻质量往往还与性别角色的转变和工作—家庭冲突这两个因素有关。传统角色中,主张"男主外,女主内",丈夫是养家糊口的承担者,重要决策的决定者,社交圈的应酬者,而妻子是家庭事务的料理者,照顾老人,拥护丈夫的决定。但是传统的夫妻角色定位因现代女性走入职场而发生了改变。尤其是女性,在婚姻角色转换中更觉得模棱两可、无所适从。研究发现,她们对事业抱有强烈的愿望,同时她们又想结婚生子,承担家庭的责任(Silberstein,1992)。但现实是,她们既要从事工作,又肩负家务和育儿的重担,发生工作、家庭与时间、精力安排上的冲突,出现"角色超负"现象(Higgins,et al,1994)。但是,如果配偶双方共同拥有相似的性别角色期望,或者如果妻子的职业地位与其丈夫的心理定位相匹配,那么他们对婚姻的满意度则相对较高(Menaghan & Parcel,1990)。

## 三、正确处理婚姻冲突,提高婚姻满意度

婚姻是爱情的归宿和升华,恋爱中的人选择婚姻来延续他们的爱情。毕竟婚姻不是儿戏,一旦结为夫妻,双方就要互相关心、互相帮助,共同为婚姻的美满幸福付出努力。但婚姻关系免不了有不适的时候。当婚姻关系令人感到痛苦的时候,人们会采取不同的方式进行回应。Caryl Rusbult和她的同事(1986,1987,1998)发现了人们处理失败婚姻方面关系的三种方式。一些人会忠诚于伴侣,等待时机以改善关系。虽然婚姻关系方面的问题很痛苦,令人不愿提及,但考虑到过高的离婚成本,忠诚的一方会坚持下去,以期待昔日光阴的重现。此时的婚姻关系常常被称为"空壳婚姻"。另一些人(尤其是男性)会忽略伴侣,他们会消极地无视伴侣的存在并由婚姻关系继续恶化。这导致情感上的分离,交流更少,开始重新定义没有彼此的生活,结束关系。还有一些人会表达他们在乎的内容,并采取积极措施改善婚姻关系,比如说讨论问题、寻求建议、尝试改变。因此,正确处理婚姻冲突,建立良好的夫妻关系,是提高婚姻满意度的重要手段。

在树立良好的婚姻关系中,要保持心理健康应注意以下几点:

### (一)正确理解婚姻的前提

婚姻关系是建立在双方互相了解的基础上。盲目的婚姻,会造成期望和现实之间的落差,对婚姻产生失望和沮丧的情绪。因此,双方在婚前就要对对方的兴趣、爱好、人格、生活方式以及家庭背景、文化素养等有一定的了解。婚姻是两个人生活在一起,不仅需要爱情,更需要承担家庭角色。因此,人们要在爱情的基础上,理智地选择适合自己的结婚对象。

### (二)建立"夫妻认同感"与"夫妻联盟"

所谓夫妻认同感,是指夫妻两个人在感情上成一体,不可分割。它与"自我认同感"相互影响,如果自我认同感过强,更多地关心自己个人的存在、利益与成就,而较少关心夫妻两人的双体存在,这样的夫妻认同感就不可能强烈。当夫妻认同感与"自我认同感"能融洽协调时,夫妻关系就会得到强化,不仅有独特的自由空间,还有共同的生活情趣。"夫妻联盟"是夫妻认同感强烈与稳定的表现。夫妻中的任何一方一旦遇到困难,另一方会马上联合起来去应付这种困难。所以"夫妻联盟"是婚姻的一种稳定的、牢靠的基础。如果一对夫妻没有建立"夫妻认同感",就意味着两人的夫妻关系还不稳固,容易产生婚姻生活的冲突。而且面对婚姻的危险,他们很难联合起来共同应付。因此,不建立起夫妻的认同机制,就难建立联盟,也就难以保证他们的婚姻生活能顺利进行下去。

### (三)在日常生活中培养和升华夫妻感情

夫妻感情会在婚后随着时间而改变,尤其面对生活、事业的压力以及孩子的降生,干扰夫妻感情的因素越来越多。值得坚信的是,幸福美满的夫妻生活是双方相互体贴和合作的产物。其实夫妻间的浓厚感情,还可以从经常赞美对方的习惯中培养起来。无论是丈夫还是妻子,他们内心最为担心的是配偶是不是还像当年恋爱时那样喜爱自己,他们内心深处非常渴望对方能经常向自己表示情爱。因此,一对恩爱的夫妻,学会用赞美的方式去满足双方情爱生活的需要,就可以让爱情之花久开不衰。

### (四)追求融洽的性生活

融洽的性生活对婚姻的美满举足轻重,性生活虽然不是婚姻的全部,但是缺乏和谐性生活的婚姻必定是有缺陷的,甚至会导致婚姻关系的破裂。因此,夫妻应该明智地、巧妙地利用性生活来丰富婚姻生活。

### (五)加强交流和沟通

随着时间的推移,夫妻的爱情逐渐发展成为伴侣之爱,依赖、信任的成分不断增加。夫妻之间的沟通和交流,可以是共同的兴趣爱好,也可以是生活中的琐事。自己有什么想法应该告诉对方,快乐一起享受,忧愁一起分担,在彼此的分享中共同体验生活,真诚友好地相爱。

(俞蓉蓉、俞少华)

# 12    性心理卫生

几千年来,部分愚昧宗教和文化禁忌阻碍了正确性知识的获得和传播。19世纪的性研究先驱者,如克兰特—艾宾(Krufft-Ebing)、弗洛伊德(Freud)、霭理士(Ellis)和20世纪更多的性学研究者进行了大量艰苦卓越的工作,为我们今天对性学的进一步了解奠定了宝贵的基础。

"性"不仅仅是指性生理和性行为,也包括性心理和涉及的各种社会现象,每时每刻伴随着每一个人,影响着个体的身体和心理健康。有人把性科学比作一个等边三角形,一条边是生物医学,一条边是心理学,一条边是社会学,三者相互联系,缺一不可。1886年,克兰特·艾宾撰写的《性心理病》是性学研究的开端。1933年,从事人类性科学研究和教育的科学家、思想家霭理士出版了《性心理学·学生指南》一书,认真探讨了人类精神世界与性的生物学行为的密切关系。

所谓性心理,主要是指与性征、性欲、性行为有关的心理状态和心理活动,也包括与异性有关的(如男女交往、婚恋等)心理问题。性心理具体包括性感知、性思维、性情感及性意志等,它们相互联系、相互制约,共同体现在与性有关的言行中。性心理是性行为的内在动因和支配力量,性行为是性心理的外在表现。

在我国,由于长期受封建思想的影响,性愚昧、性无知、性禁锢一直束缚着人们,致使青少年处于性朦胧、性神秘之中,很多夫妻性生活不和谐,很多中老年人处于性压抑状态。近年来,随着人们观念的转变,性禁区也得到了开放。但是,我国性教育体系还不成熟,性道德缺乏标准,性法制也不健全,青少年中性罪错、卖淫、嫖娼、性犯罪、性病、艾滋病等状况逐年上升。面对这样的现实状况,必须开展性教育,它关系到儿童和青少年身心的健康发展、家庭的和睦幸福以及社会的安定。世界卫生组织(WHO)于1974年在日内瓦会议上,对人类性教育问题作了纲领性的决定,认为性健康是指有性欲的人在躯体上、感情上、知识上和社会方面的整合,并表现为积极地丰富和增进人格、交往与爱情。

## 第一节    儿童期性心理卫生

儿童期,又称童年期,是介于幼儿期和青春期之间的一个重要的发展时期。这一时期正值进入小学,开始正规的学习阶段,故也有人称之为学龄初期。儿童期的生理发育与婴幼儿期相比,相对缓慢而平稳,但心理发育则随着新的生活和教育的开始,发生了有决定意义的变化。与此同时,性心理也有了相当的发展。儿童早期不同的性准则和性观点,可作为成年后高度明确的概念和信念的前身，也可能是成年人性行为的主要因素，成为许多成年人性问题的心理基础。

## 一、儿童期性心理的发展

儿童性心理的发展受生理和社会两方面因素的影响。生理是心理发展的物质基础，在性发展过程中具有决定作用的生理因素包括生殖系统的结构变化、体内激素的产生、生理功能的成熟等等。生理成熟程度会影响儿童心理的发展，比如一个女孩比同龄的人长得高，她就可能觉得自己不符合理想的性角色。儿童性心理还受着社会生活条件的影响，家庭环境、父母的自身表现和教育方式、结交的朋友、社会风气、文化宣传等，都会在儿童性心理上打下烙印。

人类的性表现和性行为不是无缘无故发生的，而是受性心理制约的。性心理又受生理因素，特别是社会因素的影响。一个人要从婴儿成长为真正的男人或女人，必须经历一个社会化的过程。从幼儿开始，怎样意识到自己是男是女，如何按照男孩或女孩的样子去行动，怎样承担起做丈夫、父亲或妻子、母亲的职责，如何在性行为方面不越轨等等，都要学习、领会、改造，即实现社会化。树立健全的性心理，确立自己的性角色，并按照性角色规范去做。如果在社会化的过程中发生障碍，就会产生性变态、性罪错等现象。

儿童通过观察和模仿所得到的自身感受、周围人对他们的行为赞许或反对的反应这两条途径来得到某种心理刺激。儿童性心理的发展，主要包括以下四要素的形成和发展。

### 1.认清性别标志

性别标志就是与是男是女联系在一起的语言和行为，既包括对主体（自身）的认识，也包括对客体（他人）的认识。儿童通过衣服、头发、胡须、称呼等认清自己或他人的性别。例如，幼儿从父母对他说"你是男孩子"，自己穿男孩的衣服，小阴茎，站着小便等，认清自己是男孩；从别人的头发、服装、胡须等认清他是"哥哥"或"叔叔"；对称呼"姐姐"或"阿姨"的人的服饰、头发、体型等与"哥哥"或"叔叔"的不同，以分清他们的性别差异。如果把自己或他人的性别搞错，人家就笑话，这就使他的认识得以纠正。例如，一个小男孩跟妈妈一起去女浴室洗澡，阿姨们都取笑他，说"你到底是男孩还是女孩呀？怎么到女浴室洗澡"，他就很不好意思，那么下次洗澡就会让爸爸带他去而不与妈妈一起去了。

对于性别标志的认识，一般人是不会发生错误的。但极少数人存在主体性别认识倒错现象，即所谓"性别同一性障碍"。这样的人在生理上是正常的男人或女人，但往往从幼年开始就强烈地认为自己是异性，即男人认为自己是女人，按照女人的方式生活，女人认为自己是男人，穿男人的衣服，并喜欢按男人的方式生活，他们认为"肯定是上帝把我的性别搞错了"。这种倒错心理往往终身难改，他们发展下去就要求做性别更换手术，即男子切去阴茎、阴囊并做人工阴道；女子则做人造阴茎。现在，世界进行这种手术的人数以万计。据报道，我国最早的两例性别重塑手术于1992年7月在北京医科大学附属第三医院获得成功。这也是世界上最早的男女性器官内部互换手术。这两位变性手术者都是大学生，一位刚跨出校门，一位尚未毕业，他们都自幼就喜欢按异性的方式打扮自己，虽多次挨骂，但仍不悔改，经鉴定都患有"易性癖"的精神疾病。他们都强烈要求做更换性别手术。经过手术，使两个年轻人都改变了从前的性别。

若在幼年时的性社会化过程中发生障碍，以及没有认清性别标志，那么就有可能产生性别同一性障碍。

2. 学习性角色规范

性角色规范就是在社会生活中,人们以不同的性角色出现,而社会对不同的性角色有不同的期望和要求。例如,男孩子要勇敢坚强,女孩子要文静贤淑;丈夫应主要承担养家的责任,保护妻子,妻子要管理家务、孩子、体贴丈夫等等,一个人只有按此实行,才能和社会达到和谐一致。

性角色规范是从幼儿开始就点点滴滴地灌输而逐渐形成的。父母在孩子很小的时候,就对他(她)们的行为是否符合其性角色而加以赞许或批评。孩子从赞许或批评中逐渐懂得了怎样做才符合自己的性角色规范。例如,男孩子比较顽皮,摸爬滚打,喜欢舞枪弄棒,大人们就说"这孩子以后准能当个将军";若女孩子顽皮,到处爬上爬下,大人们就要说"怎么一点也不像女孩子,疯疯癫癫的"。同时,姓名、服装、玩具都有性角色的区别。男孩的名字多用"勇、虎、强"等,女孩的名字多用"丽、红、云"等,这也明显地反映出对不同的性角色的期待。另外,父母对待孩子的方式也有性角色的区别。一般给男孩子买枪炮、车等玩具,培养他们坚强勇敢的人格;而给女孩子买娃娃、花等玩具,培养她们文静贤淑的人格。所以,性角色规范同父母的教育和他们所期待的理想性角色的要求是分不开的。

性角色规范受社会因素的影响很大。我们的传统文化要求男子坚强、勇敢、豪爽,女子文静、贤淑、体贴。男人如果脂粉气太重,女人气,就会遭非议,许多人不欣赏银幕上的"奶油小生",原因就在于此。若女子有点男子气,人们还是接受的,说她很"泼辣"、"能干",但如果太过分,也不好了,走路大摇大摆,吃饭狼吞虎咽,人们见了也会摇头。但是,现在传统文化不断受到冲击,性角色规范也正悄悄发生着变化。虽然这种变化不为所有的人所接受,但是,它的发展正越来越冲击着传统文化对性角色的要求。

3. 建立与成年人的同化

在儿童心理发展过程中,他们会产生"要像大人一样"的愿望,这种愿望会导致他们对同性家长或崇拜的同性人物进行"认同",也就是说,被他"认同"的人"同化",这种同化作用也就是对他人的特征的吸收,可以促使男孩向"男子汉"、"丈夫"、"父亲"的方向发展,女孩向"女强人"或"贤妻良母"发展。

促成性角色"同化"的最重要机制在于发现相似性。当孩子发现自己与父亲或母亲有某种一致性时,就趋向获得这种他所欣赏的品质。对这种一致性,孩子可以从父母的体形、外貌、风度、能力等方面发现,也可以从父母对孩子的教育中获得。比如,大人教育孩子"要像爸爸那样坚强","男子汉不要动不动就哭"等等。如果孩子对同性家长的某种品质特别欣赏,为了提高自己,他将加倍努力地寻求和家长一致,同时,也促进了他向同性成人的"同化"。

应该说明的是,幼儿的同化作用并不只是对父亲或者母亲,而往往是同时进行的,不过有所侧重。目前人们认为,儿童和父亲、母亲同时发生"同化"作用,吸取双方的优点,也就是说无论男、女都应具有双性气质,既具有男子坚强、勇敢、果断等优良品质,又具有女子细致、温柔、体贴等优良气质。因此,父母对儿童性角色的形成有着极大的促进作用。

4. 对性角色的情感倾向

性角色的情感倾向是指一个人对那些和性别相联系的活动所持的态度和偏好。比如,男孩对电视、电影中打仗、枪炮特别感兴趣,女孩对花卉、布娃娃等特别感兴趣等等。这种情感倾向在一生中可以有多次变化。例如,一个女孩在幼小时与男孩、女孩一起玩耍,到六七岁以后就只和女孩玩,和男孩的界限分得很清楚。据研究发现,无论怎样,三岁左右的孩子就具有比较稳定的性角色情感倾向了。这种情感倾向的形成和发展受到多种因素的影响。

首先,决定于个人因素。如果一个人的秉性和素质都适应于某种性别的规范,那么,就越趋于这些规范,喜欢它并朝它的方向发展。例如,好动的孩子就喜欢好动的事情,好静的孩子就喜欢好静的事情。

其次,决定于"同化"作用,孩子越欣赏某种性别的家长,就越趋向于按其方式行动。这种"同化"作用不仅来自父母,也来自他们欣赏的英雄人物或崇拜的人。

再次,决定于环境因素。环境对某一性角色的种种评价和暗示,对性角色倾向性的影响也很大。例如,社会上较普遍地存在重男轻女现象,这就形成了某些女孩的自卑心理,据统计,一百个男孩中只有一个想做女孩,而75％以上的女孩愿做男孩。环境因素中还有社会文化等因素的影响,电影、电视中性角色的形象,当孩子缺乏正确的情感倾向时,往往不加区别地模仿,以满足他们的好奇心。这就需要大人们及早地发现,并予以纠正。

## 二、儿童期常见的性心理问题

### 1. 儿童手淫

儿童手淫最早发生在婴幼儿阶段,有学者观察发现,一周岁的男孩或女孩就有手淫行为,且可达到性高潮。在以后的发育中,儿童往往自觉或不自觉地反复手淫。从父母表情、态度中,儿童往往知道这种行为是不允许的,因而时常偷偷进行。儿童期手淫是生长发育过程中的正常现象,大部分成年人在儿童期都有过手淫,这无需惊讶,它对身体也无大伤害。

然而,对待手淫的态度和处理方式对于儿童心理所产生的影响,却远远大于手淫本身。态度正确,处理方式得当,可使儿童性心理健康地发展。一旦失之偏颇,儿童性心理就有可能会走上异常发展的道路,影响整个心理的健康发展。例如,儿童的过分手淫起着强化性欲的作用,而社会对此行为的唯一处理就是禁止,这种无意识性本能的自发要求与社会意识制约之间的矛盾,将成为持久而强烈的心理冲突的根源,如果这种矛盾得不到正确疏导,将造成各种心理障碍,产生多疑、紧张、焦虑、恐惧、抑郁、自责和自罪等。

另一方面,儿童缺乏正确的性知识,受传统的性意识的影响,手淫可能使他们产生自身不洁感,使他们自我形象和自尊心严重受损,引起羞辱、自卑、沮丧、离群和孤僻。正像我们看到的,有些中学生从小过分手淫,到了青春期后,性欲强化,又无正确指导,心理冲突日趋加深。他们有的整天忧心忡忡,萎靡不振,学习成绩下降,社会生活退缩;有的甚至采取一种对自身和社会最不负责任的消极自我摆脱方式,自暴自弃,摒弃社会伦理道德,自甘堕落,成为性犯罪者。

### 2. 性身份和性角色的认同障碍

一般说来,儿童期的认知水平已发展到一定程度,具有性的自我识别能力,能够意识到自己的性角色,接受性角色的要求。但有些父母不管孩子的真实性别是什么,硬要按照自己的性别愿望打扮孩子,结果影响了儿童的性别行为和对自己性别的心理选择,引起性角色认同障碍。久而久之,造成性角色的混乱,性心理的倒错。在对同性恋的病因分析中发现,多数同性恋者均有过在儿童期扮演异性角色的体验,他们体验到的是异性心理状态,对同性感兴趣,对异性不感兴趣。因此,我们对儿童性角色的要求和教育一定要符合儿童自身的性身份,不能按照自己的愿望培养儿童性角色。

**3.不适当的性接触**

异性儿童之间进行的性游戏,尽管在儿童期很少,但确实存在。儿童期具有幼稚、好奇、模仿、丰富的想像力和强烈的求知欲。他们对性器官和性交往的认识既新奇又肤浅朦胧,他们学着大人的样子亲吻,爱抚,但却不懂得其中的涵义,这种不适当的性接触和性体验本身并无多大危害,但如果视而不见、不正确引导,或加以打骂、惩罚,就有可能导致他们长成后的性变态,如窥阴癖、露阴癖等,严重影响性心理的正常发展。

**4.儿童与父母不恰当亲近关系引起的性心理障碍**

父母与儿童之间应该有一定的亲近行为,如抚摩、亲吻、搂抱等。这样的行为保持在一定的限度内,对儿童性心理的健康发展是有益的,过少或过分的亲近都有损于儿童身心健康发展。比如吸吮欲望或皮肤爱抚的要求未能得到满足,可以引起婴儿情绪方面的障碍,表现为经常哭闹、睡眠减少、不愿与人接触等。而这些情绪方面的障碍常常伴有植物神经系统功能的变化,如呼吸、心律的改变,胃肠道功能和内分泌功能的变化。如果上述情况反复出现,则可形成条件反射而巩固下来,在以后的生活变化中或其他心理刺激的激发下,很容易产生过度的反应,导致疾病的形成或恶化,如植物神经功能紊乱、哮喘、甲亢和消化道溃疡等。再如,过分的亲近使得儿童长大以后,一旦缺少一点爱,就会表现出胆小怕事、焦虑、失去安全感,并试图以孩子气的方式缓解这种恐惧。儿童期摆脱不了对父母的性吸引,成长以后就会产生心理障碍。弗洛伊德认为,成年期的神经症往往是由于儿童期与父母关系不正常引起的。

# 第二节　青少年期性心理卫生

少年期是身心发生重大变化的时期。性机能的成熟及第二性征的出现使少年处在一个困惑的状态之中,相对而言,由于性知识的缺乏,少年很容易出现性心理问题。有关资料显示,12岁到15岁是初犯性罪错的高危险期。在少年女性的初潮和少年男性的遗精出现后,大大加深了他们对性的体验,此时如受到过多外界不良因素的刺激,会引起较强的性冲动。

青年期是个体生理发育达到成熟的时期,也是恋爱、结婚、生育等与性密切相关的时期。在此时期,失恋、婚配不当、性生活不和谐、避孕失败、过早怀孕或婚前怀孕、婴儿出生等,都会造成不良心理的产生。

大学生大多在18~22岁之间,处在青年期中、后期,生理上的成熟使性意识逐渐觉醒和强烈起来。随着时间的推移,性不安成为青春期十分重要的心理问题。

## 一、青少年期的性心理发展

**1.对性的好奇与性知识的需求**

青春期对性的好奇和对性知识的需求是性发育和性心理发展的必然产物。他们需要懂得性知识是正常生理和心理的表现,既非可耻,亦非罪恶或下流。获得科学的性知识,会促进性心理的健康发展,改变对性的愚昧无知状态,破除对性的神秘感和好奇心,为生理和心理的进一步成熟打下良好的基础。然而,由于性禁锢的封建意识的影响,青少年很难从学校或家长那里获得系统的、科学的性知识,虽然生物、生理教科书上有生殖器官的解剖和生理的介绍,但对性功能及性心理则很少涉及,而且教师也往往回避性的问题,或轻描淡写地一提而过。青少年不能满足于这些有限的知识,而开始对自身的心理体验和行为进行思考和探索,但通过社会其他途径获得的知识,往往是支离破碎的,甚至是有害的、淫秽的。

2. 异性间的疏远与吸引

心理学家吉诺特(H.Ginott)认为,从性意识的萌芽到爱情的产生一般经历四个阶段:疏远异性期、向往年长异性期、积极接近异性期、浪漫恋爱期。

对异性的好感与爱慕,是进入青春期的青少年随性功能成熟而产生的正常性心理现象。青春期前,儿童处于两小无猜的状态,但随着青春期性发育,青少年渐感不安,女孩束胸怕显露日益增大的乳房,男孩怕别人看见自己长了阴毛,这时男女两性界限分明,男女同学间很少在一起,个别人接触稍多时会遭到非议,这时即使童年时两小无猜的朋友,也自然因回避而疏远了。

性功能的发育成熟导致性意识的发展,两性间开始出现一种关注和情感上的吸引,有彼此接近、逐步摆脱心理上的隔离状态而趋向于接触、认识和了解异性的需求和倾向。最初,往往表现为美化和崇拜,对年龄稍长异性的热情;随后,则表现为对同龄异性的爱慕,这时在对方面前的自我显示往往是极不自然的,有时甚至是笨拙的,但却天真烂漫。这种性显示,包括有意打扮自己,总认为异性的眼睛盯着自己,因而一举一动都觉得又紧张又有意义。女子显得羞涩、腼腆、温柔;男子有意显示自己的能力或威严,说话、办事都要让对方认为是"好样的"。

在自我性显示和被异性吸引的同时,有可能发起性试探和性进攻。如有意接近对方,找借口与对方讲话,主动帮助对方做事或求对方帮忙,以此试探对方有无爱的反应,等等。性试探较为隐晦、含蓄,是求爱的前奏,性进攻则是明确的以口头或书信方式向对方求爱的主动行为。这阶段对异性的亲近,其对象往往是广泛而不专一,处事幼稚而情感强烈易冲动、失控,所以给以指导和教育是十分重要的。

恋爱期则把性吸引、性试探缩小并集中到一个人身上,希望与选定的一个对象单独在一起,而不喜欢参加集体活动的离群的心理倾向。这时青年已能有礼而慎重地与对方幽会、言谈,较确切地表达自己的感情,并力求取得家庭和社会的认可与支持。但也可能有一些青年仍然出现粗鲁、荒唐、失礼和失控的行为,必须加强引导。

## 二、青少年期常见的性困扰问题

1. 性幻想

适当的幻想,可以有助于形成奋发向上的理想,但性幻想则不同。性幻想的内容与异性交往有关,有情节、有人物,当事人可以自编、自导、自演,可以从情意缠绵的镜头直至性交,甚至会导致性兴奋、性器官充血及出现性高潮。性幻想在青春期是性冲动的一种发泄形式,是正常的心理现象,不应因此而自卑或自责,但是如果不能控制自己,过分沉溺其中,则有害于身心健康。

2. 性梦

青春期后在梦中出现带色情的梦境,谓之性梦。其机理尚不明,一般认为与性激素达到一定水平和睡眠中性器官受刺激有关。男性性梦一般伴有遗精,梦越是生动逼真,肉体的快感越大,醒后越感到轻松。女性醒后往往回忆梦境详情,而影响其情绪和行为。《红楼梦》中贾宝玉在秦可卿房中午睡,梦游太虚幻境,因云雨情而梦遗。性幻想、性梦是正常生理状态的心理反映,青少年要懂得这种现象的实质,不必因此而苦恼或慌恐不安。

### 3.手淫

手淫是人对性冲动和性欲的一种处理方式,是暂时的自慰行为。由于不科学、不健康的错误宣传,诸如"一滴精,十滴血"、"手淫引起肾虚,会伤元气、会健忘、头晕"等,使一些青少年十分不安,一方面有恐惧感,另一方面难以戒除手淫行为。手淫后的追悔和焦虑,影响心理平衡和健康。应当告诫青少年要增强克制自己的能力,但不应恐吓。手淫和两性之间的性行为不同,正常的两性间性生活,是身心两方面都得到满足,手淫虽然也可得到某种发泄的快感,但不满足之感会接踵而来,还会产生沮丧的情绪,感到精疲力竭、羞耻和悔恨。要养成良好的生活习惯,如内衣不要太紧、被子不要太重、醒来立即起床,充实生活内容,丰富课余活动,不看色情文艺作品,善于约束自己。

# 第三节 中老年的性行为与心理卫生

对个人而言,中年是一生的顶峰;对社会而言,中年人是社会的中坚力量;对家庭而言,中年人是家庭成员的中坚力量。在面临沉重的社会和家庭压力的同时,生理上向衰老迈进,中年人的性意识主要表现在如何平衡家庭和事业、如何平衡性功能及协调性生活、如何保持性爱与情爱以及如何调适更年期的性行为等。

人到老年,生理和心理都会出现一些衰退的变化。一些错误观念,如"老年人无性欲",阻碍了对老年人形象的正确看法,也使老年人为自己仍有性欲而感到羞愧与不安,造成心理压抑,影响了身心健康。从科学的角度认识中、老年的性心理和性行为,是中、老年心理卫生工作的重要环节。

## 一、衰老与性功能

一个人生理水平达到成熟后即出现衰退现象,这是生物界的自然规律。对女性而言,伴随衰老而来的是性器官形态的变化、性高潮持续时间缩短。对男性而言,一般没有明显的形态变化,但随着年龄的增长,雄激素的产生能力有所下降,会出现性高潮时间的变短。这些伴随衰老的生理变化,并不会直接导致性功能的衰退、性活动的停止。一些老年人不了解这些正常的改变,不免产生颓丧情绪,降低对性生活的兴趣,认为自己的性生活已到此结束,因而完全停止性生活,不再与配偶发生任何形式的肉体亲密接触。研究表明,男女性激素的分泌量与实际的性行为之间,根本不存在相关性。性激素是左右人的性活动的一个因素,但不是唯一因素。对人的性活动来说,发达的大脑活动的刺激(精神刺激)更为重要。

## 二、更年期的性心理卫生

### 1.更年期的心理卫生

首先,科学认识更年期。更年期是每个人都必须经过的时期,在此期间,个人的反应只有程度轻重、时间长短的差异。对此,将进入和已经进入更年期的人,要有科学的认识和理解,要从知识上、精神上、思想上有准备地去迎接这一自然的生理变化。

其次,主动进行医学检查和咨询。更年期各方面的机能均不如以往年轻时期,这是自然发展的客观规律。但是,这时期的机体功能失调不一定都是疾病。更年期的人无论有无症状,都应该主动积极地进行医学检查和咨询。一方面,通过医生的检查和治疗,及时帮助机体功能的恢复,另一方面,也可以了解更年期生理变化常识和防护事项。

再次,积极控制不良情绪。更年期大脑皮层功能失调,反映到心理活动,则表现为情绪不稳定、焦虑、紧张、易激惹、忧郁、注意力不集中等症状。进入更年期,要注意控制自己的情绪,适当运动和锻炼,多参加户外活动,增加生活乐趣。

最后,有规律地生活。更年期是人的"多事之秋",生活、工作负担均较重,因此,需要注意劳逸结合,睡眠充足,饮食恰当,以保持情绪愉快。

### 2.更年期性心理

更年期会引起一系列生理、心理变化。在生理方面,由于女性卵巢功能衰退导致雌激素分泌减少,引起头、颈、胸部发红,出汗;感觉浑身瘙痒;面部变得粗糙;停经,失去生殖能力。而在心理方面,情绪不能自控,爱、恨、嫉妒的程度比以往更为强烈。人格方面,对人怀有敌意,抑郁,自我评价低下,罪恶感加深。男性更年期主要表现为性功能减弱,情绪低落。由于这些生理和心理上的变化导致神经容易紧张,头痛、眩晕,情绪不稳定,易疲劳,注意力不集中,孤独,失眠,身体趋于肥胖,皮肤变得粗糙。男性性功能虽然减退,但生殖能力一般可维持到70岁左右。

更年期性欲表现有两种趋势:一种是性压抑,表现为在性生活中情绪波动,对性生活回避甚至厌恶,对配偶的性爱信号无积极的反应等;另一种是性欲增强,表现为性交频度增加,有时可因配偶的性反应不足而出现婚外性生活。

### 3.中、老年的性心理卫生

(1)中年人性心理健康方面主要是促进夫妻关系协调和情感交流。夫妻关系的协调在于加强自我更新、相互交流。此外,多年性生活已经没有了新鲜感,中年人应更新性知识,掌握一些性技巧,以活化性生活。同时,中年人由于多年的努力,获得了一定的社会地位和经济基础,他们的成熟可能受到异性年轻人的亲睐甚至爱慕,因此,中年人自我性道德的强化也是必不可少的。

(2)许多老年人并没有丧失性的活跃性,大约70%的男性在68岁时仍有规律地进行性生活。老年人不能过正常性生活的原因是多方面的:传统思想、封建意识和社会舆论等社会因素的影响;多方面不良心理因素,如衰败心理产生性压抑心理,认为自己性功能已丧失;缺乏性知识,很多老年人不了解自己的性生理以及如何协调性生活。

(3)老年人维持良好性生活的几点建议:保持心理健康,掌握必要的性知识;端正性生活态度,把性生活建立在夫妻相亲相爱的基础上,并且看作是双方的一种娱乐和交流;老年人性需求不仅表现在性生活方式上,更重要的是在心理上的彼此依恋和需要;老年丧偶后,存活一方的心理创伤是很严重的,他们非常需要重新获得情感支持和生活帮助。因此,老年人再婚并不能被视为"感情的背叛",而应该给予鼓励。

(胡少华、黄满丽、章迎春)

# 13　压力与应对

《解剖学》考试的前一天晚上,李城定好闹钟后进入梦乡,然而闹钟在夜间停了,同宿舍的同学刚好回家了。早上 7 点 40 分,李城突然被同学的敲门声惊醒,催他快起床,马上要考试了。李城急匆匆赶到考场,发现学生证没有带,又返回寝室拿证件,再向教室冲去,迟到了 10 分钟。他觉得心跳越来越快,手心出汗,无法静下心来看题目。李城的表现是典型的考试压力引起的考试焦虑。

压力(stress)又称为应激,是我们人生中不得不面对的问题。我们大多数人都经历过许多应激,比如,参加一个没有充分准备的考试,开车闯红灯被警察抓住,工作的变迁,学习的压力,家庭的矛盾等等。日常生活中大大小小的事件都会伴随着形形色色的压力,使得人们产生生理、情绪、认知、行为等方面的变化。如何在节奏快速和高度竞争的现代社会中,避免或者降低压力对心身健康的影响,是心理学关注的重要命题。本章将介绍压力的概念、应激系统理论、压力的来源、压力的过程、压力的应对及压力后果的影响因素、压力的意义等内容,有助于个体正确认识和应对压力,维护和提高个体的心理健康水平。

## 第一节　压　力

### 一、压力的概述

自 20 世纪 30 年代以来,不同学科和不同专业由于研究领域和背景不同,研究的侧重点和目标各异,对压力的认识均存在差异,早期研究注重应激刺激源或应激反应,此后重视应激中间过程。现代压力(应激)概念的建立和完善可以从以下三方面来综合考虑:

1. 压力(应激)是引起机体应激反应的刺激物

把应激作为自变量,指的是应激性事件本身即应激源,重点探讨应激源的性质和特征。这个概念来源于物理学中虎克(Hooke)的弹性定律。它把人类的应激活动比拟成负荷使金属发生变形的物理现象。目前应激源的范围相当广泛,既可以是自然界的,也可以是心理及社会的,尤其是生活事件的定量化研究促进了人们对社会心理紧张刺激和疾病关系的认识,从而加速了心身医学的发展。

2. 压力(应激)是机体对刺激的反应

将应激作为因变量加以探讨,研究重点放在机体对刺激物的反应方面。该概念来源于塞里的"一般适应综合征"。塞里把应激看作是机体对环境刺激的一种生理反应现象。目前的观念强调应激反应过程是生理、心理、社会等多方面的,并非只是生理反应。

3.压力(应激)是应激源和应激反应间的中介变量

研究调节应激源与应激反应之间相联系的中介因素,包括个体认知评价、应对方式、社会支持、人格特征等,其中认知评价被认为是应激最主要的因素。这个概念来源于一些心理学家如 Lazarus 和 Folkman 等提出的认知—现象学—相互作用(cognitive-phenomenological-transactional interaction)模型,他们从个体和环境之间关系的角度对应激进行定义,充分考虑了个体的认知评价、特定情境以及个体差异的影响,提供了一种可以用于现实生活中对付应激的方法。

综上所述,压力(应激)是各种刺激作用于个体,使其生理或心理的内稳态受到干扰,个体努力维持内稳态的动态过程,是从应激源到应激反应多种中介因素相互作用的过程。

需要指出的是,在近几年的研究中,研究者对压力导致的同盟反应比较感兴趣。不管是动物,还是人类,在面对应激反应时,不仅仅是个体的战斗、逃跑或者衰竭,他们还可能团结起来。比如人类在面对洪水、火灾或其他自然灾害时,会互相团结起来共同面对灾难。人类在面对压力时既可独立战斗,也可联合作战。

## 二、压力的来源与测量

我们将来自外界的适应要求称为应激源,即压力源。应激源是作用于个体,使其产生应激反应的刺激物。

### (一)压力的来源

压力主要来源于外部物质环境、个体内环境和心理社会环境三个方面。

1.外部物质环境

自然环境中物理、化学的、生物的刺激物,如高温、辐射、噪声、强酸、毒品、细菌、病毒、寄生虫等,以及突发的灾难,如地震、洪水等。

2.个体内环境

机体内部各种物质的产生和水、电解质及酸碱平衡等内环境的失调,这些既可以是应激反应的一部分,也可以作为应激源。

3.心理社会环境

心理因素和社会因素在应激源中处于主导地位。下面主要从职业(学业)、家庭、社会等方面进行阐述。

(1)职业(学业)问题

现代社会中,工资待遇不公、经常调动、交流不够、任务分配不清等,均是应激产生的来源。此外,在职业(学业)环境中,与上下级(老师)或同事(同学)的人际关系长期紧张,晋升、晋级受挫,职业(学业)负担过重,理想与现实的冲突,对职业(学业)不满意但无法改变,对从事的职业(学业)毫无兴趣等,都可以成为应激源。

(2)恋爱婚姻及家庭问题

恋爱婚姻问题主要包括失恋、夫妻分居、外遇、配偶患病、夫妻矛盾导致分居或离婚、配偶死亡等;而家庭矛盾还包括家庭几代成员之间的矛盾,家庭经济上的矛盾以及家庭成员间宗教信仰、教育子女等方面的重大分歧也使家庭成为慢性应激的来源。

（3）社会环境因素

社会性应激源小到日常生活的困扰,如交通拥挤,大到社会生活中的重要事件,如自然灾害与人为灾害,如战争、洪水、地震、车祸、传染病大规模传播等,都可引起急性应激反应或慢性精神压抑。

一些应激事件,比如交通堵塞(图 13-1),容易使人产生焦虑不安,并导致生理反应。

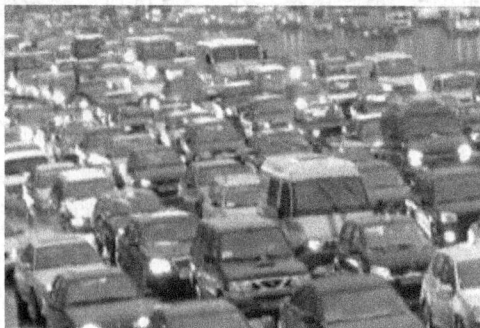

图 13-1

（二）应激源的测量

1967 年,美国华盛顿大学医学院的两位心理学专家霍尔姆斯(Holmes TH)和雷赫(Rahe R)通过对 5000 多人的调查和实验室实验所获得的资料,编制了《社会再适应评定量表》(social readjustment rating scale)来对应激源进行定量研究。其基本理论假设是:任何形式的生活变化都要求个体动员个人的资源去做新的适应,从而便会产生不同强度的应激。量表中列出了 43 种生活事件,每种生活事件都标以不同的生活变化单位(life change units,LCU),用以检测个体对生活事件产生的应激强度。其中"配偶死亡"的应激强度最高,为 100 LCU,"离婚"的应激强度其次,为 73 LCU,其他有关生活事件的 LCU 值依次递减,如"结婚"为 50 LCU,直至"小的违法事件"(LCU 值为 11,最小)。

还有不少研究者对导致压力的日常困扰感兴趣。拉扎勒斯(Lazarus R)及其同事 Kanner 等人于 1981 年编制了一个测量日常困扰的量表,命名为《困扰量表》(the Hassles Scale)。

## 三、压力的过程

个体为对抗应激源的影响,表现出一系列生理、心理和行为的动态变化。

塞里提出的"一般适应综合征"将应激引起的生理反应分为三个发展阶段:第一阶段为警觉期,动员全身各系统的机能进行适应,表现为肾上腺活动增强,血压升高,脉搏和呼吸加快,心、脑、肺和骨骼肌血流量增加,以及血糖增加,应激激素增加,此时,机体尚未产生适应性。第二阶段为抵抗期,机体动员全身的防御机制,通过提高体内的结构和功能水平以增强对应激源的抵抗程度,表现为肾上腺皮质变小,淋巴结恢复正常和激素水平保持恒定。第三阶段为衰竭期,如果刺激超强且持续存在,机体抵抗力下降,较高的皮质醇水平对循环、消化、免疫等系统产生影响,机体即可出现各种疾病。

机体应激过程中,心理和生理反应是密切联系的,生理应激和心理应激都是应激时机体以整体方式做出的反应。两者同时存在,互相影响。参照塞里的生理应激过程,心理应激也可分为三个阶段。

1. 唤醒阶段

为了对付应激源,出现警觉和动员体内资源,引发情绪,增加紧张度,提高敏感性,调动自我控制的能力等。同时个体采用各种应付手段,以满足应激的要求。此时,若应激源消失,警觉和调动恢复,但若持续存在,会出现适应不良的症状,如连续的焦虑、紧张,躯体不适,工作效率降低。

2. 抵抗阶段

如果应激持续,个体找到一些应对手段,增强认识和处理能力,直接处理应激情境,可以达到暂时抵抗应激,以防止心理崩溃。同时,也加强了自我的心理防御机制。在此阶段,个体也有心身障碍的症状和轻微的心理异常表现。在该阶段的最后一步,个体趋于僵化,墨守先前使用的防御手段,而不对应激源再作评价或调整应对方式。此阶段同生理反应的阻抗阶段一样,大多数情况下,阻抗反应是可逆的,且机体的心理功能可恢复正常。

3. 衰竭阶段

如果面临连续的极度应激,个体对付手段开始失败,出现整合的减弱,自我防御手段的不适应,常常出现心理失代偿表现,这时的反应特点是心理混乱和脱离现实,出现妄想和幻想,这表明思维的混乱已达到极为严重的境地。如果极度应缴仍继续,代偿失调过程进入心理全面崩溃的阶段,可能最终会出现死亡。

当然,更常见的代偿失调是逐渐的、长期的过程。另外,通常在代偿失调前,就开始运用生理的和心理的治疗手段,这些手段可能会增加个体的适应能力,使代偿失调过程得到重新的补偿。

但是要注意的是,心理应激反应的表现是十分复杂的,这种反应进入相应阶段的顺序、每一阶段持续时间的长短以及相应的表现等,常因事件的严重程度以及持续时间、个人的认知评价等有所不同。

另外,还有社会文化的代偿失调,在面临战争、经济问题和超过顺应能力的其他内外部应激源时,社会和团体也会经历不同程度的代偿失调,经常企图依赖极端方式以维持组织或防止组织的瓦解。

## 四、压力的生物中介机制

应激状态对机体的适应力是一种挑战,机体必须调动各种各样的反应加以应对。20世纪60年代以来,大量的实验和观察扩大和深化了应激的生物学研究。研究表明,中枢神经系统、神经内分泌系统与免疫系统之间存在着复杂的反馈调节关系,并且互相作用,形成一个调节的反馈网络,共同维持机体的平衡。同样,生物学技术的发展也为应激过程的机理研究提供了手段。

1. 中枢神经系统

大脑是应激源的"靶器官",也是机体各个器官产生应激反应的"组织者"。应激源信息进入大脑,激活神经细胞,引起不同形式的、与刺激源相关而又各具特殊性的神经活动,而神经活动的传递则由神经突触间的神经递质来完成(包括肾上腺素、去甲肾上腺素、多巴胺、5-羟色胺等)。Lechin F等发现,严重抑郁的患者存在肾上腺素、去甲肾上腺素和5-羟色胺明显升高,而且这种介质的升高现象与个人处理应激的方式有密切关系。此外,第二信使及相关蛋白激酶的促磷酸化过程也参与应激的调控。心理应激过程中产生并循环于体液的某些激素,可以作用于脑神经细胞,改变基因表达,甚至引起脑损害。

另一方面,应激状态时产生的情绪变化反过来通过中枢神经系统影响各系统、各器官的功能状态。大量研究表明,引起愤怒、恐惧、焦虑与抑郁的场合,可导致神经功能失调,交感神经系统功能亢进,出现心率加快、血压升高、胃肠功能紊乱、头痛、腰背痛、唾液分泌减少、呼吸加深、尿频等现象。

2. 神经内分泌系统

神经系统和内分泌系统都是调节机体活动非常重要又极其复杂的系统。两个系统密切相关,共同调节和整合来自各方面的信息,以产生适宜的反应。应激状态时,下丘脑下部促肾上腺皮质激素释放因子、血管紧张素、催产素等的分泌增加,引起垂体前叶的促肾上腺皮质激素(ACTH)分泌增加,进而造成肾上腺皮质分泌增加。而垂体除释放 ACTH 外,还有生长激素、泌乳素、促甲状腺素、内啡肽、脑啡肽等,一些代谢性内分泌激素(胰岛素、胰高血糖素)也参与应激过程。

Kirschbaum C 曾对 20 名健康男性进行研究。他在 5 天的实验中,每天将他们置于应激状态下并检测相应的血清皮质醇水平,结果发现,在应激状态下出现明显心理反应者的血清皮质醇水平明显高于无明显心理反应者,这说明心理反应可以引起内分泌功能的变化。

3. 神经免疫系统

情绪或心理压力(应激)可以引起免疫功能的变化,这些变化是可逆的,并可随着应激状态的消除而恢复。但是,持续的应激状态可以引起长期的免疫功能变化,从而导致其他器质性疾病或心身疾病的发生。

Sudo N 等的实验提示,持续心理压力可引起多种免疫指标变化,并引起肝、脾、甲状腺等器官功能的变化。除了这些细胞免疫紊乱的组织发生特异性变化外,他还发现,持续的心理压力可以引起抗体水平、细胞免疫活性物质和淋巴细胞数量的变化,导致免疫功能下降。

当然,在应激状态下,神经内分泌、神经免疫以及神经递质的变化都不是孤立的,往往是协同作用的。

## 五、影响压力后果严重性的因素分析

影响压力或应激后果严重性的因素是多方面的,一方面取决于应激源的特点,即刺激的性质、强度和持续时间,另一方面取决于个体对刺激的认知和理解,而这种认知则受个体的人格特征、价值观、知识基础、既往经历、社会支持等多种因素的影响。个体常会根据自身需求、价值观、人格特征、认知与应付方式、既往生活经验、可利用的社会支持等去评估所遇事件与他的利害关系。此人的至爱,并非彼人所需,即同一事件对不同的个体会有不同的反应。另外,应激反应还可因个体当时的心理生理状况(如疲劳、情绪状况、躯体疾病等)而不同。下面对各因素作具体的分析。

1. 应激源的特点

如果该应激源对一些个体来说事关重大,而且历时长久,在这种情况下,压力不断累加,其对个体的生理、心理的损害必然巨大。某些应激源,如亲人的亡故、离婚或分居、患重病等,对大多数人都是重大事件。若多种应激源共同作用产生的后果就会相当严重,如某个体配偶死亡,自身健康又出现问题,又刚好碰上失业,这些应激源联合起来对个体的影响就比较大,好比"屋漏偏逢连夜雨"。

2. 个体对应激源的认知

事件本身并没有固有的应激性,"某个人的应激源可能是另一个人的一块蛋糕",这种说法不无道理。一个事件可能对某些人来说是一件非常严重的事,但在另一个人的眼里可能是微不足道的,甚至是好事。事件的应激性主要取决于个体对事物的评价。总体说来,个体认为负性的、不可控制的、不可预测的、模棱两可的、超负荷的、具威胁性的、具有核心意义的生活事件往往比正性的、可控制的、清楚的、可处理的、非核心的生活事件更容易引起应激,产生压力。

在日常生活中,具有某些人格特征的人容易对外界刺激产生反应,并且反应强度也要大于其他人,这就是个体心理素质的作用。人们发现,A型性格者以个性强、抱负大、固执、好争辩、紧张、具有攻击性等为特点。他们往往对外界刺激产生比较强的反应,特别是涉及其自尊、自我实现等与需求层次有关的刺激时,更容易导致其产生应激反应;而具有焦虑和癔症人格的人,往往对外界的应激源产生过敏,并在刺激下采取逃避、强烈的情绪变化等反应。

如果未能预料到新的适应要求,又没有现成的应付手段可资利用,就会使个体处于高度的应激之中。此外,个人经历、价值观、可利用的社会支持等也影响个体对应激源的认知与评价。当然,个人认知水平,包括智力发育水平、受教育程度及是否有足够的应对技能等也决定了个人对应激源产生的应激反应。

### 六、压力(应激)的意义

压力具有双重性,一方面压力对生理、心理都有影响,要耗损能量,另一方面在努力保持稳态过程中有助于发展新的应对能力。塞里将应激分为"积极应激"(eustress)和"消极应激"(distress),前者可以使人振奋,增加动力,提高作业能力,后者带来悲痛和苦恼等,消耗储备的能力,若处理不当,可导致疾病的发生。适度应激(optimal stress)是介于负性应激和正性应激之间的最佳应激,有利于个体动员集体储备能力积极地应对压力,取得最佳作业效率,维护心身健康。

1. 应激的积极意义

适度的应激是维持正常心身功能活动的必要条件,有助于维持人的生理、心理和社会功能的平衡,可以消除厌烦情绪,动员全身潜能,激励人们发挥主观能动性,适应环境,提高工作和学习效率。

适度的应激为有机体提高生存适应能力提供可能。个体只有经过一定强度和广度的应激,才能学会识别应激,预测应激和掌握缓解应激的方法,这有助于个体成长和发展。

适度的应激使个体处在一定的张力准备状态,唤醒动机,有利于机体在遇到突发应激的时候迅速动员自身潜能,做出应对。

2. 应激的消极意义

频繁、强烈的应激可造成机体唤醒不足或过度,耗损过度,适应能力减弱,导致心身功能和社会活动障碍,工作、学习效率下降。

持久和慢性应激,影响中枢神经系统活动,导致神经内分泌紊乱、免疫功能下降,导致心身疾病,加重原有的躯体疾病。

另外,应激可引起适应不良,造成个体认知上的悲观,自我评价的下降,社会适应功能下降,出现行为紊乱,面对新的应激表现过度反应和退缩反应,是导致自杀、物质滥用的主要原因之一。

# 第二节　应　对

人们对应激的反应各不相同。在应激条件下,人们会采取一些行动或手段来处理自己所面临的问题和情绪困扰,这就涉及压力的应对问题。

## 一、应对的概念

应对(coping)在适应中起着重要作用。然而迄今为止,它还没有公认的定义。应对由各种努力所组成,即个体努力通过行动和内心思索去处理(如征服、忍受、降低、淡化)环境和内心的各种需要,以及各种需要之间存在的冲突(Lazarus & Launier,1978)。如果个体认为某些外在的或内在的需要会过度耗费个体资源,甚至不是个体资源所能解决的,那么处理这些需要的过程就是应对(Lazarus & Folkman,1984)。因此,可以认为,应对是个体的内部或外部特定的需求难以满足或远远超过个体所能够承担的范围时,个体采用持续性的认知和行为改变来处理这一特定需求的过程。应对作为一个心理学术语意味着要付出一定努力,采取某种适当的手段或方式,采取某种行动来处理与应付自己所面临的挫折事件或挫折情境。

应对的定义包含若干重要方面。首先,应对和应激之间是一个动态的过程。应对是拥有若干资源、价值观和责任的个体与其自身资源、需要和约束的特定环境之间的一系列互动过程(Lazarus & Launier,1978)。其次,应对并不是个体所采取的一过性的动作,而是一直都在发生的过程。在应对过程中,应对努力会受关系中的另一方的应对方式的影响。最后,应对的广度也是应对定义中的另一个重要方面,应对包含了个体的许多行为以及个体对应激环境所做出的各种反应。

一般认为,应对包括“认知”、“态度”和“行为”三个维度。当面对应激性事件时,我们要对它有所认识,而这种认识上的差异,就足以造成对该事件或情境反应的不同。同样的挫折事件或挫折情景对于不同的人可能会产生不同的影响和结果。为什么会这样呢?答案之一便在于其应对方式不同。例如,对于失恋,有的人认为是一种很大的挫折,他可能会把这次失恋与自己的面子和能力等联系起来,这样,他也就会进入一种类似于心理压力的“紧张”状态。而有人可能将失恋视作一种挑战,分析失败的原因,不断完善自身,变压力为动力,开始新的感情生活。

Lazarus 认为个体在应对压力情形时可利用以下资源:

(1)健康和精力(health and energy);

(2)积极的信仰(positive belief);

(3)解决问题的能力(problem solving ability);

(4)社会性技能(socialization strategy);

(5)社会支持(social support);

(6)物质资源(substance resource)。

## 二、应对的理论观点

从应激的理论发展可以看出,研究应激是为了更好地应对。应对是应激研究的重要组成部分和必然结果。近年来,应激和应对的研究者从不同的角度对应对的不同方面进行探讨,形成了不同的理论观点。

### 1. 防御机制的观点

精神分析学说从自我的潜意识过程研究个体如何应对外界压力,认为个体面临挫折或冲突时会不自主地运用否认、压抑、投射、转移、分离、升华等一系列防御机制来改变对现实的感知,从而调节情绪,维护理性的自我形象,这对于理解人的源意识应对行为很有帮助。防御机制是个体的自我保护反应,其目的是阻止个体所不希望发生的情形出现,恢复情绪平衡和稳定的一种适应性倾向。研究表明,防御机制可能在短期使个体抑制、回避或延缓对消极强烈刺激的感知,减少心理压力,为进一步积极直接地行动提供时间。但它们不可能一直使个体成功地应对环境,当防御机制成为个体逃避问题和冲突的途径时,他们将持续被无法解决的焦虑困扰而丧失对有利资源的利用。这种观点注重精神分析学派的自我心理学概念,他们把应对看作是从婴孩期发展起来的一系列的自我过程。当本我和自我之间,本我和超我之间,自我和超我之间发生矛盾而造成潜意识心理冲突时,个体会感到焦虑和痛苦,为了保护自己,自我便发展形成了保持心理活动平衡和稳定的心理机制,以一定的方式调整冲突双方的关系,避免减轻因挫折而产生的焦虑和内心痛苦。

### 2. 人格功能理论

人格决定了个体的行为方式、生活方式和习惯倾向,影响个体对心理社会应激源的认知评价、情绪的产生和生理反应性。人格影响和决定了个体对外界挑战的适应和应对策略方式、能力与效应,以及个体的人际关系,从而决定了获得和利用社会支持的质量。人格功能理论认为,任何个体在应对困境时都有其人格所确定的特征性风格,每个人都处于和应对有关的几种人格维度上。例如,外向者喜欢寻求朋友的帮助,而内向者则躲开同伴,习惯于冷静地思考,理智地行动;面对型的人积极主动地正面解决问题,而逃避型的人则拖延问题,直至被迫采取行动。

人格作为应激反应过程中的中介因素之一,与生活事件、认知评价、应对方式、社会支持和应激反应等因素之间存在显著相关性。不同个体在感知和应对困境的方式上有所不同,但同一个体的应对方式则具有相对稳定性。该理论强调了人格在应对中的重要性,但忽视了具体环境对应对行为的影响,因为应对方式既取决于人格特点,又同情境因素有关。

### 3. 情境理论

情境理论认为,个体所处的情境是决定其应对行为的主要因素,即应对是对特定情境的反应,并且倾向于改变应激情境的应对是最恰当有效的应对。这个理论只注重应对行为的情境方面,不能说明在同样的应激条件下个体间应对方式的差异。另外,该理论在什么是恰当的应对行为上也不能给出合理的说明。

### 4. 认知—现象学—相互作用理论

这个理论来源于应激的认知—现象学—相互作用理论模型,是一种相对系统全面的应对理论。它强调具体环境、具体时间、具体的人对具体应对行为的影响,认为应对是个体与其意识到的环境之间相互作用的过程。一个人的应对行为是环境、本人对环境的认识以及面临环境时个体所拥有的一切心理资源(包括以前的应对经验、人格等)等因素共同作用的结果。它承认个体有时采取积极主动的行动成功地对付困境,而有时则通过调整对环境的认识来降低威胁感从而进行有效应对。总之,这个理论承认应对的个体差异性、时间变化性以及情境变化性,认为应对是一种复杂的过程。强调研究应对和应对的评价要用动态的、交互作用的方法。按照这个理论,可以把应对定义为,一个人为了处理个人所遭遇到的紧张性环境要求而做出的努力。

### 5. 终生发展的理论

这个理论在时间跨度和研究重点上和上述观点有较大差异。它涉及的时间跨度很大,从终生发展的角度对婴儿、幼儿、青少年、中年人、老人的应对活动进行纵向研究。它关心的不是短时间内应对对应激事件和应激结果之间关系的影响,而是人的一生中应对行为的变化及其影响因素,较关心个体发展过程中应对资源的变化,如自尊、同一性自我效能感等。

6. 社会生态学理论

这个理论主张,把个体的应对活动与其所在的社会文化环境联系起来,注重社会资源对个体适应行为的影响。一方面,文化因素(宗教、教育、习俗等)可以提供解决问题、应对困境的方法;另一方面,社会网络(家庭、团体、政府、公众服务机构等)可提供认知指导以及情绪情感的理解和支持等人际资源。这个理论开拓了应对研究的视野,对社会完善、文化建设具有现实意义。

7. 动物学理论

这个理论是从驱力—强化的学习理论中演化而来的,主要运用动物实验的研究方法,认为应对由逃跑、回避等可观察动作组成,并伴随自主神经、肾上腺活动等心理生理反应。这些动作可有效地避开恶劣的环境条件,从而降低由于这种条件引起的心理、生理困扰或不平衡的水平。

这个理论不能解释人类应对活动的复杂性、高级性,但对于了解人的一些原始性应对活动有一定价值。近年来对婴儿应对行为的研究就比较注重生理行为适应模式,认为表情、姿势、语音、生理反应等都是很重要的应对形式,并进一步把应对分为两种:①本能应对,即和动物本能有关的生理适应模式及动作倾向;②次级应对,即当本能应对不适合或无效时,机体做出的高级复杂心理与行为反应。

综上所述,应对是个体面临应激情境时的一种复杂活动。从活动形式看,有意识的和潜意识的;从影响因素看,有个体自身的、应激源的和社会文化环境等因素;从状态看,它是个体与环境相互作用的过程,既有一定的稳定性,又有一定的变化性。

## 三、心理防御机制

心理防御机制,是指个体处在挫折和冲突的情境之中或情绪紧张的情况下用来调节、应付、保持、恢复心理平衡的一种适应性功能。

一般而言,个体遇到挫折和动机冲突时,按其应对的方式和态度可分为以下两种:①积极的应对方式,即在挫折和困难面前采用理智的态度,认真分析挫折和失败的原因,改变个体的期望水平和重新设置目标,最终使问题得以解决,恢复心理平衡。②消极的应对方式,如遇事悲观失望、畏缩退化、颓废沮丧、否定自我等应付方式可以在某种程度上暂时维持心理平衡,不致使人精神崩溃,并可获得某种转机,但是若长期存在不仅可引起个体的情绪不稳和负性情绪,而且还影响个体与周围环境的关系,从而出现心理行为障碍。

心理防御机制的基本功能是:①帮助个体延长彻底处理冲突的时间,缓和伤感和负性情绪的体验;②减缓情绪冲突,减轻焦虑,减轻失望或绝望的感受;③从自身具有内在危险的冲动中保护自己;④消除个体内在态度与外界现实之间的冲突,以社会可接受的方式释放内心强烈的感情;⑤协助个体保持其充实感和价值观。

心理防御机制常见的表现形式有以下几种:

1. 否认

否认(denial)是比较原始而简单的心理防御机制,是一种否定存在或已经发生事实的潜意识心理防御术,对自己无法接受的情况或事实潜意识地加以拒绝。这种防御机制可使个体从难以忍受的思想、愿望、行动、事件中逃避,暂时缓解由此而引起的内心焦虑。如年幼的孩子不慎损坏了东西,知道闯了大祸,往往用双手把眼睛蒙起来,不敢正视已被损坏的东西,这与沙漠里的鸵鸟,当敌害迫近或被敌人追杀而难以逃脱时,就把头埋进沙堆里的举动一样,因为危险迫在眉睫,心理和情感上难以承受,将眼睛蒙起来否认眼前的事实。例如自己的亲人去世,用否认来拒绝事实的存在。

否认是在个体潜意识的情况下进行的,自我是意识不到的。按照心理动力学的理论是在心理压力和应激中保卫自我的一种防御机制,它给个体多一点时间考虑来做出决定。

2. 压抑

压抑(repression)是指把意识所不能接受的欲望、冲动、意志、情感和记忆抑制到潜意识中去的一种心理防御机制。弗洛伊德认为,压抑是最基本的防卫方式,与压制截然不同。前者是一种潜意识过程,即未觉察到的潜抑的过程和被潜抑的内容;后者则是一种有意识的过程,即有意识地抑制不该有的欲望和冲动。

压抑在精神医学临床上经常见到,下面简要介绍弗洛伊德的朋友布罗伊尔遇到的一个典型病例。

安娜小姐,21岁,主要表现右侧肢体感觉丧失,强直性痉挛,语言表达困难,不能用自己的国语(德语)讲话。有时出现阵发性意识不清,不认识周围人,自言自语,咳嗽。发作后呈嗜睡状态。布罗伊尔医生给她做了全面检查,未发现任何器质性疾病的体征,诊断为癔症,给予多种治疗均没有疗效。之后,布罗伊尔给她试用了催眠疗法,使她保持在浅睡眠状态,然后与其交谈,结果病人逐渐讲述了涉及症状出现的一些原因。安娜是独生女,自幼很爱她的父亲。两年前,她父亲患了严重的胸膜下脓肿,安娜和她的母亲共同护理父亲。一天晚上,因父亲发高烧,她一个人守在父亲的床边,含着眼泪急切地等待着从维也纳请来的外科医生。因为当时还没有消炎药物,只好手术。这时,父亲突然问她几点钟了,她本想好好地看一下表,但眼眶里充满了泪水,看不清楚表上的字。又怕父亲看到她流泪而伤心,便努力克制自己,自此以后就经常视物模糊。还有一次,安娜坐在病床旁边的椅子上,右手搁在椅背上在幻想着什么。忽然,她好像做了一个活灵活现的梦,看见一条黑蛇从墙上下来,爬到病床旁并咬着她的父亲。她非常恐惧,想站起来将蛇赶走,但她搁在椅背上的右臂发麻,抬不起来,不能动了,当她看着自己的右手指时,好像右手的手指也变成了小蛇,指甲如蛇头。她想祈祷,但什么也想不起来,也找不到合适的语言,好容易想起儿时读过的一首英文诗,使用英文诗祷告,以后就只能讲一些简单的英语,而不能讲德语了。另外有一天,她坐在父亲的床边,听到从邻居家传来的跳舞音乐声,突然觉得想去参加,又觉得父亲生病不应该有娱乐的念头,通过自我责备,克制住了这个念头,于是她出现了咳嗽症状。自此,在她疾病的全过程中,她对任何明显节奏性音乐的反应就是神经性咳嗽。

压抑是个体基本的防御形式,与某些心理疾病的发生关系密切,挖掘病人压抑到潜意识中的内容,宣泄其负性情绪,是治疗的关键。但压抑作用也有积极的一面,通过压抑作用可以帮助人们控制足以引发罪恶感受的冲动或与社会道德规范相违背的念头,并通过暂时的"遗忘"来保护受创伤的心灵。

3. 投射

投射(projection)是指个体把自己不能接受的欲望、感觉、想法转移到他人身上或外部世界,以解脱自己。如有些人自己存在某种缺点,却反责备别人存在问题;自己作风不正派,却大谈别人如何不检点,以此来保持心理平衡,"以小人之心度君子之腹"就是这种道理。

投射是人们常用的一种心理防御机制,以此来保持心理平衡,缓解严重的心理冲突。但是过度而习惯化的投射,以至于事事都责怪他人就会干扰和妨碍与他人及周围环境的正常接触,不仅会影响正常的人际关系,而且对自己的身心健康不利,甚至会逐渐形成敏感多疑、敌对等精神症状。

### 4.认同

认同(identification)指自我与某一对象潜意识地视为等同,甚至以该对象自居,以缓解内心的焦虑。当个体为了迎合或满足自己的某种需要,以增强自己的能力、安全、接纳等方面的感受时,潜意识地顺从他人或团体的思想、态度和行为的倾向。如在孩子的生长发育过程中,男孩模仿自己所崇拜的父亲,女孩模仿自己所喜欢的母亲,这些模仿都是在不知不觉中进行的,对儿童的心理发育及人格发展具有重要的意义。有的个体经常受强者的欺负,感到紧张和害怕,对强者极为反感但自己又无能为力,难以改变现实,结果去模仿强者欺负、恐吓比他弱小的个体。

### 5.反向形成

反向形成(reaction formation),是指把某种不符合道德规范的欲望、冲动无意识地转化为相反的形式表现出来。如"口是心非"、"声东击西"、"南辕北辙"、"此地无银三百两"就是这种道理。

在日常生活中,反向形成常常可以见到。如有的人内心存有敌意,而在外表则表现得非常热情,即所谓"笑里藏刀"。如果一个人的行为态度非常过分,说明他潜意识中可能有刚好相反的动机、欲望和企图。

### 6.退行

退行(regression)也称退化,是指个体心理发展到相当阶段之后,因遭受挫折放弃习惯化的成熟应对策略,而采用早期幼稚的不成熟的方式应对挫折情境。例如,已经学会控制大小便的孩子再次出现尿床,以引起母亲的关照,从而消除母子分离所造成的焦虑。

退行在个体的生活经历中是经常出现的,只要不过分,可对个体的心理平衡具有重要的调整作用,如有些个体在经历难以忍受的痛苦时会失声痛哭,会"妈呀! 妈呀!"地大叫;闲暇期间,夫妻恩爱,相互撒娇,以增加夫妻之间的感情,寻求彼此安慰。这种短暂的退行行为,对个体的身心健康是极其有益的。但当个体一遇到困难和挫折就退行,以原始和幼稚的方式去应付困难,就容易出现心理问题和适应障碍,甚至会出现精神症状。如有的女性一遇到挫折和冲突,就一哭二闹三上吊,这种退行行为不仅不利于问题的及时解决,而且会使问题更加复杂。

### 7.幻想

幻想(fantasy),又称白日梦,是指个体遇到现实困难时,因无力处理而利用幻想的方式,将自我置于一种脱离现实的想像境界中,以非现实的虚构方式来应付挫折或得到内心的满足。幻想是与退行作用极为相似的心理防御机制,也可以说它是部分的、思维上的退行现象。一个能力弱小的孩子,以幻想的形式把自己变成一个大英雄,处理心理上的矛盾和冲突,属正常现象。但对成人来讲,经常采用幻想的形式应付现实问题则属于不正常甚至是精神障碍的表现。

### 8.转移

转移(displacement)是指个体因理智或社会的制约,将对某一对象的情绪转移到另一对象的心理防御机制。转移在现实生活中是常见的现象,当个体对某一对象的情绪无法发泄时,便在潜意识中把它转移到另外一个替代者的身上。如有的丈夫在单位与领导发生争执,非常生气又不好直接向领导发泄,回到家中,面色难看地责骂妻子,妻子心情不佳,看到孩子稍不顺眼,就大声训斥,孩子心情不好,便开始责骂和捉弄小猫,家里一片混乱。

在临床心理治疗过程中,病人往往在潜意识中把对其有重要影响的人物关系,转移到治疗者身上,称之为"移情作用"。在实施精神分析治疗时,合理处理移情现象,是治疗成败的关键之一。

9. 合理化

合理化(rationalization),又称文饰作用,是指一个人遭受挫折或无法达到自己所追求的目标时,为自己找冠冕堂皇的理由,以原谅自己而摆脱痛苦。如一位学生考试成绩欠佳,则将责任归咎于教师讲得不好或教师出题太偏。

合理化的一种表现是伊索寓言中的"酸葡萄"心理,是指个体的追求无法得到时,为了降低自己内心的不安,就将对方贬低,认为并非自己不行,而是对方不值得自己"太卖力",以安慰自己受伤的心灵。

合理化作用还有一种表现形式是"甜柠檬"心理,是指当个体所追求的目标没有达到时,不说自己得不到的东西不好,而是百般强调自己得到的所有东西都是好的,以此来减少或缓解内心的不安和痛苦。

合理化的心理防御机制,是人们接受现实、适应社会的好办法,运用适当,可以帮助个体消除紧张情绪,缓解心理冲突,减轻心理负担,但如果运用过度,则可能影响个体对自己真正需要的东西的追求,为日后的心理不平衡埋下危险的种子,严重者会出现神经症样症状。

10. 升华

升华(sublimation)是一种最富有建设性的防御方式,是指将潜意识中某种不能直接表达的欲望和冲动转化到被社会所容许或赞许的目标和对象上去,将低层次的需要和行为上升为高层次的需要和行为。

现实社会中升华作用的实例很多,如有的个体在恋爱、婚姻方面因种种原因而不尽人意,内心痛苦异常,又不能直接发泄,而转向写诗、绘画、书法、音乐等来抒发其压抑的感情,最后取得了令人赞叹的成绩,留下了传世佳作。司马迁受腐刑而《史记》出,歌德单恋绿蒂而写下了《少年维特的烦恼》,这都是升华作用的范例。

11. 幽默

幽默(humor)是一种积极、成熟的心理防御形式。当个体处境困难或陷于尴尬境地时,可使用幽默来化解困难渡过难关。幽默是与乐观相联系的,是一种奇特、含蓄、诙谐等形式的良性刺激,可起到活跃气氛、缓解紧张的作用。

大哲学家苏格拉底有位脾气暴躁的妻子。有一天,苏格拉底在跟一群学生谈论学术问题,先是听到妻子的骂声,接着妻子提着洗衣水桶经过厅院,忽然浇了他一身水,将苏格拉底全身浇湿,学生们都惊呆了。这时,苏格拉底一笑,对大家说"我早就知道,打雷之后,一定会下雨",夫人转恼为笑,大家也从这种尴尬难堪的场面中解脱了。

由此可见,幽默是一种积极而成熟的心理防御机制,是一种无形的"健康储蓄"。幽默一直被认为能有效地抵御应激。

以上介绍了不同种类的心理防御机制,虽然种类繁多,但彼此之间相互渗透、相互联系,极少单独作用。心理防御机制本身,并没有正常或异常之分。某些心理防御机制如升华、幽默、认同等如果能有意识地加以运用,运用适当,将有助于压力的应对,减少应激反应。但是,如果防御机制运用不当、过分、失效,以至妨碍个体心理平衡原则,影响个体与周围社会环境之间的协调关系时,就可能导致病态心理,从而出现心理行为障碍。

### 四、应对的策略

拉扎勒斯和 Folkman 根据应对的功能把应对分为问题关注应对与情绪关注应对,并区分出了以下 8 种应对策略(以刚被医生诊断得了白血病的大学生小王为例)。

(1)面对应对(问题关注):坚定而自信地采取行动,通过积极主动的努力来改变应激情境。例如,小王参加保险的保险公司不愿支付他的手术费用,他可能去据理力争。

(2)有计划地解决问题(问题关注):分析情境找到解决问题的办法,直接采取行动解决问题。例如,小王查找和研究许多白血病专家的资料后,决定住进他最信任的白血病专家张教授所在医院,选择张教授作为他的主治医生。

(3)寻求社会支持(问题关注或情绪关注):努力获得信息或情感支持。例如,小王可能会向朋友、护士和不同专家了解有关白血病的信息(问题关注功能),向女朋友诉说他的担忧以得到安慰和鼓励(情绪关注功能)。

(4)自我控制(情绪关注):努力调节自己与问题有关的情感。小王虽然因为觉得命运对自己不公平而有愤怒和怨恨,但他隐藏自己的感情以避免伤害家人和医护人员。

(5)保持距离(情绪关注):做出努力让自己远离应激性情境,通过调整认知把自己和情境分开或用积极的观点看待。小王可能尽力不去想他正面临的危及生命的健康问题或尽量轻视它们。

(6)承担责任(情绪关注):接受自己在困境中的角色和承担自己在问题中的责任。如,小王可能会告诫自己保持心境的平和,要注意饮食和睡眠,要配合治疗。

(7)积极重新评价(情绪关注):努力寻找应激性情境对于个人成长的积极意义。例如,小王认为,老天让自己生白血病就是要让我明白活着是多么美好,亲情是多么温暖,健康的生活方式是多么重要,我以前忙于学习忽略了蓝天白云、碧水青山。

(8)逃跑/回避(情绪关注):通过幻想、暴饮暴食、酗酒、吸烟、吸毒、服用药物等方法来逃脱或回避困境。例如,小王可能沉溺于发生奇迹的幻想中,如一夜醒来,白血病已经好了;也可能会通过睡觉或酗酒来逃避残酷的现实。

(黄满丽、马立骥)

# 14 进食心理

2007年2月13日,年仅18岁的模特艾丽雅娜·拉莫斯(Eliana Ramos)被发现死在卧室里。她的死讯对于正在外地度假的父母来说不啻晴天霹雳,难以接受,因为2006年8月2日,他们的大女儿、当时22岁的露意泽尔(Luisel)在乌拉圭蒙特维蒂欧的一场时装秀上,从台上走下几分钟后就突发心脏病身亡。当时的法医鉴定是,露意泽尔死于营养不良引发的心肌梗死。她爸爸回忆说,女儿生前常常整天不吃东西,只靠可乐加蔬菜色拉来度日。

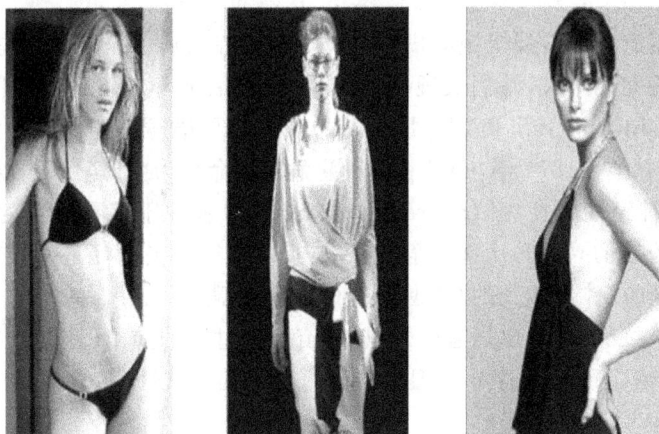

图14-1 时尚爱细腰,模特多饿死?

从左至右为:模特艾丽雅娜·拉莫斯;其姐露意泽尔;巴西名模安娜·卡罗丽娜

姐姐的死并没有让妹妹艾丽雅娜从模特梦中醒来,她得到了阿根廷某模特公司的一份合同,行家们都预言艾丽雅娜前途无量,将会走红欧美。但是,她的美梦很快就变成了一场悲剧,她和姐姐一样死于(营养不良继发的)心肌梗死。和艾丽雅娜共同走台的模特同事说,艾丽雅娜并没有得厌食症,因为她还一度有点超重。

2006年11月,芳龄21岁的世界顶级模特安娜·卡罗丽娜突然死亡,死因是厌食症。安娜·卡罗丽娜死时体重只有40公斤,而她的身高则是1米74,她的死引起了一场关于"饥饿模特"的大讨论,法国甚至有政治家提议要立法禁止职业模特体重过轻。在西班牙和意大利,人们已经开始了模特业"反饥饿"行动,2006年以来,马德里时装节、米兰时装周等相继禁止过瘦模特登台。

## 第一节　进食障碍的类型

在现代生活中,身材苗条已经成为美丽的必备元素之一。在时尚、媒体铺天盖地的影响下,诸如"厌食症"、"贪食症"一类的名词,人们已不再陌生,而这些被称为进食障碍。进食障碍作为一种"现代"心理障碍,实际上早在几个世纪前就有相关记载。但是直到20世纪六七十年代,随着其发病率在西方工业化国家的明显增加,进食障碍才真正引起人们的注意。

那么,什么是进食障碍(eating disorder)?进食障碍是一种生物、心理及社会因素等共同作用引起的行为综合征。此类患者常有食物、体重、体形等方面的认知及行为问题,且表现出一系列非特异性障碍,如体像障碍、情感障碍、冲动控制及人际关系障碍等。他们对肥胖的强烈甚至病态的恐惧,导致的极度追求苗条行为,有时甚至是致命的。

进食障碍因为表现方式的不同而有不同的类型,常见的有神经性厌食症、神经性贪食症、暴食症、神经性呕吐等,下面将逐一介绍。

### 一、神经性厌食症

早在中世纪,就有关于自我饥饿的描写。最早的类似该病的全面描述是1694年Richard Morton记录的一些女性病人,她们表现出拒绝进食、食欲下降、极度虚弱、闭经,且有过度活动。19世纪后叶,William Gull 和 Charles Lasegue 发表了描述神经性厌食症的论著,引起了欧洲医学界的广泛兴趣。1874年,Gull 将这种疾病正式命名为"神经性厌食症"。

尽管被称作"神经性厌食症"(anorexia nervosa),患者并不存在真正的"食欲丧失"。相反,他们对食欲有浓厚的兴趣。从这个角度看,与其说神经性厌食症是一种"进食"障碍,不如说是一种与进食、体重、体形相关的"焦虑"或者"强迫"障碍。

进食障碍患者对肥胖表现出病态的恐惧,对苗条有过分的追求,还常伴有体像障碍,因此他们不断地自我饥饿而致极度消瘦,且往往否认低体重的严重性。

#### (一)主要表现

神经性厌食症患者的进食行为通常很特殊,食物的种类也很单调。多数患者有与食物相关的强迫行为,如舀酸奶的调羹要固定舔几下等,还常储存食物,收集菜单,在厨房帮忙,也可能从事和食物有关的行业,如服务员、厨师、营养师等。他们害怕在公共场所吃东西。另外,他们可能做一些关于食物的梦。

神经性厌食症患者为了减肥往往走极端:他们严格控制热量摄取,排斥或完全拒绝高糖、高脂肪食物。他们通过散步、跑步、游泳、骑自行车、跳健美操等形式不断地锻炼,过度地活动。长期节食和过度运动导致体重极度下降。尽管体重轻了,但患者对肥胖的恐惧却可能在增加。有的患者间或伴有阵发性的暴饮暴食和自我催吐;有的患者还会使用大量的缓泻剂、减肥药以及利尿剂。

根据行为不同,神经性厌食症可有两种类型:限制型厌食症和暴食—导泻型厌食症。单纯控制饮食的为限制型,这类患者通常拒绝进食,多数人每天只吃极少量食物,少数人甚至几天不吃东西。有的家长反映,孩子非常抗拒食物,似乎他们缺乏饥饿感。有暴食及使用泻药行为的为暴食—导泻型,这类患者有正常的食欲,因此周期性地陷入暴食—导泻的恶性循环中。他们的"暴食"量往往不大,但即使只吃了少量,他们也会觉得吃了很多,而采取导泻措施。

这些患者有着某些共同的心理特点。多数医生认为,对苗条的不懈追求是患者试图获得自我控制感以及维持人格自主性的表现。表面看来,他们是固执好斗、完全独立的,他们认为自己很开心,很清楚自身状况,完全能照顾好自己;但是实际上常被一种强烈的无助感和无用感压倒,此时唯有加强对进食的控制才能使自控感得以维持。这一重要的心理解释是 1962 年 Hilde Bruch 描述的。她还描述过患者的其他两种重要特征:一是对自身需求的错误感觉,由此患者无法区别自身的情感及他人的需求;二是对自身体像的感知觉扭曲,即体像障碍。尽管已经瘦骨嶙峋,但患者在照镜子时仍会觉得自己很胖(图 14-2)。体像障碍本身也有差异:有些人固执地认为自己非常胖;有些人觉得自己比较瘦,只是身体的某些部分太胖。体像障碍强化了自身的无用感,增加了追求苗条身材以获得自控感的需要。

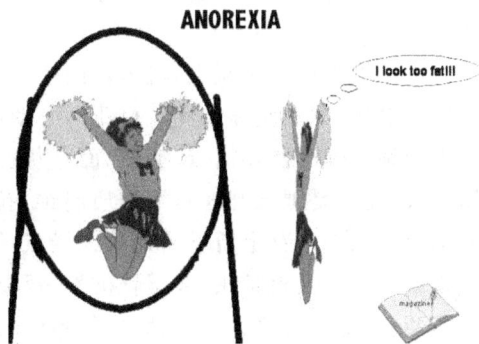

图 14-2

这种对基本的自控能力的不自信还伴有对人际关系的不信任。患者常害怕自己会屈从于一种无法抵抗的冲动,在进食时会为肥胖而恐惧。患者常用"绝对"、"极端"一类的字眼描述自己。行为要么都是好的,要么都是坏的,决定要么是完全正确的,要么是完全错误的,一个人要么处于控制中,要么完全失控。由此,体重增加 1 公斤对他们来说,就像增加了 100 公斤般恐怖。对自我的不确信以及极端的世界观使他们对该吃什么不该吃什么保持着严格的控制。相对而言,限制型患者更倾向于对他人不信任,且拒绝承认自己的问题。

患者常常害怕长大,因为长大意味着必须忍受强烈的孤独感,进入人际关系、性关系等错综复杂的现实世界。他们不仅对人际接触感到绝望,对已建立的人际关系也不信任。他们通常对性有恐惧心理,进而拒绝性行为。即使发生性行为,也缺乏性乐趣。他们的自我评价总是很低,所以把控制体重作为唯一喜欢的事情。

患者常常拒绝保持对于本人身高、年龄而言正常的体重,因此 DSM-Ⅳ 将体重下降至正常的 85% 以下,或经过一段时间努力,仍不能使体重达到正常的 85% 作为神经性厌食症的依据之一。也有许多学者把体重指数小于 17.5 作为诊断神经性厌食症的标准之一。但是,这些只作为参考指标,临床还需考虑患者体形以及既往体重史。

所谓体重指数(Body Mass Index,BMI),即体重/身高$^2$,单位:kg/m$^2$。一般认为 BMI 从 18.5 到 24.9 是健康的。计算 BMI 是常用、简洁、快速、方便的方法,但它也有缺陷,其一是,用 BMI 的衡量结果会导致肌肉发达的人,如运动员,被划入"超重"的行列。而肌肉减少的肥胖老年人,则可能被列为正常行列。因此,BMI 只能作为一般性人群调查的筛选工具,而不能作为个体健康状况的诊断标准,要进一步结合体形、健康危险因素等进行综合判断。不同时间、不同国家(地区)、不同研究所对肥胖、超重的定义不同,导致流行病学统计的困难。美国心、肺、血液协会和美国国家消化、糖尿病、肾病协会在 1998 年 6 月对超重和肥胖下的定义,和世界卫生组织的比较相似,都把 BMI 在 25 至 30 之间定义为超重,BMI 在 30 及以上定义为肥胖。这一定义,被医学、科研机构广泛应用,主要根据是临床观察发现 BMI≥25 则健康危险大大增高。

在女性患者中，青春期以前起病的可有幼稚型子宫、乳房不发育、原发性闭经或者初潮推迟；青春期以后起病的可出现闭经，或者月经稀少。闭经是诊断神经性厌食症的重要依据，可出现在体重减轻以后。但一般认为出现在可察觉的体重改变之前，因为闭经的直接原因是脂肪储存减少，而不是体重下降。长期闭经会导致骨质疏松的发生。在男性患者中，青春期前起病的，可表现为第二性征发育延迟，生长停滞，生殖器呈幼稚状态；青春期以后起病的可有性欲减退。

由于食物摄入量减少，机体代谢率降低，饥饿造成的身体症状很常见，例如消瘦，贫血，明显的低血压（尤其是体位性低血压），心动过缓，低体温，皮肤干燥、脱屑，头发和指甲脆弱，肢端毛发变稀、变软，肢端瘀点、瘀斑，面色灰黄等。而反复呕吐则可造成水电介质平衡紊乱，唾液腺肥大（尤其是腮腺肥大），牙釉质腐蚀，拉塞尔征（Russell's sign，指因反复将手伸进食管引起咽反射而在手背上留下的疤痕或老茧）等。神经性厌食症最严重的并发症是心血管并发症，其他的包括急性胃扩张，甚至胃破裂，肾损害或肾功能衰竭等。由于长期营养不良、水电解质平衡紊乱，加上免疫力下降，肺炎等感染的风险增加，如不及时治疗，甚至会造成生命危险。

### （二）流行病学特点

若严格采用 DSM 诊断标准，在西方国家，神经性厌食症的发病率为 0.28%（Hoek，2002），终身患病率为 0.5%（美国精神病协会，2000），90%至 95%的患者为女性。世界范围内，神经性厌食症在美国、加拿大、欧洲、澳大利亚、日本、新西兰以及南非等国家比较常见。

神经性厌食症常在青春期起病，呈慢性病程，可以持续到成年。发病年龄有两个高峰：第一个高峰出现在 12～15 岁，第二高峰在 17～21 岁，平均发病年龄 17 岁。较少患者在青春期以前或 40 岁以后初次发病，且发病前常有一系列生理、心理、社会原因，如青春期、成年期的开始，进入高中或大学，亲友死亡或恋爱关系结束等。厌食症常在一段时间的节食后发生，某些患者在发病前有肥胖史（Rastam，1992）。

不同患者有不同的预后。随访调查显示，45%的患者预后较好，30%的患者预后中等（比如仍然留有一些症状），25%的患者预后较差且不能达到正常体重。欧洲长期调查发现，约有半数神经性厌食症妇女在治疗后 10 年达到痊愈，其余的继续受进食相关问题或其他精神病症（主要为抑郁症）的困扰。一些研究认为，发病较早的（如 13～15 岁）可能预后较佳。在国内，尚无神经性厌食症和贪食症的流行病学报告。

神经性厌食症是相当危险的，死亡率可达 5%～8%（Polivy & Herman，2002）。常见死因有：肺炎或其他感染、心率失常、充血性心力衰竭、肾功能衰竭以及抑郁症自杀等。慢性患者或病程持续 12 年及以上者死亡率高达 20%。随访发现约 40%的患者不再有暴食、导泻或食物强迫行为等发病期间行为模式，仅约 25%的患者不再有体重恐惧及体像障碍。这表明，神经性厌食症的心理后遗症是影响较大的。

神经性厌食症的症状表现可能存在一些文化差异。在欧美国家的白人中，对肥胖的恐惧是疾病的主要特点。但在中国、印度的一些调查中，患者常常抱怨胃部不适或腹胀，提示肥胖恐惧心理不完全是其基本原因（Lee et al，2001），且这些亚洲患者也不像西方患者那样有体像障碍，他们承认自己很瘦，但还是固执地拒绝进食。

有 2/3 神经性厌食症患者伴有一种以上的情感障碍。在住院治疗的患者中，60%可诊断为抑郁症，约 33%有焦虑障碍，其中强迫症占 1/2。据不同报道，神经性厌食症患者中情感障碍的终身发病率高达 84%～98%。但饥饿本身也会导致烦躁、焦虑、强迫等，这使得精神并发症的诊断变得更加复杂。

20％～80％的神经性厌食症患者可被诊断为人格障碍。节制型厌食者趋向于表现为 C 型人格障碍，例如回避型、依赖型、强迫型，有时表现为 A 型人格障碍特点，如偏执型、分裂样。而 B 型人格障碍，如表演型、自恋型，通常只存在于暴食—导泻型厌食症患者。暴食—导泻型患者终身有酒精依赖、物质滥用的发病危险，且这些病情随进食障碍而变化，而且，他们还常有情绪不稳定、性活跃和冲动控制不佳等问题。青春期前起病的患者可能有更严重的情感并发症。

## 二、神经性贪食症

神经性贪食症（bulimia nervosa）以频繁发生、不可控制的暴食为特点，继之有防止体重增加的代偿行为。贪食症"bulimia"一词来源于希腊语词根 bous（公牛）和 limos（饥饿），意指饥饿到可以吃下一头牛。最早在 20 世纪 50 年代末期，该词被用于描述一些肥胖个体的行为模式。到 60 年代及 70 年代早期，人们还将它看作是神经性厌食症的常见伴发特征。直到 1979 年，英国人 Gerald Russell 才首先提出使用"神经性贪食症"。

目前，学术界对暴食的概念是有争议的。DSM-Ⅳ 的暴食定义强调在短时间内（如一两个小时）吃掉比正常人在同样时间、同样情况下所吃的多得多的食物，同时伴有进食失控感。Johnson 等认为平均的暴食量为 4800 卡路里（1982），但也有许多人认为吃一块蛋糕就已经算是暴食了。可见成就一次暴食的恰是暴食者对进食的失控感，当没有饥饿感的时候却迫使自己吃大量食物。暴食之后，患者会采用一些不适当代偿行为以防止体重增加，如导泻。若缺乏这些代偿行为，DSM-Ⅳ 将之诊断为暴食症。

### （一）主要表现

和厌食症患者一样，神经性贪食症患者也存在对"肥胖"的过度恐惧，也非常看重自己的体重和体形。他们的自信很大程度上取决于自己的体形：瘦的时候，他们会认为自己状态很好。虽然并不像厌食者那样表现出明显的体像障碍，而对自己体形有相对较现实的评判，但他们仍对自己的身材不满，不断地想要减肥。

对肥胖的恐惧心理导致了神经性贪食症的发生：在追求苗条的欲望驱使下，患者开始限制饮食，在节食的早期阶段，他们只吃低热量食物。但是，长此以往，严格限制的决心开始动摇，患者开始吃一些"禁食"，一般是指一些小吃和甜点，如薯片、蛋糕、冰激凌、巧克力等含糖量高、容易咀嚼吞咽的食品。但是，也有专门吃大量蔬菜如胡萝卜的人，以及"饥"不择食到吃生面团的人。

暴食之前，患者往往情绪低落，或感到悲伤、孤独、空虚、压抑，或处于极大的压力之下。这些感觉在暴食过程中会稍减轻。但暴食之后，这些感觉又回来了，甚至更加变本加厉，同时还伴有罪恶感、自我厌恶感。为重拾崩溃的自制力，他们开始呕吐、绝食、过度运动，或使用导泻药物。多数患者在呕吐时被家人、室友、朋友发现，或因呕吐的秽物被察觉而就医。约 1/3 患者使用缓泻剂，而灌肠和利尿剂用得相对较少。

DSM-Ⅳ 根据现阶段患者是否有使用导泻手段（如呕吐、使用缓泻剂）将患者分为导泻型和非导泻型。至今为止，导泻型是最常见的类型，占所有案例的 80％。自我催吐是神经性贪食症最常见的症状（图 14-3）。有些患者采用咽反射引起呕吐，手背上的疤痕就是证明。也有报道显示，有些患者甚至不需要化学或机械刺激就会呕吐，他们基本上想吐就吐（这和下文的神经性呕吐比较相似）。而非导泻型患者采取绝食或过度运动控制体重。采用过度运动的患者往往不易被察觉,尤其当他是某运动队成员时。

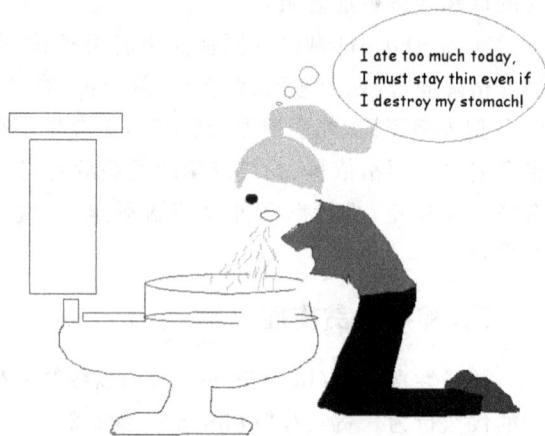

I ate too much today, I must stay thin even if I destroy my stomach!

图 14-3

尽管患者感觉自己无法控制暴食—导泻行为,但他们常常偷偷地计划好暴食、导泻,就像计划日常的学习、工作一样。由暴食到一系列控制体重的代偿行为,这样的恶性循环成了患者的生活方式。尽管厌恶这些行为,但这种模式仍会持续,因为导泻会减轻对肥胖的极度恐惧。患者常有正常的自知力,他们感觉到深深的痛苦和羞耻感,所以极力隐瞒进食行为。

与神经性厌食症患者不同的是,贪食症患者们的体重往往是正常的,有时还轻度超重,且常有很大波动。女性患者可有月经紊乱,但闭经较少见。

尽管神经性贪食症死亡率不如神经性厌食症高,但也有严重的并发症,神经内分泌的异常几乎会影响从表皮到腺体的全身各个系统。这在导泻型患者尤其明显。长期呕吐可导致牙釉质腐蚀,胃肠道、泌尿系统并发症;缓泻剂滥用可以引起低血钙、低血镁、肌痉挛、骨质疏松、皮肤色素沉着、吸收不良综合征、肠功能紊乱等。用咽刺激催吐的患者手上可见拉塞尔征。明显肿大的唾液腺可造成面部"花栗鼠"征,可见于约 25% 的患者。

患者收住入院时往往已经有明显的电解质紊乱,如血尿酸过高、低血钾、碱中毒、酸中毒等,进而导致肌肉无力、全身不适以及危险的心动过速性心率失常。尽管不常见,慢性呕吐、导泻剂滥用等还可能导致致命性并发症,如心率失常、体位性低血压、癫痫发作、胃破裂等的发生。

### (二)流行病学特点

神经性贪食症远比神经性厌食症常见。根据美国精神病协会进食障碍工作小组的统计,女性神经性贪食症的终身发病率为 1.1%～4.2%(2000)。符合诊断标准的患者中,约 90% 为女性。神经性贪食症的发病年龄多为 15 岁至 29 岁(Striegel-Moore,1995),平均发病年龄是 18～20 岁。神经性贪食症也通常在节食后发生,大多数患者在发病后 3～5 年来心理咨询。也有报道显示患者有神经性厌食症或肥胖病史。

神经性贪食症趋向为一种慢性疾病。对 102 名女性患者的自然病程研究发现:在随访的 5 年时间内,有 1/2 到 2/3 的患者在各次的评估中存在某种形式的进食障碍,5 年后仍有 1/3 患者符合诊断标准(Fairburn,*et al* 2000)。病情反复持续的相关因素包括:儿童期肥胖,对体形和体重过分在意,过度的饮食限制以及对社会的低适应性。一般认为,神经性贪食症比神经性厌食症的长期预后要好,恢复率要高。但是,许多患者在恢复期后,还留有部分异常进食行为。

神经性贪食症患者有较高的精神性疾病共病率,情感障碍占 24%～88%。强迫症也很常见,但共病率报道差异较大,从 3% 到 80%。其他焦虑障碍(如泛化焦虑、恐惧症、惊恐发作)的共病率相对较低,从 2% 到 31%。

如伴有人格障碍,则可能使神经性贪食症变得复杂。在神经性贪食症患者中伴有人格障碍的占22%～77%,其中B型人格障碍(如表演型、边缘型、自恋型、反社会型)最常见,C型(回避型、强迫型、依赖型)也较常见,A型人格障碍(如偏执型、分裂样、分裂型)相对较少。患者的性适应可能受到干扰,从明显的性活跃到性压抑。且患者还有一系列冲动控制问题,如酒精成瘾、物质滥用、偷窃、自残、自杀意图等。

与神经性厌食症一样,使用心理测试手段测试和评估患者抑郁、焦虑情况以及人格等在发生神经性厌食症中的作用也是非常有必要的。

## 三、暴食症

暴食症(binge eating)属于DSM-Ⅳ"其他非特定的进食障碍"中临时诊断的范畴,它在很多方面和神经性贪食症很相似,也以反复发作的暴食行为为特点,但患者不会采取绝食、过度运动、导泻等代偿行为。他们可能在一天中持续不停地吃东西,而没有餐数的限制;也可能在某个时间段吃大量食物,作为应对压力、抑郁及焦虑情绪的方式(图14-4)。一般来说,他们吃得很快,且在吃的时候似乎处于一种茫然状态。

暴食症患者常常明显超重,并且厌恶自己的身体,对暴食行为感到羞愧,但缺乏促使自己停止暴食的自我意识(低自尊)。他们一般有过频繁的节食,参加过体重控制项目,有家族肥胖史(Fairburn,*et al*,1997)。在许多患者身上,各种不科学、不合理的节食计划的最终失败导致了暴食症。对节食的错误理念使他们背负了太多的混乱感及挫败感。

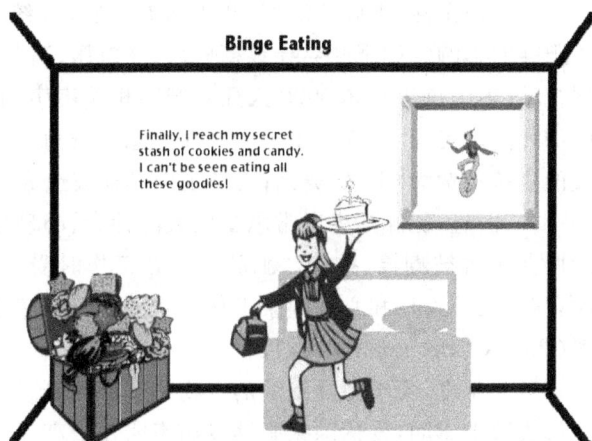

Binge Eating

Finally, I reach my secret stash of cookies and candy. I can't be seen eating all these goodies!

图 14-4

暴食症发病率为2%。在减肥人群和普通人群中,女性发病率均比男性高,这与神经性厌食症及贪食症是一样的。美国的本土研究发现,60%～75%的患者是女性,且黑人女性比白人女性更常见(Striegel-Moore,*et al*,2000)。

许多证据表明,暴食症患者比普通肥胖患者心理疾病共病率要高,常见的有抑郁症、惊恐发作、酒精依赖、回避型人格障碍等(Castonguay,*et al*,1995)。抑郁症是暴食症患者最常见的伴发症,60%的患者被终身诊断为情感障碍(Wilfley,2000)。对48位未经治疗的女性患者进行随访,发现18%在5年后仍有以暴食症为主的进食障碍(Fairburn,*et al*,2000)。该调查提示,暴食症的预后可能比神经性厌食症或神经性贪食症好;但少数患者也有慢性化趋势。

## 四、肥　胖

20世纪80年代,美国DSM诊断系统已将肥胖从进食障碍中排除。但是,越来越多的证据表明,心理因素在肥胖症的发病中起着潜在的病因作用。

肥胖(obesity),尤指身体脂肪过多引起的健康问题(图14-5)。世界卫生组织把体重指数大于25定义为超重(overweight),把体重指数大于30定义为肥胖。尽管BMI判断有一些缺陷,但仍不失为一种常用、有效的评估方式。

肥胖症的发病率自 20 世纪初以来增加了 2 倍,仅 80 年代以来增加了 25%。在美国,15 岁以上人群中有 19.8% 的女性和 12.1% 的男性肥胖(WHO,2005)。而且,肥胖在黑人和西班牙人中尤其常见。肥胖与社会经济情况的相关性比与种族的相关性高,低收入妇女患肥胖症的可能性是高收入者的 6 倍。在我国,15 岁以上人群中,肥胖症的发病率女性为 1.9%,男性为 1.6%(WHO,2005)。

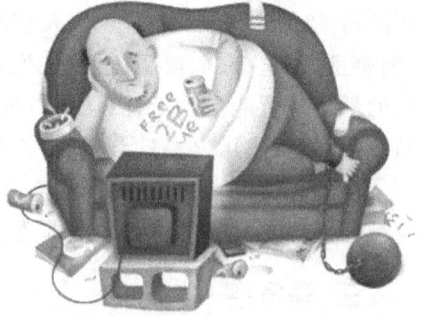

图 14-5

肥胖是慢性、进展性疾病,几乎所有器官、系统都会受肥胖的影响。如肥胖会导致糖尿病、高血压、高胆固醇、冠心病、抑郁症、骨骼肌疼痛等问题。据统计,美国每年有 300000 人死于肥胖相关疾病,肥胖已经成为吸烟之后的美国第二大可预防的死因。美国 1995 年用于肥胖症的总花费为 1170 亿美元,其中预防、诊断、治疗、护理等相关的直接花费为 610 亿美元;工作延误等损失造成的间接花费为 560 亿美元(Wolf & Colditz,1998)。而且,肥胖症患者常承受巨大的社会、心理压力,尤其是在以瘦为美观念流行的国家。肥胖儿童常被嘲笑、排挤。肥胖成人在工作时受到歧视,在建立与他人关系时可能会遇到问题,甚至医护人员和心理健康工作者也对肥胖者有偏见,如 24% 的护士会对肥胖患者感到厌恶(Puhl & Brownell,2002)。

近十年来,关于肥胖发病的生物学起因的研究越来越多。一个人的体重和遗传明显相关。在过去数十年间,发达国家肥胖发病率明显增高。这点却不能单由遗传这个原因来解释,因为遗传因素起作用的速度没那么快。肥胖是多种因素共同作用的结果。

# 第二节　进食障碍的原因

进食障碍病因未明,许多专家认为,一系列生物、心理、家庭、社会文化因素交互作用,导致进食障碍的发生(Agras & Kirkley,1986;Garner & Garfinkel,1985;Polivy & Herman,1993;Striegel-Moore,1993)。任一因素单独作用一般不会引起进食障碍,但联合作用使一些人发展成为进食障碍的可能性大大增加。

进食障碍者多来自缺乏温情、过度控制、要求完美的家庭,有体重过重、不当饮食习惯的易感倾向。对他们来说,不经过长期节食很难把体重减下来,以瘦为美的社会信息对他们而言尤其残酷。焦虑、抑郁等情绪因素,使他们将进食作为缓解压力的方式。人格因素可能和社会压力、生物因素交互作用导致进食障碍的发生。完美主义、全或无的极端想法、低自尊等的认知特点则可能使人采取非常手段控制体重。

## 一、社会文化和心理因素

### (一)社会压力和文化形式

进食障碍是过去数十年在欧美流行起来的(Striegel-Moore,1995),而在不发达国家则相对少见(Davis & Yager,1992)。心理学家们对进食障碍流行的历史文化特点与不同时期、文化背景下女性美的标准进行了比较,发现在以胖为美的时代进食障碍是少见的。在一些较不发达的国家中,人们以胖为美,因为只有富人才能获得食物并长胖。而当社会上最富有、最具影响力的人们开始提倡苗条时,进食障碍就渐渐流行了。

对美国、欧洲、澳大利亚、新西兰、以色列等地的调查显示:大部分的年轻女性和约 1/3 的男性认为自己过重,且希望能减轻体重(Garner & Wooley,1991;Horm & Anderson,1993;Sasson,*et al*,1995)。在美国,约 45% 的女性及 25% 的男性有节食行为(Williamson,*et al*,1992);19 至 39 岁之间的妇女,31% 每月节食一次,16% 持续节食;10 岁女孩就有 70% 开始节食了(Hawkins,*et al*,1983)。节食是艰难的,但是,通过节食减肥的人们几乎无一例外地在节食后胖回来,甚至比原来更胖。

### (二)美的标准的舆论导向

为什么人们如此关注体重? 虽有健康方面的原因,但更重要的是想变得更有吸引力,以及提高自信(Gruber,*et al*,2001),体重和吸引力已经内化为自信的一部分。在过去的 45 年中,欧美国家女性理想体形变得越来越瘦。时尚杂志的模特、亚洲小姐、美国小姐、世界小姐,以及作为美丽象征的芭比娃娃,都越来越苗条了(Agras & Kirkley,1986)。当今时尚杂志上的模特往往骨瘦如柴,但那样的身材是多数成年女子可遇不可求的。

另外,Norvell 等人(1980)的调查显示,体重轻的女人被认为更有女人味,更具吸引力。而胆敢在公开宴会上(比如自助餐)"吃所欲吃"的女人则被认为是相对没有魅力的(Rolls,*et al*,1991)。女人们凭着这些暗示,在某种程度上想屈从于社会的要求,而改变自己。比如,当她们想更引人注目,或者彼此竞争的时候,就要少吃一点。

但是,并非所有妇女都能达到自己的理想体重。关于体形的纵向问卷调查显示:想获得苗条身材的妇女更倾向于患进食障碍,也更可能长久地节食(Thompson & Stice,2001)。研究证实,使女性反对以瘦为美的观点,并使其认识到这是媒体附和造成的舆论压力,会使她们对身材的不满感减轻,并使节食及暴食行为减少(Stormer & Thompson,1998)。

总的说来,在体重方面女性的压力比男性大。女性进食障碍的发病率也远比男性高。这种性别差异很大程度上能证实人们鼓励和重视女人保持体态轻盈。例如,美国对流行男性杂志及女性杂志的调查显示,女性杂志中关于饮食的文章是男性杂志中的 10 倍(1992)。约半数女人对她们的外表不满,而仅 1/3 男士对自己的外表不满(Thompson & Stice,2001)。近年来,女性杂志从单一关注饮食发展到兼顾健康及锻炼,但女性锻炼的目的更趋向于控制体重,而这种目的更容易导致进食障碍的发生。

### (三)节食和"节制饮食"

有没有所谓的"健康节食"? 为什么对超重的人不提倡节食? 主要原因就是许多进食障碍是由节食发展而来的(Abbott,*et al*,1998;Fairburn,*et al*,1997)。即使"适度"节食也会造成一系列身心问题,使人难以维持原先的饮食模式。长期节食会引起易怒、挫败感及情感波动,使人在进食时表现得更为冲动(Federoff,Polivy,& Herman,1997)。节食会改变人的饥饱感知能力,也会改变人对食物的态度。节食的人往往认为,如果自己不小心破坏了节食计划,那么结局会完全失控,以致暴饮暴食。节食还会增加被禁食品的生理诱惑力,使之变得难以抗拒:闻到气味或小尝一口,都让人难以

图 14-6

把持。节食的人更倾向于喜欢甜味食品(Rodin, Slowchower, & Fleming, 1977),道理大概

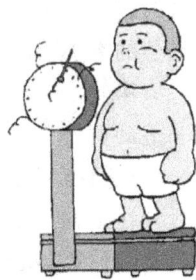

就在于此。

另一种解释是:每个人都有生理体重,或者说"体重调定点"(Keesey,1986)。就像体温存在调定点一样:当体重低于调定点时,机体会通过增加饥饿感、增加进食量、减少新陈代谢的能量消耗等,试图维持或增加体重。体重调定点受基础代谢率的影响,且在很大程度上是由基因决定的(Wadden,Brownell,& Foster,1989)。因此,节食导致体重下降的同时,基础代谢率开始下降,减少了机体对食物的需要量,食物被消耗的速度也开始下降,这两者意味着多余的能量仍可能转化成脂肪,而饥饿感却大大增加。因此,随着减肥的进行,效果逐渐不明显,饥饿感大大增加。体重调定点理论意味着:节食是一件残酷的事。

那么,肥胖的人该怎么办?锻炼是一种方法。锻炼不仅能增加机体基础代谢率,还能有效减少体脂。另外,减肥专家们相信:减少食物中脂肪及盐类的含量,增加复合碳水化合物的量,即使不能减肥,也有积极的健康效益。

节制饮食,不能简单地等同于节食,应该是保证营养需求,不吃得过饱,不暴饮暴食。动物实验发现:限制进食量的大鼠动作更活泼,皮毛更有光泽,牙齿更坚固,而且也更长寿。对人类的研究也提示:低热量饮食能影响衰老相关指标。比如,华盛顿大学一项持续6年半的研究显示,保证能量供给的基础上,长期低热量饮食,有利于降低血压,增强抵抗力,防止心肌纤维化,从而有利于心肌舒张功能(心脏休息)。另外,Pennington生物医学研究中心的研究显示,低热量饮食会降低空腹胰岛素水平和中心体温,有利于人类长寿,研究者还发现,能量缺乏导致的"代谢适应"还可能导致DNA损坏的减少。

综上所述,"节食"是不合理的,而"节制饮食"是合理的。

### (四)运动员的职业要求

运动员作为特殊的人群,其饮食习惯多半是不健康的,罹患进食障碍的风险也很高,尤其是一些被定义为"美感的"、"体重决定"的项目,如芭蕾舞、体操、花样滑冰、国标舞、赛马、摔跤、健身等。Garner & Garfink(1980,1982)报告在加拿大芭蕾舞学校的女生中进食障碍的患病率为7.8%。当问及病因时,多数人提及因担心青春期体形改变而影响竞技生涯,所以采用过分节食以维持青春期前的体形。

健美是炙手可热的竞技项目,但是健美运动员体重波动非常明显。他们在比赛淡季暴食,为竞赛重塑体形。比较男性进食障碍患者与男健美运动员发现,两者都着迷于进食和运动,但前者是为减肥,后者是为长肌肉。46%男运动员有赛后暴食;85%在淡季里体重波动明显(平均增加15磅,约合6.8公斤,赛前则平均下降14磅)。一项针对女健美运动员和女举重运动员的研究显示,其中42%的人在一生的某个时段有厌食,67%害怕会变得肥胖,58%对食物有强烈的兴趣(Anderson,et al,1995)。

事实上,进食障碍发病率在杰出运动员中有所上升,但普通运动员(尤指业余运动员)却比非运动员低。

### (五)社会经济及伦理因素

在食物丰富的社会中进食障碍更普遍,厌食症的发病率在20世纪明显增高,并保持上升趋势。比如,在瑞士,50年代神经性厌食的发病率是30年代的5倍,在美国,70年代末神经性厌食的发病率是60年代的2倍,而几乎同一时期,英国的发病率增加了1.5倍。发病率也有明显的地域及性别差异,如发达国家高,城市高于农村,女性患者为主,青少年期发病较多等,这些均表明社会文化因素与发病有密切关联。

在欧美国家,不同的社会经济团体中进食障碍的发病率也有所不同。一些研究表明:神经性厌食症和神经性贪食症在社会经济较发达阶级中比较常见。尽管进食障碍在发展中国家相对少见,但随着发达国家影响力的全球化,全球范围内(包括发展中国家)进食障碍发病率正在逐渐升高。针对澳大利亚中国籍年轻女子的调查显示,这些被"西方化"的人相对更愿意进行节食,因此 Gunewardene 等人推断在发达国家的文化价值熏陶下,人们更想保持身材的苗条(2001)。

## 二、情绪及认知因素

从弗洛伊德时代起,心理学家就把进食看作个体发展过程中的重要组成部分,因为孩子对食物的感觉是与喂养他们的人紧密连接在一起的。因此,精神分析学家倾向于把进食障碍看作情感冲突的反应。

也有一些理论认为对食物的不良认知是进食障碍患者的特点。近来的研究主题也转移到把进食作为情感疗伤的手段上。在进食障碍人群中,情感"饥渴"是很常见的,如对他人的赞同的需要、自信心的低下、频繁的抑郁感和焦虑感(Fairburn,*et al*,2000)。暴食行为可能在应对负性情绪时发生,人们沮丧的时候,为发泄情绪不满更倾向于暴食(Hsu,1990;Hill & Waller,2001)。近代历史上,最著名的神经性贪食症患者,是已故的英国前王妃黛安娜,她通过进食来发泄由不幸婚姻带来的悲伤情绪。

进食障碍患者比常人更关注他人的意见,更想满足他人的意愿,对他人的评价更在意,对自己的要求也更苛刻(Polivy & Herman,2002)。对进食障碍患者的认知调查显示他们的思维方式往往比较极端,在他们看来,任何事物不是好的就是坏的。患者认知歪曲的典型例子有:①全或无的极端想法,如"不是被我完全控制,便是什么都没有控制";②片面的看法,即选择事物的次要方面并得出结论,如"只要能变瘦,我就会更有魅力";③过度泛化,即从一种情况泛化到所有可能的情况,如"昨晚我多吃了一块饼干,因此我总会吃得太多";④扩大化,即夸大事件的重要性,如"我多吃了几块饼干,所以把整个减肥计划搞砸了";⑤人性化,将别人的不好感觉归咎于自己,如"因为我很胖,所以别人不想看到我";⑥情绪化推论,用感觉代替事实,如"我觉得我很胖,所以我确实很胖"。他们认为不能打乱严格的进食规则,否则事情会一发不可收拾,他们痴迷于研究进食规则,并能把这些规划落实到细微处。

## 三、家庭因素

神经性厌食症通常发生在一些品学兼优的女孩子身上,她们听话、功课棒、责任感强,且总想表现得"完美",以获得父母及他人的欢心(Bruch,1973,1982)。这些女孩往往来自"牵绊家庭"(Enmeshed family)。在这种家庭里,父母对孩子过度控制,对她们的成绩、乖巧等津津乐道;不允许她们情绪宣泄,尤其是负性情绪;家庭成员之间过于相互依赖,以致彼此的人格变得模糊(Minuchin,*et al*,1978)。

牵绊家庭中的父母常常不称职,他们只关注自身需求,而忽视孩子对食物及安抚的需要。结果,女儿们没有学会如何认识自身的情绪及需要,而对他人的意愿明察秋毫,且试图改变自己而屈从于他人。在这样的家庭中,女孩子有一种潜在的忽视自身感觉及自我身份的倾向,她们总在回应别人的要求,而忽略了自己的愿望。事实上,她们无法认清自己的意图,也无法很好地管理自己的情绪。她们甚至无法认清身体的感觉,例如饥饿感,这样就造成了她们长时间耐受饥饿的能力。

为什么进食障碍常发生在青春期呢？进入青春期意味着准备离开家庭、独立自主、个人角色及环境的改变等。牵绊家庭中的女孩恐惧分离，因为她们尚未培养自理及独立思考的能力。她们害怕与同龄人有牵连，尤其是性的联系，因为她们不清楚自己的感觉，更谈不上相信自己的判断。但是她们也会意识到离开家庭，与伙伴们相处的需要。面对父母的过度控制，她们开始会隐藏自己的不满，之后会变得愤怒、抵抗、挑衅、不信任，她们发现控制进食量不仅能获得对自己生活的控制，而且能引起家长的关心。这种严格控制使她们获得了一种前所未有的对自己及家庭的控制感。精神分析理论探讨这个问题并提出假设，认为她们想通过节食而停留在青春期前状态，以避免性成熟及性关系(Lerner,1986)。

为什么进食障碍者多半是女孩呢？一般来说，家长欣赏男孩子的独立，并赋予他们独立的自由。但在牵绊家庭，家长们害怕女孩子独立，尤其妈妈们需要女儿保持依赖，因为她们和孩子联系过分紧密(Bruch,1973)。由此，女孩们被迫保持与家庭的联系，而男孩们获得较多独立发展的舞台。

如上所述，患者的家庭矛盾重重，在这种环境中，负性情绪不能得到表达，控制和完美成为家庭的主题(Polivy & Herman,2002)。母亲认为女儿需要减肥，且对女儿的体重很挑剔(Hill & Franklin,1998)。多数情况下，母亲们自身体像感知力的缺失使她们允许孩子忍饥挨饿。若这些孩子不能完全忽视饥饿感，可能会患暴食—导泻型神经性厌食症或神经性贪食症。

进食障碍是否由性虐待经历引起，这一争议已经引起了学术界的广泛兴趣。一方面有临床报道发现患者常有性虐待史，这些临床观察结果使治疗师们努力寻求患者童年期性虐待的经历，并针对这些经历展开治疗。该观点的支持者认为被虐者发展成为进食障碍是一种自我厌恶的象征，他们试图以此破坏自我形象，以避免继续遭受不幸。但对照研究并无此发现。许多研究仔细比较了进食障碍患者、其他心理障碍患者以及正常人性虐待发生率的差别(Polivy & Herman,2002;Bulik,et al,1997;Kinzl,et al,1994)，并发现，尽管进食障碍患者性虐待发生率比正常人群高，但并不比其他心理障碍患者(如抑郁症、焦虑症)高。因此，和其他心理问题一样，性虐待可以被看做进食障碍的危险因素之一。

## 四、生物学因素

既然神经性厌食症在文化氛围迥异的300多年前就已经存在，那么生物学因素的作用就不可忽视。只是随着文化因素的不同，其表现形式会有差异。

### (一)遗传因素

进食障碍的发生有家庭趋势(Polivy & Herman,2002)。且研究发现，神经性厌食和神经性贪食的遗传率是不一致的，分别为0%～70%,0%～83%(Bulik,et al,1999;Fairburn,Cowen,& Harrison,1999;Klump,et al,2001;Polivy & Herman,2002)。神经性厌食症和贪食症在同卵双生子的发病率比异卵双生子高。

在神经性厌食症患者的一级亲属中，神经性厌食症及情感障碍的危险性增高，这在暴食—导泻型患者中尤其显著。在神经性贪食症患者的一级亲属中，酒精成瘾、物质滥用、情感障碍的危险性增高，但肥胖危险性增高的证据不足。根据美国精神病协会2000年的统计，进食障碍患者中有75%可以同时被诊断为情感障碍。针对患者家庭成员抑郁症发病率比正常家庭高这一现象，有学者认为患者潜在的情感障碍通过进食障碍来表现。而且，在某些进食障碍患者身上,针对情感障碍的治疗有助于减轻进食方面症状。但是,仅把进食障碍看作其他潜在障碍的表现显然是不科学的,因为进食障碍本身有其独立的特点,这在治疗中是不能忽视的。

**(二)营养障碍**

长期饥饿导致的胃肠道功能改变如胃排空延迟、饥饿感减少和神经内分泌异常,在神经性厌食症中是比较常见的。这些神经内分泌的异常导致抑郁、焦虑等心理改变,使进食障碍得以存在和持续。早期的实验研究显示:正常人在自我饥饿数周后会表现出抑郁、焦虑、苛刻、强迫、易怒以及社会退化等(Keys,*et al*,1950)。

**(三)下丘脑功能障碍**

目前,生物学研究关注于与食欲、饥饱、进食行为起止有关的神经调节系统。下丘脑在这一系统中起着重要的作用(Blundell & Hill,1993),它负责接收机体食物消耗、营养水平的信号,且在营养需求满足时发送停止进食的信号。这些信号是由一系列神经递质传递的,包括去甲肾上腺素、5-HT、多巴胺,以及一系列激素,如可的松和胰岛素等。该系统任一环节的异常,都可能导致进食障碍的发生。而下丘脑功能的紊乱不仅可导致进食行为及体温调节的异常,还可能导致女性月经的紊乱。

一些贪食症患者则存在 5-HT 能神经元功能的低下(Mitchell & deZwaan,1993),Wurtman 曾经推测这种递质的缺乏会导致患者对碳水化合物的渴望(1987),而这类患者确实大量进食高碳水化合物。贪食者还存在去甲肾上腺素低下等问题。

由此可见,一系列生物学异常促进神经性贪食症和厌食症的发生。这些异常会导致机体对某种食物的过度渴望,或使机体对饥饿感及饱感的认知障碍,从而导致进食障碍的发生。但是,为什么患者同时有体像障碍和其他认知及情感问题,目前在生物学上还无法解释。

# 第三节　建立健康的进食行为

## 一、健康的进食行为

什么是健康的进食行为? 总的来说,要注意以下六点:

1. 均衡营养

均衡营养是指食物要保持多样化,各种营养素要均衡搭配。大自然有多种多样的食物,人体有各种各样的需求,不能偏食、挑食,更不能为了减肥,而只吃一种或几种食物。

2. 饮食有节

这里的"节"是指节制。如前文所述,是节制饮食,而不是"节食"。

3. 定时进餐

定时进餐是指在适当的时候进餐,并养成非进餐时间不吃零食的习惯。一般说来,三餐量之比为:3:4:3。但这样的安排,尤其是晚餐,可能不足以满足部分同学的能量需求。因此,可以适当增加晚餐的量,延后晚餐的时间,或者吃少量水果作夜宵。

4. 少吃多餐

国外研究显示,每日 5 餐组高血压、心脏病、糖尿病等的患病率要比每日 3 餐组低。少吃多餐的思想也是中医所提倡的,孙思邈就说过,"食欲数而少,不欲顿而多",意思是:人宜少吃多餐,不宜一顿吃得很多。处于学校这种环境,做到多餐似乎不容易。但要记住:不要等饿了才吃东西,以免失去对进食的控制。

**5.细嚼慢咽**

细嚼慢咽有利于使食糜充分贴牢胃壁,引起饱足感。另外,缓慢进食引起血糖逐渐增高,下丘脑接受到这种信号后,发放冲动,适时停止进食行为。所以,进食时要放慢速度。

**6.愉快进餐**

情绪良好时,迷走神经兴奋,引起消化液分泌,有利于胃肠道正常工作。反之,情绪恶劣时进餐,容易导致食物在消化道滞留,不利于胃肠道功能。另外,如本章节所述,进食障碍常在应对负性情绪时发生。所以,进食时保持愉快精神非常重要。

## 二、健康进食行为倡议

(1)运动。对于现代物质条件越来越丰富的人们,汽车代步,每天在办公室工作,运动量已严重不足。因此,必需的运动已成为现代人健康的必要条件,有助于增进身体的各项功能,延缓退化和衰老。在图14-7中人物爬楼梯的景象告诉我们:每天都要运动。

(2)多样化的分配。金字塔从左至右分别为:谷类、蔬菜、水果、食用油、牛奶等,多样的色彩代表多样的食物,各成分的宽度大致反应食物的比例。

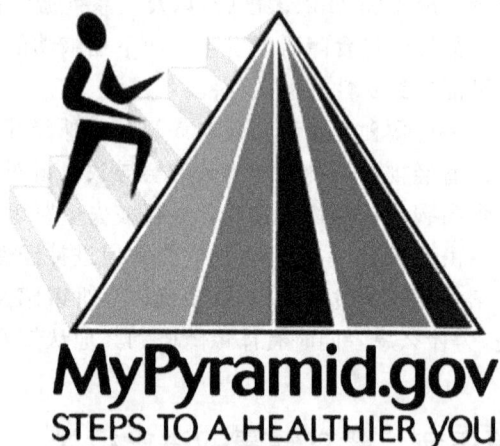

图14-7

(3)适度。金字塔顶部代表盐分高、含饱和脂肪酸的食物。该模型提示:日常饮食中,要少吃顶部食品,但在体力运动较大的情况下(爬楼梯的意象),可以适当补充该类食品。

(4)人性化。从口号中看出,健康是个渐进的过程,没道理一口吃成胖子,也没道理一下吃出健康。

如果您想变得更健康,再看看下面的建议吧!

**1.枪毙坏习惯(Hang up old habits)**

先想想自己的哪些进食习惯不健康:是不是有暴饮暴食,是不是不饿的时候却吃很多东西,这些习惯是在什么时候、何种情况下形成的。接着,要想出一些建设性的、可行的方案,逐步替代这些不良行为。

**2.吃得巧妙(Eat smart)**

一个健康的进食计划需考虑吃什么、吃多少。要多吃粗粮、蔬菜、水果、瘦肉、鱼肉等,尽量少吃高脂、高盐、高糖食品。吃想吃的东西,吃到差不多饱就可以了。

**3.动起来(Activate yourself)**

健康专家 Steven N. Blair 认为,长期静坐的生活方式,是21世纪最大的健康问题。适当运动,不仅使人精力充沛,而且有利于健康。每天保持10分钟以上的中等强度运动。可以选择你喜爱的运动,以利于坚持并形成习惯。

4.寻求支持(Look for support)

要吃得健康,积极活动,就要把朋友、家人、同事们都拉到你这边,要他们时时监督你,鼓励你。当你觉得自己的饮食等行为要在某种程度上替别人负责,且周围的社交圈子也认为你应该吃喝得更加健康时,你可能更倾向于保持健康的习惯。

5.因时择食(Tailor your lifestyle to the season)

也可以说,要根据四时节令调整自己的饮食及活动规律。比如,春天到了,可以吃吃草莓,逛逛公园,骑骑车。总之,不要春夏秋冬一成不变地坚持自己的"习惯"。

6.制订好计划(Hatch a plan)

要给自己定好目标,如每天运动多少分钟,吃多少谷类等等。你会发现,一旦有了计划,实施起来就比较容易。尤其是外出旅行,或参加聚会时,有全面的计划会让生活变得更健康。

以上是形成并保持良好习惯的几点小建议,每个建议开始的字母是:H-E-A-L-T-H,祝你更健康。

(刘榆红、章迎春、王 伟)

# 15 危机干预

大学生正处在心理发展的关键时期,面临着方方面面的压力,不可避免地会产生心理危机。因此,危机干预以及自杀的干预和预防是大学生心理卫生的重中之重。

## 第一节 危机概述

### 一、危机的概念

什么是危机(crisis)？危机是指一段时间内,个体面临重大生活事件,既无法回避,又不能用常规手段解决时遭受的心理失衡状态。

在一生中,每个人都有可能遇到各种障碍,成为这个世界残酷的受害者。我们的生活是否平安,取决于我们是否能够成功跨越这些障碍。很多情况下,克服一个障碍不一定意味着整个危机的解决。比如,不幸遭受下肢瘫痪的病人可能成功地使躯体状态稳定下来,但当他们开始坐轮椅的新生活时,"独立行走"这一人的基本特性的丧失,将使他们遭受更大的挫折,以致物质滥用、抑郁,甚至自杀。战争的幸存者可以面对生理的残疾,但很难从记忆中抹去灾难性事件,对他们而言,心理的创伤、战争的噩梦甚至比身体的残疾还要可怕。

危机之所以成为危机,有三个要素:首先,危机事件本身是一些个人的困难和境遇,可以是身体内部疾患,也可以是外部突发灾害,可以是有形的人际关系的恶化,也可以是无形的内心矛盾冲突等;其次,面对这些困难,个体尝试了各种常规手段,仍然无法解决(屡战屡败);最后,个体产生心理失衡、混乱,甚至解体(无法再屡败屡战)。

大学生常见的心理危机有个人危机和集体危机。前者多与个人学业、情感、人际关系、就业等有关。而后者多与校园中的重大突发事件如火灾、食物中毒、校园暴力、学生自伤、自杀等有关。

### 二、危机的基本特点

根据危机的定义及构成危机的要素,危机的基本特点有:

1. 普遍性和特殊性

不管我们是否愿意,生活中总是存在多种困难,如亲人死亡、婚姻破裂、天灾人祸等。面对这些重大的心理应激事件,心理失衡没人能够幸免。不仅个体会产生危机,诸如家庭、组织、政团等集体也可能产生危机。所以,危机具有普遍性。另一方面,不同的人面对同样的困境时,可能会运用不同的应对方式,导致不同程度的心理危机。所以,危机又具有特殊性。

2.复杂性

危机问题、情绪反应、行为和感知是与一定的社会、文化、经济或政治背景相关的。一旦危机出现,就有很多问题需要解决,比如人际关系、个体环境等。

危机的个体表现也不尽相同,可能有急性情绪困扰,如焦虑、抑郁、烦躁;认知改变,如注意力无法集中、记忆力减退;躯体不适,如失眠、头晕、疲乏、食欲减退;行为改变,如睡眠节律改变、饮食失节、过度饮酒等。焦虑一般较常见,但个体往往在焦虑达到极限以后,才会承认他们对问题的失控。

危机中的心理失衡并没有对与不对,也没有应该不应该,它是自然发生、很难避免的。而且,危机缺乏速成的、放之四海皆准的解决方法。我们能做的只有尽量使之恢复平衡而已。

3.一定的时间性

危机通常最多持续 6 到 8 周。随着危机的发展,个体的主观不适感会减轻。

但若危机问题没有解决,或只是达到暂时的缓解,就会转向危机转移状态(transcrisis state)。该状态以一定程度反复出现,期间个体能维持最低程度的功能水平,但任何单一、微小的刺激都能打破平衡,使个体再度面临危机。因此,可以这么说,危机转移状态是"慢性化"的危机。

4.认识的困难性

许多当事人处于危机中,却没有意识到,或不愿意承认,甚至否认其严重性,所以不去寻求帮助。对于处于"慢性"危机的个体(如长期吸毒等),这种表现尤为明显。

5.选择的困难性

面对危机时无从选择会使人焦虑,面临的选择过多则可能造成更大的焦虑。

6.危机,是一种正常的生活经历

情绪危机是个体努力抗争、力求内心安宁及与环境平衡的表现。危机事件导致的情绪紊乱、认知能力下降、防御机制减弱等,不符合任何精神疾病的诊断标准。而及时的心理干预则能帮助个体渡过危机。

7.危机的危险性和机遇性

一方面,危机严重威胁个体,甚至会导致严重的病态,如自杀、伤人或精神崩溃;另一方面,危机迫使个体面临改变的动力,如果在危机中学会新的应对技巧,将成为个体成长的契机,从而使其在面临今后的挫折时能更从容,更镇定。

## 三、危机的发展过程

危机的发展过程可分为四个阶段。

第一阶段:个体面临问题时,其心理平衡被打破,体验到紧张,危机产生了。个体为达到新的平衡,试图采取以前的应付手段作出反应。

第二阶段:以前的手段无法奏效,焦虑程度增加,企图寻求新的解决问题的方式。

第三阶段:经过错误的尝试仍未能解决问题,内心的紧张进一步增加,进而采取一些不寻常的方式宣泄,如酗酒、暴饮暴食、到处游荡等。这时,个体的求助动机最强,甚至尝试自己过去曾经认为荒唐的方式。

第四阶段:如果经过前三个阶段,仍不能解决问题,个体将产生习得性无助(learned help-lessness),对自己失去信心和希望,甚至对整个人生的意义产生怀疑。很多人在这个阶段企图自杀,或产生情绪崩溃或人格解体。

一直以来,我们的教育理念是:要发展成具有独立性的个体,具有独立的思想、见解,独立解决问题的能力。但在遇到困难时,一定不要硬扛,要在适当的时候求救。

## 四、危机的四种结局

心理失衡一般持续 4～6 周,此后,危机可能有四种结局:

(1)个体不仅顺利渡过危机,而且学会了应对困境的新方法,整体心理健康水平提高。

(2)危机虽然渡过,但在个体心中留下一块"心理疤痕"(psychic scar),使其形成偏见,留下痛点,限制其今后的社会适应。

(3)未能渡过危机,心理适应水平明显降低,陷入精神病态。

(4)个体无法抵抗心理压力,陷入绝望状态,采取自杀行为。

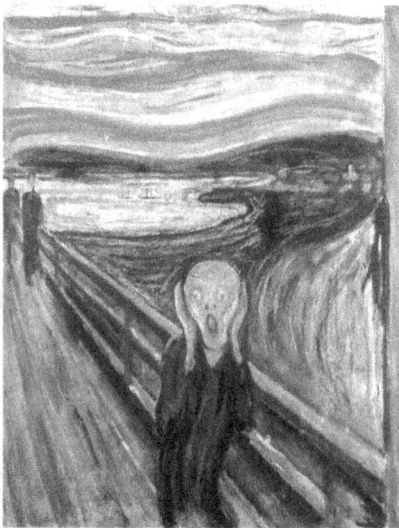

图 15-1　爱德华·蒙克的名作《呐喊》

## 五、危机相关理论

没有任何一种理论能包括关于危机的所有观点。Janosik 将危机理论(危机现象)概括为三个不同水平:基本危机理论、扩展危机理论、应用危机理论(Janosik EH,1984)。

### (一)基本危机理论

1. Lindemann 理论(1944)

该理论强调,悲哀行为是正常的,也是暂时的,比如,总是想起死去的亲人,模仿死去的亲人,表现出内疚或敌意,日常生活出现不同程度的混乱,出现某些躯体症状,等等。该理论认为,一个人在强烈的痛苦面前,不应该过度沉湎于内心的痛苦,而应该正视现实,发泄情感,通过短期危机干预等方式及时解决,否则容易产生不良后果。该理论适合丧失亲人时的危机干预,如心理治疗中的哀悼疗法。

2. Caplan 理论(1964)

该理论认为,个体与环境处于一种动态平衡状态。当个体面临困境、生活目标受阻,且用常规方式无法解决时,往往会产生紧张、焦虑、抑郁、悲观、失望等情绪,导致心理失衡。危机是一种失衡状态,造成这种状态的困境可能是发展性的,也可能是境遇性的。是否能再度取得平衡则取决于个体的认知、社会支持和应对技巧。在此基础上,Swanson 和 Carbon(1989)提出了一个比较全面的危机发展模型:①危机前的平衡状态。②危机的产生,包括在逆境前不能应付所出现的"情绪脆弱期"和危机活动期。③危机后平衡状态的变化。

### (二)扩展危机理论

随着危机理论和干预实践的发展,人们意识到:在发展、社会、心理、环境、境遇等因素共同作用下,任何人都可能出现短暂的心理失衡。因此,将个体素质作为主要或唯一的考虑因素是不够的。在基本危机理论基础上,综合考虑危机的社会、环境、境遇等因素,并从心理分析理论、系统理论、适应理论、人际关系理论等理论体系中吸取有用成分,发展成为扩展危机理论。下面主要介绍上述各主要理论对危机的看法。

1. 心理分析理论的危机观

该理论认为,通过进入个体无意识和过去情绪经历,可以理解伴随危机的不平衡状态,并且,某些儿童期的固着(fixation)现象可以解释危机形成、发展的原因,以及个体面临危机的反应动力。

2. 系统理论的危机观

对于一个生态系统来说,所有的要素都相互关联,在任何关联水平上的变化都会导致整个系统的变化。而对于危机而言,危机中的人与人、人与事时刻相互关联、相互影响,系统中的任何环节变化也会导致整个危机的变化。Belkin进一步指出,该理论"涉及到一个情绪系统、一个沟通系统及一个需要满足系统",系统的任一成员都对别人产生影响,也被他人所影响。该系统从传统的只注重个体变化,转向同时关注人际关系、社会、环境,标志着传统理论的发展。

3. 适应理论的危机观

该理论认为,个体消极思想、适应不良行为以及不良防御机制对危机起维持作用。当帮助个体形成适应性行为,发展积极思想及构筑良好的防御机制时,危机导致的功能失调就会改善,危机会逐渐消退。个体将学会新的、自强的应对方式,成功解决并化解危机。

4. 人际关系理论的危机观

该理论的要点是:如果人们相信自己、相信他人,并有自我实现和战胜危机的信心,那么危机持续时间将不会很长。如果将自我评价的权利交给别人,就导致个体自控权的外失,个体将不得不依赖他人获得信心,危机将持续较长时间。因此,务必使自我评价的权利重新回到自己手中。获得了对自己命运的控制,才能重新获得应付危机的能力。

## (三)应用危机理论

危机干预工作者必须认识到,每一个人和每一次危机都是独特的。因此,需要灵活地应对危机。Brammer认为,应用危机理论包括三个方面(1985):

(1)发展性危机(developmental crisis),指个体正常成长和发展过程中,急剧的变化或转变导致的异常反应。如迁徙、升学、升职、孩子出生、中年转折、退休等等。

(2)境遇性危机(situational crisis),指伴随无法预测、控制的罕见、超常事件而出现的危机,常有突发、震撼、灾难性等特点。如美国的"9·11"事件,2003年出现的SARS等。

(3)存在性危机(existential crisis),指人生发展过程中的内部冲突和焦虑,主要涉及人生意义、责任、目的、信仰、自由、独立、承诺等方面,如职业要求与个人信念的冲突、个人价值取向与社会环境要求的冲突,以及目前大学生群体中普遍流行的"郁闷"问题等等。存在性危机可以是现在发生的,也可以是过去的,是一种强烈的、持续的情绪状态。

# 第二节  危机干预及其实施

## 一、危机干预概述

### (一)什么是危机干预

危机干预(crisis intervention)是对经历困境、遭受挫折,或将要发生(自杀)危险的人提供及时的、短期的支持和帮助,抵制或减少危机带来的消极影响,增加其解决问题的能力,帮助其重建心理平衡。危机干预也称为情绪急救(emotional first-aid)。

危机干预是从短期心理治疗(brief psychotherapy)基础上发展起来的治疗方法,以解决问题为目的,不涉及来访者的人格矫正。危机干预要求治疗者聆听来访者的陈述,故又称聆听心理治疗(listening therapy)。危机干预是应急心理治疗(emergency psychotherapy)的最好方案,多用于轻生者、适应性障碍和创伤后应激障碍。

危机干预的对象不一定是"个体",它还包括遭遇突发性公共事件、传染病等的群体。在学校,危机干预的重点对象是有自杀意念和轻生行为的学生。

### (二)危机干预模式

正如危机理论没有固定模式,危机干预策略也没有固定的模式。

#### 1. 基本危机干预理论

Belkin 提出三种基本的危机干预模式(1984),即平衡模式、认知模式、心理转变模式,为许多危机干预策略和方法奠定了基础。

(1)平衡模式(equilibrium model)。平衡模式是指帮助处于心理或情绪失衡状态的危机个体获得危机前的平衡状态的方法。此模式适用于早期干预,重点是帮助当事人尽快恢复心理和情绪的平静。

(2)认知模式(cognitive model)。认知模式认为,危机的产生不是因为事件本身,而是因为个体对事件、情境的错误认知。因此,该模式强调改变当事人的思维方式,特别针对认知中片面的、非理性的、歪曲的看法。通过对认知中非理性、自我否定成分的分析,改变其思维方式,获得理性的认知,强化思维中自强的成分,使个体获得对自己生活的控制,从而克服危机。同时,通过求助者的自我说服练习,使思想变得更积极、更肯定。

(3)心理社会转变模式(psychosocial transition model)。心理社会转变模式认为,个体是遗传因素、社会因素交互作用的产物,危机产生与个体的内部(心理的)、外部困难(社会环境等)都相关。根据这一认识,该模式认为危机干预的目的在于帮助当事人找出与危机有关的内外部困难,及个体反应存在的问题,找出恰当的应对方式,以替代不良应对方式。该模式最适用于已经稳定下来的求助者。

#### 2. 折衷的危机干预理论

折衷的危机干预是指从所有危机干预的方法中(如平衡模式、认知模式、心理社会转变模式),有意识地系统选择和整合各种有效概念和策略来帮助求助者。可以这么说,折衷理论是各种方法的综合。

折衷理论可以融合为两个普遍深入的主题:①所有人和所有危机都是类似的;②所有人和

所有危机又都是独特的。这两个主题既相互说明,又相互补充。

各种危机类型存在着一致的成分,为危机干预提供了一般原则。但是,每一次危机及个体又都是独特的。折衷理论并不意味着要局限于任何一种教条式的理论方法,它要求将各种合理的理论及方法很好地结合,以满足求助者实际的需要。折衷理论要求危机工作者做大量艰苦的工作,大量地阅读、学习、实践,并得到其他专业人士的指导和批评。同时,要求工作者在直觉方面同样出色,因为很多时候,选择更有效的干预策略不是基于科学推断,而是基于感觉,个人感觉和对境遇的认知非常重要。

(3)危机干预的原则

①强调现有危机的立刻解决,而不涉及当事人的人格矫正等问题。

②干预者要采取直接、主动参与的方式帮助当事人。

③要兼顾个体内在的心理因素和外在的环境因素。

④危机干预可以提供当事人情绪上的支持,但不能给予错误的保证和安慰,更不能以救世主自居。

⑤尽可能利用相关机构、家庭、社会等支持系统提供相应的帮助。

**4. 危机干预的目的**

危机干预主要有三个目的,且呈递进关系:

(1)预防严重的后果,如自杀、伤人、精神崩溃。

(2)恢复心理平衡,使求助者恢复正常社会功能。

(3)提高个体心理素质及问题解决能力,以便更好地应付类似危机。

对于不同的干预对象而言,干预目的是不同的。这其中,第一点是最基本的,即保护干预对象,防止发生意外。如果干预者估计自己无法做到这一点,应尽早进行转诊。一般的危机干预要做到前面两点,好的危机干预还应该做到第三点,让求助者不仅能安全渡过"危机",还能把握成长的"机会"。

**5. 危机干预的适应证**

危机干预没有绝对禁忌证,它适用于各种类型的危机,包括恋爱、婚姻、家庭冲突,人际冲突,人生转折点的心理危机,天灾人祸等等。对于以下情况,危机干预可以有较好的效果:

(1)人格稳定、暂时面临困难者。

(2)当前心理失衡状态与某一生活事件密切相关。

(3)有明显紧张、焦虑、抑郁情绪,或有自杀危险者。

(4)自以为近期无力解决问题而求助者。

(5)求治动机明确,并有潜在能力者。

(6)尚未从适应不良性行为中获益者。

(7)积极配合者。

(8)有较好社会支持者。

**6. 危机干预主要形式**

危机干预有很多种形式,比如电话危机干预、面对面危机干预、集体危机干预等。

电话危机干预的优点是匿名、保密性强,且价格低廉、服务方便。但干预难度较大,因为声音是获得信息、实施干预的唯一途径,且使用主动权在求助者,造成电话干预使用率较低(系统利用率不到10%)。而经常利用电话的人,多半并无强烈的自杀动机,只想为自己的抑郁、焦虑情绪找一个发泄的出口。电话干预的基本策略是干预者迅速从求助者语气、语调、应答中判断干预对象的心理状态,稳定求助者情绪,引导其倾诉,晓之以理等。

面对面危机干预能更深入地就问题进行讨论。主要措施有:调整认知、帮助改善应对技巧、松弛训练、充实生活内容、促进交往、建立支持系统等(详见下文)。

集体危机干预包括成立各种自助组织,及时识别高危人群(如悲观抑郁者、遭遇重大事件的个体);在学生中普及危机预防知识,宣传心理健康知识,预防心理危机所产生的不良后果;对有重大影响力的全校性事件,及时进行全校性的危机干预等。

## 二、危机干预的实施

### (一)危机干预的步骤

这里所列的危机干预步骤,只是为了方便理解和掌握而进行的人为划分。在实际操作中,各步骤可重叠循环、灵活运用。具体步骤包括:

1. 评估危机

首先,要从求助者的角度确定和了解求助者的逆境相关事件及求助动机,同时建立良好的治疗关系,取得对方信任。此时,需详细了解求助者的主要问题是什么,有什么诱因,有何种可利用的资源,危机程度如何等,以此确立干预目标和策略。一般来说,评估应贯彻于危机干预过程的始终,主要包括以下四个方面:

(1)紧急程度评估,包括危机的严重程度,求助者是否存在危险(自杀、自伤、伤人的可能性);危机根源的认定,即影响个体的是危机事件本身,还是处理事件过程中的心理、情绪失衡;求助者是否已经丧失原有的社会角色能力,是否与周围环境疏离。如果求助者已有详尽的自杀计划或准备实施时,应考虑实时监护,或转入精神科病房。

(2)危机干预对象的评估,包括对危机个体的认知状态、情感反应、行为改变、躯体症状等进行全面评估。比如对认知状态的评估,要求了解求助者对危机的认知是否真实、是否合理,危机是否真正存在,危机想法存在多久了,求助者想改变危机处境的愿望有多强烈等等;对情感反应的评估,要求了解求助者是否过度情绪化,是否情绪失控,是否严重退缩或孤立,是否试图回避或否认危机,一般人在相同情况下是否表现类似情感,等等。

(3)自杀危险性评估。并非所有的危机求助者都打算自杀,但自杀有多种形式,且求助者有可能掩饰自杀意念,因此在干预过程中,一定要警惕自杀的可能性,及时发现掩饰自杀想法的求助者。首先要关注个体是否具备自杀的危险因素(表15-1)。其次,个体是否表现出想自杀的线索,比如直接表达轻生念头,发出求救信号,或通过日记、书信、绘画等间接表达,无故道别、道谢,表现出焦躁不安、抑郁、人格改变、失眠等。

**表 15-1  自杀的危险因素**

是否患有抑郁症、是否存在无助感

是否患一种或多种精神疾病(如精神分裂症等)

是否有药物或酒精滥用

是否有自杀未遂史

是否存在自杀、精神疾病、物质滥用等家庭史

是否长期承受心理压力

续表

| |
| --- |
| 是否行为冲动 |
| 是否体验家庭暴力（体罚、性暴力等） |
| 近期是否有负性生活事件的刺激 |
| 近期是否有家人、朋友自杀身亡 |
| 是否接触自杀有关的虚构故事、媒体报道 |
| 是否谈论、威胁过自杀 |
| 是否藏有火药武器、毒药等致死性物质 |
| 是否生活禁闭 |
| 是否有社会支持 |
| 是否有详尽的自杀计划 |

注意：成人自杀的高危险因素为：抑郁症、酒精滥用、吸毒、分居或离婚等；青少年自杀的高危险因素为：抑郁症、酒精或物质滥用、攻击—破坏行为等。

（4）应付危机的资源评估。评估个体资源，主要包括个体既往经验、人格、精神面貌以及躯体状况；评估社会支持系统，以了解危机的根源，并对危机发展情况进行预测；评估工作者自身能力，若无法胜任应尽早转诊。

总之，要调动一切可能的积极因素来帮助求助者。

2. 给予支持，保证安全

强调沟通与交流，使求助者知道工作人员是能够给予关心、提供帮助的人。干预者必须无条件、积极地接纳所有求助者，让求助者相信"这里确实有一个人很关心我"。

同时要确保安全，也就是保证求助者对自己和他人的身心危险性降到最低。这也是处理危机时的首要考虑，要避免求助者自杀，并使其明白：他不是真的想结束生命，而只是以为无法解决问题、走投无路，想解决问题还有其他出路。以此说服其放弃自杀企图，疏泄压抑的情感，正确理解和认识危机的发展过程，学习解决问题的技巧和心理防御方式。

3. 提出应对方式，制订干预计划

在多数情况下，求助者处于思维不灵活状态，不知怎样是有利于自己的选择。因此，干预者要使求助者认识到：有很多可变通的方式可以选择。比如，使其考虑"哪些人会在这种情况下帮助你"，以了解其社会支持；问他"过去遇到类似情况你是怎样解决的"，使其明白如何采取行动积极应付当前危机。

在此基础上，根据危机核心问题、求助者心理需要、家庭因素、社会文化特点等制订干预计划。要让求助者共同参与制订计划，使其明白这是他自己的计划，这点非常重要。虽然求助者往往过度关注自身危机，而可能忽视自身能力，甚至认为将计划强加给他们是应该的，但让求助者参与制订计划将有利于其独立性、控制性和自主性的获得。要充分肯定当事人的人格品质和优点，肯定其所采纳的有效防御策略，同时调动家庭成员，共同帮助当事人。

4. 危机的解决和随访

制订计划并实施之后，就比较容易得到求助者直接、真实的承诺（比如，下次遇到类似情况时不做类似反应的承诺、不自杀承诺等）。一般情况下，经过 4～6 周的危机干预，绝大多数当事人会渡过危机。此时应及时中断干预性治疗，以减少依赖。在结束阶段，应该注意强化新的应对技巧，鼓励当事人在今后面临类似挫折时，学会举一反三地解决问题，处理危机，调整心态,提高自我心理适应和承受能力。

**(二)危机干预技术的应用**

"危机干预的最低目标是从心理上帮助当事人解决危机,使其(心理)功能水平至少恢复到危机前状态;最高目标是提高当事人的心理平衡能力,使其高于危机前状态"(Aguilera D C,Messick J M,1982)。围绕干预目标,干预过程中可以根据当事人的需要以及治疗者的擅长采用相应技术。危机干预主要采用以下技术:

**1. 建立良好的关系**

干预者与干预对象从一开始就应该建立良好关系。如果不能与当事人建立良好关系,则干预策略较难贯彻和执行,也很难达到最佳效果。根据"来访者中心疗法"的提出者罗杰斯(1961)的观点,心理治疗应该根据不同的求助对象,提供独特的帮助。但是对于所有对象,最有效的三种帮助是移情(empathy)、真诚(genuineness)和接纳(acceptance)(Rogers C,1961)。移情,指干预者能准确感受求助者内心的想法与体验,并直接告诉对方,自己理解这一切;真诚是指完全开诚布公,没有掩饰和隐瞒,也没有职业面具;接纳,是指无条件地正面鼓励求助者。做到这三点,不仅有利于双方建立良好关系,也有利于培养求助者的积极情绪。

**2. 访谈**

在访谈过程中要注意:①消除内外部干扰,以免影响双方沟通、交流;②避免信息输出的矛盾,比如口头亲切,态度却轻视等等;③避免给予过多不切实际的保证或承诺;④避免使用专业性术语,语言应贴近生活、通俗易懂;⑤在询问干预对象的情感及感受时,要避免闪烁其辞,如直接询问干预对象是否有自杀念头;⑥避免不懂装懂,以免造成不可信任的形象,影响彼此的互动、交流;⑦避免对求助者的行为做"是非对错"的评判;⑧在适当时候,传达"我理解"这样的信息,告诉求助者你理解正在发生的状况。

**3. 倾听**

危机干预是咨询、支持的方法,因为干预时间的紧迫,要求工作者主动、积极、自信,并采取切实有效的策略。同时,准确和良好的倾听技术是危机干预必需的,有时仅倾听就能帮助人。在倾听过程中,要做到全神贯注,不仅要领会求助者的语言信息,而且要把握重要的非语言信息,捕捉求助者想与工作者进行情感交流的状态,通过自身的言语或行为,如倾身、点头等,建立信任关系。倾听贯穿干预过程的始终,倾听的成败一定程度上决定着干预的成败。

在倾听过程中,要注意提问的方式。比如,在干预的初级阶段,常常需要一些"是否"、"会不会"等只需要肯定或否定答案的封闭式提问,以尽快确定某些特殊资料,帮助干预者尽快判断事态。

有时,干预者会对求助者的缺乏热情和反应而束手无策。这时,需要以"什么"、"如何"等开始,尝试一些开放式的提问,鼓励求助者尽可能完整阐述,深入表达,以得到求助者感情、思维、行动等方面的详细情况。尽管问"为什么"一类的问题是好奇心使然,也确实有利于求助者多谈论一些情况,但会使得求助者注意防御自己的言行,不利于收集更多资料。

另外,在干预过程中,常用第一人称"我"、"我的"进行表达,适当谈一些自己的感受、想法、行为,不仅有助于取得求助者的信赖感,敞开心扉,而且也有利于求助者的行动决策,因为求助者常将干预者当作自己的榜样。而如果常说"我们认为你应该这样、那样",尽管求助者很难驳回,但会造成求助者依赖性地顺从,或防御性敌对。

初学阶段的干预者在遇到停顿或沉默时,可能会认为是自己未尽职。事实上,求助者和干预者在干预过程中,都需要时间思考。要适时保持沉默,这样有助于双方进行思考以加深理解,达到移情。连珠炮似的提问和夸夸其谈无助于危机的解决,反而会对求助者产生不利影响。

4.支持

主要是给予精神支持,而不是支持当事人错误的观点或行为。该技术旨在尽可能解决目前危机,使当事人情绪稳定,可使用暗示、保证、疏泄、环境改变、镇静药物、放松技术等方法。

干预者要多倾听、多肯定,通过点头、微笑、保持眼神接触、予以适当言语反馈等,向对方传达关心、参与、信任的态度。要明确向求助者表达自己的无条件支持,并让其明白并接受这种说法。如有必要,可考虑短期内住院。

此外,危机干预工作者要避免走入以下两个误区:

(1)劝阻危机个体陈述或痛哭。诉说或痛哭可以起到宣泄作用,在个体诉说过程中,相当于痛苦经历的再次体验,而反复的诉说或痛哭,会使经验的痛苦体验降低。

(2)凭着自己的感觉问过多问题,或评价危机个体的经历或感受。危机干预工作者此时能做的是把自己对个体的感受、理解反馈回去,使当事人感受到别人的感受、理解,认识到痛苦并不像自己想像的那样可怕和危险,以帮助个体维护自我意识。可以回答说"我完全理解你的感受,任何人经历了这种事情都会像你这么愤怒",而非"你这样是不对的,你应该……"。

### (三)干预策略

干预者通过启发、引导、鼓励、提供信息等方式帮助当事人解决问题。基本的干预策略包括:①认真倾听并主动关注,给予心理支持;②提供疏泄机会,鼓励当事人通过诉说甚至哭泣等方式表达感情;③解释一般的危机发展过程,使当事人明白自己目前的境遇,以及应该采取的态度;④给予希望,保持乐观态度;⑤培养兴趣,鼓励当事人参与社交活动;⑥注意社会支持系统的作用,加强与亲人、朋友的联系。通过以上手段,使当事人学会面对困难的方法,帮助其走出逆境。

Goldfried(1995)提出,使当事人按照以下步骤进行思考和行动,将取得较好效果:①明确存在的问题和困难;②提供种种可供选择的解决方案;③罗列种种方案的利弊、可行性;④选择最可取的方案;⑤确定方案的具体步骤;⑥执行方案;⑦检查执行结果。

## 三、对危机干预工作者的素质要求

危机干预工作者要有过硬的专业技巧,如专心致志,准确倾听,做出合适的反应,保持态度和行为的一致,(拥有)支持、分析、综合的基本能力,基本的评估和转诊技巧,探索多种途径解决问题的能力。此外,还需要有良好的专业素养,比如:

(1)在危机干预工作中,面对瞬息万变的局势,危机工作者一定要保持冷静、镇定,创造一个平和、理性的氛围,帮助求助者恢复平静。在极度紧张的情况下,放松技术不失为一个良好的可操作手段。

(2)危机干预工作者要有自信,对战胜危机充满信心。危机工作者自己有信心,并传达这种信心,才能有把握帮助求助者走出困境。

(3)危机干预工作者要精力充沛。危机干预工作者要在不同时期、不同环境下工作,需要有良好的组织和定向能力,对各种变化做出反应。因此,要合理安排值班、注意休息,保持充沛体力和精力,积极的工作热情。

(4)危机干预工作者要有创造性、灵活性。面对复杂的、看似难以解决的危机问题,以及危机个体的特殊性,解决的方法也不能一成不变。如何既有创造性、又有灵活性,是很难学到、且须不断探索的问题。

(5)危机干预工作者要有快速的心理反应能力。在危机干预工作中,时间是关键因素。危机干预工作者需要对危机中不断出现、不断变化的问题做出迅速反应和处理。

(6)危机干预工作者要客观、现实、乐观。要客观地评估自身的作用,危机工作者是"常人",不是"超人",尽管兢兢业业地工作,求助者仍可能以自杀结束自己的生命。遇到这种情况,干预工作者要坚韧、乐观,从正面吸取教训,及时调节自身情绪,不能把负性情绪带到工作中。

(7)危机干预工作者要有丰富的生活经验。一般说来,生活经验是一个人情绪成熟的重要资源。一个危机干预者应具有丰富的生活经验。但工作者本身未解决的危机问题,也可能使之产生情绪上的偏差。比如,本身受过虐待的儿童虐待工作者,面对儿童虐待问题时,可能会受同情、愤怒、失望、愤世嫉俗等多种感情困扰,以致影响实际工作的实施。

(8)危机干预工作者要具有建立良好人际关系的技巧。另外,同行之间要加强经验交流,互相支持、互相帮助,及时消除干预工作中造成的心理创伤,以免造成自身心理枯竭(burn out)。

(9)危机干预工作者要避免只用专业视角看问题,而漏掉抑郁症、精神分裂症等需要药物治疗的疾病。

总之,危机干预工作者作为一个普通人,生活中也会遇到困惑、挫折、愚蠢、空虚、恐惧、无能为力……危机干预工作者要把危机干预当作自己的工作,也要把它当作自身成长的契机。成功完成危机干预,不仅能使个体走出困境,也能使危机干预工作者自己成长得更成熟、更乐观、更坚韧、更顽强。

# 第三节 自 杀

自杀(suicide)是个体在意识清楚的情况下,有意识地自愿结束自己生命的行为。从广义上可以将一切如吸烟、酗酒、暴饮暴食等有害健康的间接自我毁灭行为,理解为慢性自杀。我们在这里提到的是狭义的自杀,即直接的自我毁灭行为。

## 一、有关活着的思考

有人说,"以笑的方式哭,在死亡的伴随下活着"。生与死,是自人类存在伊始就伴随我们每个人的命题。你思考过吗?你又是如何看待"活着"这个问题的?先让我们看看心理学家荣格、马斯洛和罗杰斯是怎么看的。

### (一)荣格的观点

以"集体无意识"闻名的荣格认为,每个人均存在性和生存的本能,也就是暗影(shadow),如动物本能一样,它无所谓好与坏。但从我们"人"的角度,它是自我(ego)的阴暗面,是我们作恶

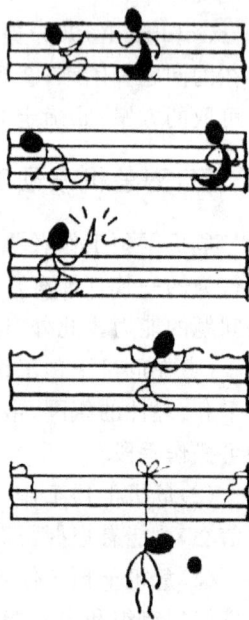

图 15-2

的根源。

人生的目的,在于实现自我(the self)。而自我原型是由人格的各个元素组成的,也就是说,一个人既有女性的特质,又有男性的特质,有公众前的一面(人格面具),还有暗影的一面。如果没有这些对立的存在,就失去了生存的动力和生存的需要。而且随着年龄的增长,个人关注自我(ego)的程度会减弱,关注自身(self)、内心的程度会增加,因而在某种程度上会和人类、人生甚至宇宙更加贴近。事实上,完成自我实现的人们往往比较不"自私"。

**(二)马斯洛的观点**

行为主义认为个体行为受外在因素的控制,精神分析学派认为个体行为受内在潜意识冲突的影响。而被誉为"人本主义心理学之父"的马斯洛则认为人类行为受内、外因素的双重控制,并强调:唯有人类能够作出选择,并实现自由意志(free will)。

通过对杰出人士资料的研究,马斯洛认为,人类有着某些固定的需要,它们共存于不同文化,并影响着不同时代的人。这些需要在性质上是有层次的:首先是生理的需要和安全的需要,前者如空气、饮食、睡眠、休憩、性等,后者如远离危险,公正、有序的环境保障,安全感、稳定感的获得;其次为成长过程中的需要,如爱和归属的需要、尊重的需要(包括自尊和他尊)、求知的需要、审美的需要;最后是自我实现的需要(self-actualization),成长并发挥终极潜能。

**(三)罗杰斯的观点**

和马斯洛一样,罗杰斯也认为,人们之所以需要空气、水、食物,追求安全、爱,寻求新能源,研发新药,构建新工程等等,最终是因为:努力做到最好是我们的本性。推而广之,任何生物(比如海藻、蘑菇),都有其生存动力,即(自我)实现趋势(the actualizing tendency),一种将自身潜在力量发挥到极致的欲望。

## 二、自杀的类型

自杀的类型按各个不同的维度有各种不同的分法。

(1)从自杀预防的角度可分为:①自杀意念(suicide ideas),或称自杀动机,即有寻死的愿望,但没有实际的自杀行动。②自杀未遂(suicidal attempt),或译作自杀企图。③自杀已遂(completed suicide)或自杀死亡。

(2)根据自杀的原因可分为:精神疾病导致自杀、躯体疾病导致自杀、非疾病人群自杀、宗教信徒自杀、集体自杀等。

(3)根据自杀的动机可以分为:心理解脱型、寻求关注型、抗争/惩罚型、要挟型。

(4)根据自杀的发展过程可分为:①冲动型自杀,又称情绪型自杀。个体遭遇突发偶然事件后,在激愤、赌气、恐惧、绝望等情绪下,选择自杀行为。这种类型进展很快,发展期短,突发性强,并难于预测和防范。②理智型自杀,是个体经过较长时间的评价和酝酿,逐渐萌发自杀意念,并有目的、有计划地进行的自杀行为。这种类型进展较慢,发展期长,在发展过程中有复杂的心理表现,便于危机干预。

## 三、自杀的人口学特点

在现代社会中,自杀已经成为十分严重的健康威胁问题。过去四五十年间,全球男女自杀率增高了60%并呈逐年上升趋势。2000年,全世界约877000人死于自杀,全球自杀死亡率为16/10万,也就是说,每40秒钟就有一个人死于自杀。而自杀未遂人数是自杀死亡者的 20 倍。

根据 WHO 统计数据显示,1999 年我国(内地)男性自杀死亡率为 13.0/10 万,女性为 14.8/10万。2000 年,香港男性自杀死亡率为 20.7/10 万,女性为 10.2/10 万。

从 1950 年到 2000 年的 50 年间,自杀人群的年龄分布发生了很大的改变,世界自杀人群呈"年轻化"趋势。在 15~24 岁年龄组中,自杀已位居死亡原因的第三位,年轻人已成为自杀危险性最高的人群组。大学生是自杀预防的高危人群之一。

另外,自杀行为有以下特点:

**1. 高发的时期性**

假期前后是大学生自杀的高发时期。另外,每年的春天也是自杀的高发时期。

**2. 模仿性**

研究发现,自杀的模仿现象及潜意识的引导确实存在。娱乐明星或政坛要员的自杀事件报道产生的模仿效应是普通报道的 15.3 倍。基于现实事件报道的自杀模仿效应是虚构事件的 5.3 倍。学者们认为,详尽报道自杀方法,对自杀导致的身体伤残较少提及,忽略自杀死亡者生前长期的心理问题,将自杀原因简单化,自杀者社会地位高、影响力大等特点最容易引发模仿性自杀。因此,大众传媒在报道自杀事件时应该保持谨慎,尽量指出当事人除自杀外的其他出路,以便造成支持自杀的假象。最近,奥地利和瑞士的报道显示,自杀预防组织能成功说服媒体,使其改变自杀报道的频率和内容,以减少自杀模仿效应(Stack S,2003)。

**3. 人群分布特点**

如前所述,中青年已成为自杀危险性最高的人群。男女自杀原因和自杀方式存在性别差异。

**4. 较高的复发性**

曾经自杀未遂的人,再次自杀的可能性很高。

## 四、自杀的原因

法国社会学家 Durkheim 和奥地利精神分析家弗洛伊德分别从社会学和心理学角度对自杀进行的阐述,构成了自杀原因的两个主流。前者从社会融合、社会规范与个体关系角度,将自杀分为四种类型;而后者认为,自杀是潜意识心理冲突—攻击欲望"内投"的结果。

### (一)Durkheim 的观点

作为 19 世纪最具影响力的社会学家,Emile Durkheim 基于对 18 世纪法国文化的深刻研究,从社会、伦理、哲学等角度阐述了自杀现象的社会原因。他认为,社会具有某种程度的集体自杀驱力。自杀行为表面上是个体气质(temperament)的表现,而事实上更是外在社会支持和延伸的结果。任一社会团体的利己主义、利他主义趋势,及其厌倦、忧郁、舍弃、崩溃情结引起的社会混乱共同构成集体自杀趋势,是个体自杀倾向的根源。

Durkheim 从社会融合、社会规范影响自杀的角度,将自杀分为四类:①自我中心型自杀(egoistic suicide),是因为社会融合(social integration)程度低下,导致个体产生孤独、苦闷、人生无意义感。与家庭、宗教、集体组织联系紧密的人较少有类似问题。但在集体意识相对削弱的现代社会,当个体自身追求无法满足则可能引起这一类自杀。②利他主义型自杀(altruistic suicide),是个体过度融入社会,集体意识过度强烈,甚至把牺牲生命看作自己的责任,比如原始社会的老弱者自杀,妇女殉夫等。③混乱型自杀(颓废型自杀,也有人译作身份丧失型自杀,

anomic suicide），是指社会动荡、社会规范（social regulation）过于松弛，导致外在权威力量解体，个体自知命运如无根浮萍，绝望下屈从于社会混乱而自杀，如经济大萧条、经济膨胀引起社会混乱等情况下的自杀。④宿命论型自杀（fatalistic suicide），是指社会规范过于严厉，无情地抹杀了个体的希望和生活的热情，个体失去自由和尊严，看不到人生的出路，在郁闷、悲悯的情绪下而屈从于自杀。

### （二）弗洛伊德的观点

与 Durkheim 不同，精神分析学派的弗洛伊德认为，推动个体自杀的力量来自个体内部。他认为，人的精神活动的能量来源于本能，一种推动个体行为的内在动力。人类最基本的本能有两种：①生的本能，包括性欲本能与生存本能，其目的是保持种族繁衍与个体生存；②死亡本能（thanatos），是促使人类返回生命前非生命状态的力量，所有生命的最终目标是死亡。死亡本能派生出攻击、破坏、战争等一切毁灭行为。当它转向外部世界时，导致对他人的攻击、仇恨、谋杀等；当它投向个体自身时，则导致个体的自责，甚至自伤、自杀（Freud S，1920）。

### （三）现代研究者的观点

现在研究者们认为，上述两种理论只能提供一个粗糙的模型，而直接或间接导致自杀的原因很多。如在美国青少年儿童中自杀率最高的为印第安纳—阿拉斯加土著人。其自杀危险因素包括：人际关系不良、家庭不稳定、抑郁、低自尊、酒精或物质滥用。相关的保护因素包括：家庭关系和睦、部落领导的支持、积极的学校经历。要改变主要由社会因素引起的自杀问题，需要一套立足于其特异文化的详尽计划，对处于贫穷、家庭矛盾、学校问题、健康防护手段有限等情况下的孩子们提供帮助。而且，该计划成功实施的关键在于对这种文化的深刻了解（Gary，*et al*，2005）。

目前众多研究者认为应该从社会、心理、生物等多角度理解自杀发生、发展的原因。

1. 社会原因

众多研究表明，政治、经济、文化、种族、宗教等社会因素对自杀行为有重要的影响。而对于大学生群体而言，这些因素主要表现为家庭环境、负性生活事件、社会对自杀的态度等方面。

（1）不良的家庭环境：家庭作为社会最小的功能单位，对各年龄组人群的自杀都有影响。青少年自杀意念的发生、自杀行为的发展与家庭功能紊乱有关，如家庭成员之间缺乏帮助、缺乏感情交流、家庭成员关系紧张、家庭矛盾、家庭冲突、家庭暴力、家庭破裂等。

（2）负性生活事件：主要包括学习压力、就业压力、恋爱问题、人际冲突、师长责罚、经济困难等。低年级学生自杀多是学校生活适应问题，而高年级学生自杀则多与社会适应有关。在自杀未遂者中，负性生活事件是引起严重心理问题的重要指标，与抑郁、绝望、低自尊等负性情绪明显相关。

人际关系失败会导致绝望、抑郁感的产生，会独立地诱发自杀行为。学校调查资料显示，欺凌弱小者和被欺凌者的抑郁和自杀意念危险性增高，且就自杀意念而言，前者甚至比后者更为常见（Kaltiala-Heino，*et al*，1999）。

（3）社会对自杀的态度：在人类社会的早期，自杀被看成一种犯罪行为。后来该禁令被取消，但自杀行为仍受公众谴责，被认为是不负责任、不道德的表现；不仅给亲人留下刻骨铭心的伤痛，还给社会造成无法挽回的损失。

在现代，更多的人对自杀持中性态度，认为自杀是个人的选择。中国没有强大的反对自杀的宗教或法令，加上舆论对自杀的态度日趋自由。对生存的意义缺乏深刻认识的人们，一旦受到不良生活刺激,容易把自杀视为解脱痛苦的"实用"方法。但随着人类的进步和社会的发展,对自杀的否定态度将会越来越彻底。自杀将受到谴责,因为它违背了人类全部道德所寄托的人生崇拜。

2.心理原因

自杀者的共同心理特征是孤独,认为谁也不了解自己,谁也无法帮助自己,自己是这个世上最可怜、最不幸的人,因此想以死解脱。与此同时,他们又强烈地渴望获得帮助。具体说来,自杀者有以下特点:

(1)认知方面

①喜欢从阴暗面看待问题,殊不知"每一朵乌云都镶有金边"。总是消极地看待问题,困难就会放大,压力就会加倍。

②喜欢"绝对化"、"以偏概全"。绝对化是对任何事物怀有其必定如此的信念。概括化是以偏概全,过度注重事物的某一方面而忽视其他方面。比如,一次考试砸了,就认为以后一定也注定考试失败,把父母的寄托辜负了,整个人生都没有指望了。

③缺乏决断,思维刻板,缺乏变通,遇事犹豫不决。遭遇挫折时不能对自己和周围环境进行客观评价。

④归因偏向于外控,总把自己的失败都看成是其他人的过错。

⑤对他人常怀有敌意,报复思想重。外向性攻击行为实施的失败,可能会导致攻击性行为的"内投"。比如,动物实验发现,挑逗处于隔离状态的猕猴,并限制其对外界的攻击反应,猕猴会采取很严重的自伤方式来发泄自身愤怒。而在住院精神病患者和监狱的罪犯中,也有类似行为的发现。这可能是因为他们必须面对攻击,却又无法对周围实施还击造成的。

⑥矛盾心态。对于自杀者来说,死亡是件神秘又可怕的事。一方面,自杀者把自杀看作解决问题的方式,在对死亡的幻想中,生活中遭遇的种种困境得以暂时的缓解;另一方面,死亡本身及死后世界的不可知性又是极其可怕的。

⑦缺乏正确的人生观、价值观、死亡观及人生目标的导向:要么没有目标,自我感觉庸庸碌碌,要么目标不切实际、过于远大,一旦经历失败,就产生挫败感。

(2)情绪、人格方面

①情绪不稳定,神经质,容易冲动。

②有明显的悲观、抑郁情绪,容易遭受挫折、感到绝望,对周围的人、事、物缺乏兴趣。

③自卑、自罪、自责,常为良心的折磨而烦恼,但不去考虑其行为是否真正应该受道德的谴责。

④人格内向、孤僻、自我中心,缺乏正常、融洽的人际关系,缺乏与周围人的情感交流。当面临困难时,无法找同辈朋友倾诉、释放,也无法向长辈亲人寻求支援,只能彷徨无助,自我封闭,最后越来越孤独,以致以死为解脱。

⑤非常孤独,喜欢独居,喜欢把自己与社会隔离开来,以致情感上缺乏归属感。从某种程度上说,人是社会的产物,是合群的"动物",个人的正常成长,总离不开社会文化的熏陶,社会价值观的内化。尽管适当的孤独会使思想更加深刻,但若走进"孤独"的怪圈,则无异于深陷泥沼,终将无法自拔。

(3)行为方面

①适应能力差,应付困难和解决问题的能力较弱,处事不知变通,缺乏弹性。

②行为有冲动性,自控能力低。青少年对自己面临的危机缺乏冷静的分析和思考,也无从寻求解决问题的出路,再加上他们对死亡的不可逆性、永恒性缺乏正确的认识,对死亡的后果缺乏客观的评估,容易把自杀看作应对问题的方式。殊不知求死只是一时意气,但一旦采取行动,后果就很难挽回了。

3. 生物医学因素

(1)神经生物学因素

①5-羟色胺(5-HT):众多自杀神经生理学研究把5-HT能系统作为重要研究对象。因为5-HT不仅和外向性攻击、冲动行为有一定联系,还与动物的多种生理、行为功能紊乱相关。动物模型的外向攻击行为与人类自杀者的"内投性"攻击行为,均与5-HT系统功能异常有关。

早期报道显示,抑郁症自杀未遂者脑脊液5-HT的主要代谢产物5-羟吲哚乙酸(5-hydroxyindoleacetic acid,5-HIAA)浓度存在双峰现象。研究者还注意到,有严重自杀未遂史的患者脑脊液5-HIAA浓度低于正常。对自杀者大脑5-HT能系统的研究发现,5-HT活性下降越明显,则自杀意念越强烈(David M, Stoff J, John Mann, 1997),且解剖发现有$5-HT_2$受体数量的增高。而Pandey(1995)发现,外周血血小板$5-HT_{2A}$受体数量增高也与自杀有关,且和大脑$5-HT_2$受体相关联。该结果提示,可以把外周血血小板$5-HT_{2A}$受体作为患者自杀倾向的生物学指标(Pandey GN,*et al*, 1995)。

②胆固醇:血清胆固醇与5-HT之间存在明显的相关性。血清胆固醇水平的下降会导致脑内5-HT活性下降,这是因为低胆固醇血症使细胞膜上胆固醇含量降低,受体明显减少,从而使中枢5-HT功能减退。

③下丘脑—垂体—肾上腺轴(HPA轴)及儿茶酚胺系统:最早的自杀者生化及代谢异常的报道来自对库欣氏综合征(Cushing's syndrome)患者的临床观察,他们的肾上腺皮质功能水平异常增高,也常有情绪、心理障碍。随后的研究证实,肾上腺功能确实与自杀相关,如对患者垂体进行X线照射治疗后(功能抑制),可有自杀意念和自杀行为的减少。种种迹象表明,至少在某些高皮质醇水平患者亚组,自杀行为与HPA轴功能失调有关。

④神经内分泌因素:女性神经内分泌激素水平的变化会对自杀行为产生影响。国内外研究显示,女性月经期自杀倾向明显增高,约2/3女性自杀发生在月经前期和月经期。此时,体内雌激素水平低下,自主神经功能紊乱,容易出现焦虑、抑郁,且有易激惹、冲动控制能力下降,从而容易发生自杀。

(2)遗传因素

自杀行为在家庭内部几代人之间有高发系谱。有些学者推测可能与家族成员中枢血清素系统代谢障碍有关,因而引起冲动控制障碍和自杀行为。有些学者指出家族自杀率增高可能是家庭成员共同的心理社会因素造成的。但对寄养子的研究提示遗传因素可能是个体自杀的素质基础。Roy(1991)对自杀先兆者的双生子研究发现,单卵双生子比双卵双生子的自杀同病率高,提示了遗传因素与自杀相关。

分子遗传学主要针对5-HT系统,如色胺酸羟化酶(TPP)基因、5-HT转运体基因(5-HTT基因)、$5-HT_{1B}$受体基因、$5-HT_{1A}$受体基因、$5-HT_{2A}$受体基因等可能与自杀相关的基因,进行基因多态性研究。

(3)精神疾病因素

对经典自杀案例的研究发现,90%以上的自杀案例与精神疾病有关(主要是抑郁症和物质滥用）。所有的精神疾病都会增加自杀的危险性，自杀危险性从高到低的顺序是抑郁症（各种亚型）、精神分裂症、酒精及药物滥用、人格障碍（如边缘型人格障碍、反社会型人格障碍）、神经症等。

①抑郁症：抑郁症不予治疗，会增加自杀的危险性。临床上，15%以上的抑郁症患者死于自杀。而70%的自杀者在自杀前1个月内曾求助于其内科医生。不管抑郁症患者是否准备实施自杀，他们的自杀意念并不少见。严重抑郁的患者可能没有精力采取行动，但一旦症状稍有改善，反而可能增加其自杀危险性，因此需警惕处于抑郁恢复期的患者。

因此，针对抑郁症的及时诊断和有效治疗对自杀预防尤为重要。另外，处于抑郁中的个体可能不会领会到自己需要帮助。因此，有必要提醒他们进行治疗，以改善病情。

②精神分裂症：精神分裂症使自杀危险大大增高。研究发现，导致精神分裂症患者自杀危险性增高的因素有：抑郁症病史、阳性自杀意念史、药物滥用史、易怒或运动不安、对精神分裂（mental disintegration）的恐惧、治疗依从性差、新近丧失（recent loss）等。自杀危险降低则与幻想有关。因此，针对患者情感症状进行治疗，提高患者依从性，警惕高危患者等，将有助于精神分裂症患者的自杀预防（Hawton, et al, 2005）。

③人格障碍：10%的边缘型人格障碍患者死于自杀。该结果难以预防，且不一定发生在治疗过程中。根据对非住院患者心理治疗的观察，可以把边缘型人格障碍的慢性自杀理解为长期累积的精神痛苦（distress）的爆发。对于这种患者，住院对自杀预防未必有效，且可能带来负面影响。因此，治疗人员不能单凭患者潜在的自杀可能而将其收住入院（Paris J, 2002）。

（4）躯体疾病因素

各种躯体疾病，特别是不治之症、慢性疼痛性疾病、癫痫、严重头部外伤及其他神经系统疾病、突发的严重损伤等均可能导致自杀。

以上社会、心理、生理等各个因素共同作用，可能导致自杀的发生。需注意的是，不能以一般的心态看待自杀者的应激事件。自杀者的素质、心理特点等决定着其应激强度的高低。即便在旁人看来微不足道的困难，对于长期处于精神压力下的个体也是难以克服的。对自杀者多一分关爱，才能对其自杀原因多一份了解。

# 第四节　自杀预防

## 一、自杀预防的重要性

人们在生活中遭遇意想不到的负性事件，且感到难以应付时引起的危机，需要得到外界的帮助才能顺利解决。当危机严重到极致时，个体会产生自杀意念，甚至采取自杀行为。因此，自杀预防是危机干预的重要内容之一，自杀预防是危机干预的延伸。

大学生承受着来自家庭、学校等各种压力，困惑、抑郁等情绪的困扰，自杀意念阳性率很高。自杀行为已经成为大学生重要的非正常死因之一。大学生自杀预防是一项刻不容缓的工作。

## 二、自杀行为实施前的征兆

许多人自杀前都有预兆,可以理解为一种求救信号,是我们进行危机干预的重要线索。它可分为言语预兆、情绪预兆、行为预兆和身体预兆。

1. 言语预兆

当事人常和周围人透露想死的念头,而这种表达可以是语言的,如"不想活了"、"这世上没我,对大家都好"、"不久我就不在了"等,也可以是书信、日记、绘画等。

2. 情绪预兆

如抑郁、无助感、情绪不安、无故哭泣或过分平静。

3. 行为预兆

明显的行为改变,如对自杀、死亡等相关书籍、音乐忽然产生兴趣;收拾东西,把最珍爱的物品送人;似乎准备远行,和亲密的人道别;不愿和人接触,不愿说话;整天躺床上,不吃不喝;和很久没见的朋友打电话、写信;出现自伤行为;买大量安眠药或其他致死物质等。

4. 身体预兆

有自杀意念的人常表现出食欲差、失眠、脸色差、疲乏、头晕、体重下降等。这往往是情绪抑郁的结果,也应该引起重视。

## 三、自杀认识的谬误

人们对自杀的认识存在许多误区,常见的谬误有:

(1)自杀无规律可循。人们常对突然发生的自杀事件感到诧异,但大部分自杀者都有过明显的直接或间接求助信息。

(2)事实上,大多数成人有过一次或多次自杀念头,对人格健康、人际关系良好的人,自杀的念头往往只是一闪而过。他们能从短暂的威胁中恢复过来,学会控制与适应,并重新燃起生活的希望。但对人格有缺陷、人际关系差、缺乏社会支持的人来说,这种念头一旦产生,可能会挥之不去,最终发展为行动。

(3)和人谈论自杀会使其产生自杀意念。事实上,自杀意念者内心矛盾重重,他们往往愿意和别人谈论自杀,诉说对自杀的感受,从而得到帮助。假如故意避而不谈,反而可能加重其困扰。

(4)说想自杀的人不是真想自杀,而是想要引起别人注意。任何时间,任何人威胁要自杀,或宣称要自杀,都是真的。大多数人在自杀前都向他人谈过自杀,威胁过要自杀,或公开过自己的自杀想法。

(5)自杀是个体冲动行为的结果。大多数自杀是长期的慢性过程:在开始阶段,个体对自杀的防范意识减弱(比如原本认为自杀是不道德的,到认为自杀是值得考虑的可行选择),渐渐地个体从开始考虑如何自杀,到选定方式,到详细计划过程,到准备实施……值得注意的是,当个体存在药物摄入、酒精滥用、人格障碍等情况,则可能增加其冲动自杀的可能性。

(6)人们有意识地、理性地结束自己的生命。90%以上的自杀与精神疾病有关(主要是抑郁症、精神分裂症、物质滥用、人格障碍等),而非"理性"选择。这些精神障碍在一定程度上是可治的,意味着自杀是可预防的。

(7)危机改善后就不会有自杀问题。个体危机改善后,至少3个月内还有再度自杀的可能。尤其严重抑郁症患者情绪开始活跃的时候，往往有精力计划并实施自杀，所以恢复期也相当危险。

(8)学业问题是青少年学生自杀的主要原因。青少年自杀的首要原因是与父母的关系，其次是男女问题，再次才是学业问题。

### 四、大学生自杀预防与干预的理论模式

#### (一)一个基本理念：自杀预防是每一个人的事

有效的自杀预防要使每一个体都能接触到教育、受到影响，对自杀很敏感，并进行广泛交流。在预防大学生自杀工作中，首先要树立"自杀预防是每一个人的事，需要全社会共同参与"的理念。其次，要确立"自杀，一个都太多"的意识。

具体来说，要从以下几方面着手：

(1)完善学校心理咨询机构，设置危机干预机构。加强学校自杀预防工作人员的专业培训，呼吁更多的专业工作者参与、研究大学生自杀防治。另外，需杜绝不谨慎的误导，以免引起自杀率的上升。

(2)对学生辅导员、班主任等直接参与学生工作的人员进行自杀预防、危机干预的专业培训。

(3)开设自杀预防的相关课程，加强心理健康教育，强化生命教育。采用心理教育，调整认知，培养正确的生命意识。

(4)加强学校与学生家长的联系，帮助学生加强与家长及其他家庭成员的沟通。利用一切可以利用的资源，调动一切可以调动的力量，帮助学生脱离自杀困扰。

#### (二)两个工作重心：自杀预防和危机干预

自杀预防和危机干预是两项既相互区别又相互联系的工作。

它们的相互区别表现在：①自杀预防的对象是全体大学生，而危机干预的对象是有严重自杀危险的大学生。②自杀预防的任务是防止大学生自杀意念的形成，而危机干预的任务是阻止处于危机状态的大学生自杀，并帮助解除危机状态。③自杀预防是一项"防患于未然"的工作，目的在于降低整体的自杀率；而危机干预是一项紧急应对工作。④自杀预防不仅是专业人员和专家的事，也是全体社会公民的事；危机干预则主要依靠专业人员实施，并需要其他社会团体的支持、配合。⑤自杀预防教育主要采用社会学、教育学的方法；危机干预则更多运用心理学和医学的方法。

但是，两者又相互联系：它们都是降低大学生自杀率的不可或缺的手段。如果把降低自杀率的工作看成补一张大网，那么，自杀预防是关注整张网的网孔，而危机干预则要求把最大的网孔补牢。

#### (三)三级预防模式：预防—干预—后干预

自杀的三级预防模式：一级预防主要是预防个体自杀意念的发生及发展；二级预防主要是针对处于自杀边缘的人进行早期预防，三级预防则是防止自杀未遂者再度轻生(翟书涛，1997)。大多数自杀行为的发生都会经历从自杀动机形成到心理矛盾冲突再到相对平静的过程。因此，针对自杀发生的心理发展阶段，自杀的防治工作应从以下三方面着手：

1. 主动预防

主动预防的主要目的是防止大学生产生自杀意念，对象为全体大学生，重点是自杀高危学

生。它旨在通过教育帮助树立正确的人生观、生命观、价值观,通过心理辅导提高大学生心理素质,以达到预防自杀之举。该环节又称"教育性防治"。

2. 积极干预

主要目的是帮助已经处于"自杀边缘"的学生消除自杀意念,重新振作,直面痛苦,解决问题,真正把危机作为一次成长的机会,提高其应付技巧和解决问题的能力。该环节的对象是已经形成自杀意念,处于自杀危机中的个体,主要通过危机干预的方法和心理治疗技术,又称"干预性防治"。在此环节中,心理工作人员须帮助当事人分析活着的理由,并取得其"不自杀承诺"。

3. 及时后干预

该环节的主要对象是自杀未遂者和自杀者(尤其是自杀身亡者)的亲友、同学等相关高危群体。对于前者,主要是防止其再度自杀,对于后者,主要目的是防止出现模仿性自杀行为或产生严重的心理创伤。这一环节的主要途径是及时关注、积极矫正、长期巩固,又称为"巩固性防治"。在此环节中,对待自杀未遂者,关键要平和、镇静、真诚地关爱,并依赖专业工作人员及其师长、朋友、同学加强监护和关注,了解其危机原因,帮助其走出困境;要充分发挥社会资源,依靠自杀者的亲友及周围人群,引导他们接受心理咨询与指导,走出心理阴影。

"预防—干预—后干预"的三级预防模式将预防与治疗相结合,教育手段与医学手段相结合,关注自杀对象及其周围人群的生命安全及心理健康,是教育、心理、医学、社会相结合的模式。

## 五、自杀干预的策略

Frederick(1973)提出了自杀的干预程序,包括十条具体的建议。

(1)要倾听。处于心理危机的人迫切需要他人的倾听,专业人员应该通过倾听努力了解当事人的心理及情感危机。

(2)评估其思想及感情。处于危机中的人情绪差别较大,有的人可能非常平静,有的人可能非常激动。如果当事人明显抑郁且伴有焦躁不安,那么自杀的危险性很大。

(3)接受所有的抱怨和情感。不能忽视当事人的任何抱怨,因为那可能是对他们来说非常重要的问题。

(4)直面危机。因为处于危机中的人一般也比较喜欢公开讨论自杀问题。和当事人建立良好的关系后,可以直接就自杀进行询问和探讨。

(5)要特别关注那些很快"反悔"的人。处于危机中的人常常因为说出了自杀意念而感到轻松。但不能就此以为危机已过。

(6)做他们的辩护者。处于危机中的人,往往需要一个坚定的指导者,他们希望自己的问题能够解决。

(7)充分利用各种资源,既包括个人、心理等内部资源,又包括环境、家庭、朋友等外部资源。研究发现,宗教参与程度和心理幸福成正相关(主要指生活满意度、幸福感、正性情感、道德感),与抑郁、自杀意念、自杀行为、物质滥用及酒精滥用成负相关。而且,通常来说,宗教参与对心理健康的正性影响在一些处于应激状态的人身上更为明显(如病人、老年人、残疾人士等)。但这些发现对于实践的指导意义尚待商榷(Moreira-Almeida,*et al*,2006)。

(8)采取具体行动。如果当事人感觉在晤谈中一无所获,会产生挫败感。要让当事人了解你已经做好了必要的安排。

(9)及时与专家商讨、咨询。根据问题严重程度,要及时与相关专家联系。不能处理的问题要及时转移。

(10)决不排斥或试图否认任何自杀念头的"真实性"。当有人谈及自杀时,决不能轻易下"自杀姿态"的结论(suicide gesture,指有意采取非致死行为,作出自杀的样子,想以此达到自我意愿满足的目的,具有警告、威胁、求助等含义)。对每一个案例,都要严肃地加以防范和干预。

Hipple 提出自杀管理中心在自杀干预中必须注意的行为举止(表15-2),也可以借鉴。

**表15-2　自杀管理中心必须注意的十四个"不要"**

不要对求助者责备和说教;

不要对求助者的选择和行为提出批评;

不要与其讨论自杀的是非对错;

不要被求助者告诉你的危机已过去的话所误导;

不要否定自杀者的求助意念;

不要试图向令人震惊的结果挑战;

不要留下求助者一个人,不予观察、联系;

不要在紧急危机阶段诊断、分析或解释求助者的行为;

不要陷入被动;

不要过急,要保持镇静;

不要让求助者保留自杀秘密;

不要因周围的人、事而转移目标;

不要把任何过去或现在的自杀行为说成是光荣的、徇情的;

不要忘记追踪观察。

## 六、大学生自杀预防

预防大学生自杀的要点如下:

(1)及时诊断、治疗心理疾病和物质滥用。

(2)提高大学生综合素质:

①提高大学生压力应对能力;

②针对攻击行为对其进行教育、训练;

③改善情绪不稳定、冲动等不良特质;

④学会客观地评价自我、社会;

⑤树立自信,形成良好的人际关系;

⑥增加自我表达,尤其要注意负性情绪的表达方式。

(3)尽量避免致死物质的接触。

(4)消除对自杀的误解,加强对自杀未遂者的干预,及时发现有自杀意念者。

(刘榆红、陈炜、王伟)

# 16　常见心理障碍

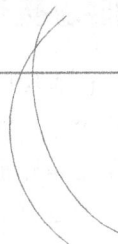

　　心理的正常与异常是一个连续体的两端,我们要维护和增进心理健康,就需要了解什么是心理异常,这样才能及时发现和解决问题。本章将介绍心理障碍的概念、判断标准、发病原因、分类、常用的心理治疗方法及三级预防措施等。

## 第一节　心理障碍概述

### 一、心理障碍的概念

　　心理障碍的概念较混乱。在精神病学的临床实践中,通常采用"心理障碍学"的概念,将范围广泛的心理异常或行为异常统称为"心理障碍",包括所有的精神疾病。在心理咨询和心理治疗中,心理障碍是指不良刺激引起的心理异常现象,是心理活动中的轻度创伤,例如,遇到挫折后出现愤怒、攻击,或消沉悲哀;遇到两难其全、难以抉择时的心理冲突;考试前的过分紧张焦虑等等。因此,心理障碍是介于正常心理和精神疾病之间的异常心理,多伴有情绪的焦虑或抑郁、紧张或恐惧以及行为和生理功能的改变。

### 二、心理障碍的判断标准

　　正常心理和异常心理在许多情况下有着实质性的差异。如坚信自己的行为、情感受到"最先进电子仪器控制",断言"思想被窃听"的人不能被认为心理仍然正常。因此,在心理正常和异常之间必然存在一种界限。但是,正常心理却没有一个固定不变的、到处适用的绝对标准,心理正常和异常的界限随时代的变迁与社会文化的差异而变动。例如,一个男人吻另一个男人,这在美国可能是同性恋关系的一种信号,但在法国则是一种礼节性的问候,而在西西里岛则表示黑手党的"死亡之吻"。要判断一个人的心理是否异常,只有把他的心理状态和行为表现放到当时的客观环境、社会文化背景中加以考虑,通过与社会认可的行为模式比较,并与其本人一贯的心理状态和人格特征加以比较,才能判断他有无心理异常以及心理异常的程度如何。如果一个人能够按社会认为适宜的方式行动,其心理状态和行为方式能为常人所理解,即使他有时出现轻度情绪焦虑或抑郁现象,也不能认为他的心理已超出正常范围。换言之,正常心理是一个常态范围,在这个范围内还允许不同程度的差异存在。

　　判断心理障碍往往按以下四种标准:①个人经验标准。以个人经验作为标准是判别者根据自己掌握的理论知识和实践经验,在充分收集第一手资料的基础上,凭借个人的认识和经验去评价他人的心理活动,或以一般人对常态的经验作为出发点或参照系,来判别他人的心理是正常还是异常。②社会适应标准。在一般情况下,人的行为与环境是相互协调、相互一致的。如不能适应社会环境,则被认为是病态。③统计学标准。统计学标准认为,人们的心理测量结果通常呈正态分布,居中的大多数人属于心理正常范围,两端者被视为"异常"。也就是说,一种心理活动在同等条件下若为大多数人所具有,则属于正常;若背离了大多数人的一般水平就是异常。④症状与病因学标准。症状与病因学标准是将心理障碍当作躯体疾病来看待。如果一个人身上表现的某种心理现象或行为,可以找到病理解剖或病理生理变化的依据,便认为此人有心理障碍或精神疾病。

轻微的心理障碍往往是暂时的,在一定情景下偶然发生,是正常心理活动中的局部异常状态。每一个正常人在特定情景下都可能产生不同程度的心理障碍,但其社会功能完好无损,往往不需治疗,只要不良生活事件消除,适当应用心理防御措施就会自然消失。但是严重而持久的心理障碍不仅会对人格发展产生影响,也会诱发一些非重性精神疾病,如神经症、人格障碍。

在心理咨询和心理治疗过程中,往往把心理障碍与精神障碍相混淆,必须加以区别。精神障碍是由生物、遗传、心理、社会、文化、环境因素引起的心理或行为障碍,它包括了一组严重的精神疾病(主要指精神分裂症和心境障碍)和神经症、人格障碍、精神发育障碍等。神经症包括强迫症、恐怖症、焦虑症、神经衰弱、癔症、疑病症以及心理生理障碍(即心身疾病)等,由长期的心理冲突、过度的心理防御转化而来,也多伴有焦虑、抑郁等不愉快体验和身体不适,但与现实仍有较好接触。神经症只是一组较轻的精神疾病,但患者自己感到很严重,过分担心,十分痛苦,故迫切要求治疗;其治疗应以药物治疗和心理治疗相结合,预后良好。精神分裂症和躁狂抑郁症(双相情感障碍)的病因不明,表现为认知、情感、思维、行为的紊乱,不能适应社会环境,脱离现实,否认有病,多拒绝治疗;其治疗则以药物治疗为主,在其恢复期也可采用一些心理治疗和康复措施。

严重精神疾病对症状缺乏自我分析能力(自知力),对客观现实歪曲程度重,社会功能受损害重,有其自身的发生、发展规律,决不会由心理障碍或神经症发展而来;在早期,往往以人格改变或神经症的形式为表现,容易被误认为是神经症,但两者是有本质区别的。

## 第二节　发病原因与分类

### 一、发病原因

心理障碍的发病因素主要有生物学因素、心理因素和社会因素。

1. 生物学因素

(1)遗传因素

采用家系调查、双生子研究、寄养子研究和染色体研究等方法,揭示了遗传因素在不同心理障碍中的作用。例如很多研究指出,抑郁症有部分是由遗传因素所决定的;若父母患上抑郁症,子女患抑郁症的机会相对提高。在焦虑症的发生中,血缘亲属中同病率为15%,远高于正常居民;双卵双生子的同病率为25%,而单卵双生子为50%。交感和副交感神经系统平衡功能的好坏;病前人格特征,如自卑,自信心不足,悲观,对自己/别人要求过高,冲动,敏感多疑,偏执,胆小怕事,谨小慎微,对轻微挫折或身体不适容易紧张、焦虑或情绪波动,均容易发生心理障碍。

（2）生化改变

目前的研究证实,体内生化改变可以伴发心理和行为变化。神经递质如 5-羟色胺的改变,是造成情绪低落的重要因素,而去甲肾上腺素的改变是引起情绪焦虑的主要因素,其他如多巴胺、乙酰胆碱、甲状腺素等的改变,均可引起心理障碍。

（3）脑结构

影像学的发展,使我们更清楚地认识到,心理障碍患者存在脑结构的改变。如杏仁核和下丘脑等情绪中枢的改变和焦虑、抑郁情绪有关,边缘系统和新皮质中苯二氮䓬受体与睡眠、情绪的变化密切相关。

2. 心理因素,包括个体本身的心理素质、心理发育和心理反应。

心理因素,包括个体本身的心理素质、心理发育和心理反应。

精神动力学学说认为,人们的行为方式,并不仅仅是人们思维和意志的结果,而是人们心底深处情感与愿望的结果。人们在幼年生活体验的情感和愿望,在文明社会中却遭到厌弃和禁止,从而受到压抑。但是,这些情感与愿望继续活跃在潜意识中,而且常常以象征的方式出现在睡梦、自由联想和那些似乎是非理智的举动中。因此,人的行为问题与心理障碍乃是遭到压抑的心理导致矛盾冲突的症结。只有当患者能发现、分析、理解和对付自己的心理障碍时,问题才能得到有效的解决。

认知理论探讨人认识事物的过程,包括注意、思考、期望、记忆与意识等等,主张认知可能是刺激与反应间的一个变项,也可能是引起行为发生的主要原因。该理论认为,心理有困扰的人被认为是因其不合理性的想法、或错误的举证、或选择性的萃取讯息来思考问题所致。

3. 社会因素

形成心理障碍的社会因素包括政治、经济、宗教、文化教育、伦理道德、风俗习惯、生态环境和家庭、人际关系等诸多方面。

科学发达、工业发展、人口密集的都市,各种噪声、空气和水源污染,生活节奏加快,交通拥塞,竞争激烈,住房困难,人际关系矛盾增多,所有这一切均易令人焦虑、紧张,成为心理障碍的重要根源。

孤独,可导致人的抑郁不安,这在老年、社会支持缺乏者中尤为显著。某些出国人员因为语言关未通过也会感到孤独。老年人由于子女离家或出国探访、子女上班、外出无人照顾,整日独居,深感寂寞,心理问题接踵而来。

心理障碍的内容与表现,也与社会文化有关。例如现代女性追求身材苗条,有些因为节食而发生神经性厌食。

性别也是心理障碍的因素之一。过去女性经济、社会地位与男性不同,因此男女之间心态有异。现在妇女参加工作,有独立自主的经济权,其间差异不如过去显著。但还有不同之处,如女性的更年期心理障碍较男性为多,这既有生理改变又有社会因素影响之故。

## 二、心理障碍的分类

心理障碍的分类,没有可参考的标准。目前使用的诊断标准,如国际 ICD-10、美国 DSM-

Ⅳ、中国 CCMD-3,均是针对精神疾病,与本章的心理障碍存在较大的差别。根据不良刺激引起的心理异常现象,是心理活动中的轻度创伤这个定义,大致有以下几类。

1. 应激反应

如遇到亲人死亡、考试失败、恋爱失败等,可能出现心理和行为异常。轻者表现为情绪紧张、感觉过敏、惊慌失措、疲劳无力等;重者为抑郁、恐惧、焦虑、木僵、遗忘,以及植物性神经功能紊乱(如心悸、多汗、厌食、恶心、尿急、颤抖等)。

2. 适应不良

因生活环境或社会地位的改变(如移民、出国、入伍、退休等),加上病人有一定的人格缺陷,产生以烦恼、抑郁等情感障碍为主,同时有适应不良的行为障碍,如退缩、不注意卫生、生活无规律等,或生理功能障碍如睡眠不好、食欲不振等,并使社会功能受损。病程往往较长,但一般不超过 6 个月。通常在心理社会刺激或生活改变发生后 1 个月内发生,随着事过境迁,刺激的消除或者经过调整形成了新的适应,心理障碍随之缓解。

3. 神经症

神经症旧称神经官能症,是由大脑机能活动暂时性失调而引起的心理障碍或异常。其特征为持久的心理冲突,主要表现为心理活动能力减弱,如注意力不集中,记忆力减退,学习和工作效率降低等;情绪失调,表现为情绪波动、烦躁、焦急、抑郁等,如睡眠障碍、失眠、恶梦、早醒等;有疑病性强迫观念,有各种明显的躯体不适感,有慢性疼痛、急性头痛、腰痛,但检查不出器质性病变。神经症包括神经衰弱、焦虑症、癔症、强迫症、恐怖症。

4. 进食障碍

进食障碍主要有神经性厌食、神经性贪食等。如神经性厌食是一种多见于青少年女性的进食行为异常,特征为故意限制饮食,使体重降至明显低于正常的标准,为此采取过度运动、引吐、导泻等方法以减轻体重。常有过分担心发胖,甚至已经明显消瘦但仍自认为太胖,即使医生进行解释也无效。部分病人可以用胃涨不适、食欲下降等理由来解释其限制饮食。常有营养不良、代谢和内分泌紊乱,女性可出现闭经,男性可有性功能减退,青春期前的病人性器官呈幼稚型。有的病人可有间歇发作的暴饮暴食。

5. 心身疾病

心身疾病是指由心理社会因素诱发的躯体功能紊乱或器质性损害。发病时既有躯体的异常,也有心理和行为的异常。如原发性高血压、冠心病、心律不齐、哮喘、甲亢、月经不调、阳痿、神经性皮炎、类风湿关节炎等。

6. 人格障碍

人格障碍指人格特征明显偏离正常,使病人形成了一贯的反映个人生活风格和人际关系的异常行为模式。这种模式显著偏离特定的文化背景和一般认知方式(尤其在待人接物方面),明显影响其社会功能与职业功能,造成对社会环境的适应不良,病人为此感到痛苦,并已具有临床意义。病人虽然无智能障碍,但适应不良的行为模式难以矫正,仅少数病人在成年后程度上可有改善。通常开始于童年期或青少年期,并长期持续发展至成年或终生。

7. 性行为问题

这些行为问题,主要指非婚性行为、婚前性行为、未成年人性行为以及性乱。这些行为,已造成许多严重的后果,导致人们性观念的紊乱。

8. 酒精和烟草滥用

我国目前是世界上酒精和烟草消费大国,"无酒不宴","饭后一支烟,赛过活神仙",这些习俗,深深地影响着人们的行为,酒精和烟草被广泛滥用,甚至形成依赖。人们越来越深刻地认识到烟草对身体的危害。

# 第三节　心理治疗

对心理障碍患者来说,主要的治疗方法是心理治疗,即使如神经症、饮食障碍的治疗,也离不开心理治疗。

## 一、心理治疗概述

### (一)心理治疗的概念和特征

所谓心理治疗,是指运用心理学的原则和技术,对当事人进行帮助,达到认识的提高,情绪的改善,从而改善其心理状态、行为方式以及由此而产生的躯体症状,促进其人格向健康协调发展。

英国心理学家艾森克(H. J. Eysenck)归纳了心理治疗的几个主要特征,这就是:①心理治疗是一种两人或多人之间的持续的人际关系;②参与心理治疗的其中一方是有特殊经验或接受过特殊专业训练的;③心理治疗的其中一个或多个参与者是因为对他们的情绪或人际适应感觉不满意而加入这种关系的;④在心理治疗过程中应用的主要方法实际上是心理学的原理,即包括沟通、暗示,以及说明等机制;⑤心理治疗的程序是根据某些正式的关于一般心理障碍的理论和求治者特殊的心理障碍而建立起来的;⑥心理治疗过程的目标就是改善求治者的心理困难,而后者是因为自己存在心理困难才来寻求施治者予以帮助的。

### (二)心理治疗的目标

一般而言,有效的心理治疗应达到下列目标:

1. 解除病人的症状

精神与身体不适或心理问题都会妨碍求治者对社会的适应,并因此而造成心理上的痛苦,所以心理治疗的主要目的是解除求治者在心理或精神上的痛苦,或帮助解决其无法自己解决的心理冲突。例如,用心理治疗方法(系统脱敏疗法、满灌疗法、厌恶疗法等)矫正求助者的恐惧、焦虑心理等。

2. 提供心理支持

在急慢性应激状态下,求治者因应付不了或忍受不了危机的环境,从而产生心理疾患或障碍。心理治疗可以帮助他们增加对环境的耐受性,降低易感性,提高心理承受力,增加应付环境和适应环境的能力,使之能自如地顺应和适应社会。这方面的心理治疗技术有危机干预、应激应付、应激免疫训练等。

3. 重塑人格系统

这一点尤其被内省性心理治疗原则(如认知治疗、精神分析等)所强调,它认为人类的心理疾患和心理障碍是其人格不成熟所致。所以,只有重塑人格系统,才能从根本上改变求治者的病态心理和不良行为方式。治疗的内容包括:帮助求治者理解自己、分析自己产生情绪冲突的原因,获得内省能力,以了解意识和潜意识的内容。其治疗方法可分为两大类:一类为指导性的,一类为表达性的。前者是针对求治者存在的心理问题,由施治者进行劝告、建议、指导、解释;后者又称非指导性的。在心理治疗过程中,求治者处于主导和中心地位,施治者以倾听为主,居被动地位,但仍应努力营造良好的气氛,使求治者在讲述自己的心理问题的过程中完成自我理解,达到自己解决自己问题的目的。总之,无论采取哪种方法,施治者期望达到的仍是重塑求治者成熟的人格。

### (三)心理治疗中应注意的问题

在心理治疗过程中,要努力做到持之以恒,避免急于求成。要充分调动患者本人的内在潜力和能动性,因为调动患者本人的内在潜力和能动性是心理治疗的核心,也是治疗取得疗效的根本原因,如果忽视了核心和根本,治疗当然不会取得成功。要正确认识医生和病人间的主次关系。心理障碍的诊疗与一般疾病的一个显著区别就在于,患者是治疗的主体,医生是辅体。如果把心理障碍的治疗比做一次心灵手术的话,那么最合适、最理想的手术者并非心理医生,而是心理障碍患者本人,心理医生只是手术的助手和顾问。

如果患了心理障碍,要达到较好的治疗效果,必须要有良好的心态,首先,必须接受自己的"患病"现实;其次,必须自己承担起克服心理障碍的主要责任;然后,在条件许可的情况下,寻求专业心理帮助或专业心理治疗。可通过心理热线、心理咨询中心、心理门诊进行治疗。

一般说来,紧急的日常心理危机,比如家庭纠纷和一过性的心理烦恼,适合通过心理热线暂时得到缓解。学习障碍、轻度社会适应不良,适合到由社会教育工作者主办的心理咨询中心,接受心理咨询。神经症、人格障碍、自杀和性心理障碍等发病时间较长、有一定人格基础的心理障碍,去医院心理门诊,接受系统心理治疗。

## 二、心理治疗技术

心理治疗技术的方法很多,适应对象也不同,下面重点介绍几种常见的心理治疗技术。

1. 精神分析疗法(psychoanalytic therapy)

这是一种有广泛影响而技术要求较高的心理治疗方法,是奥地利精神医学家弗洛伊德,于19世纪末创立的心理治疗方法(有关此疗法的理论基础,请参考第二章相关内容)。治疗者相信让病人尽情吐露内心的矛盾,尤其是一些难言的隐私,达到精神发泄,则能够治愈或减轻精神症状。他们采用自由联想的方法,鼓励病人用语言来表达深埋于潜意识中的思想或情感。在谈话过程中不加任何限制,不管所讲出的内容是否合乎逻辑,甚至带有淫秽的词句,但经过治疗者的分析和联系,从而推论出病人在潜意识中存在的矛盾或内心冲突。治疗者对病人谈话的解释,或指出其所述的内容有什么心理动力学的涵义,其目的就是让病人领悟,进而克服自己的防御反应,并建立起新的行为。有关梦境的解释,也是精神分析疗法的一个重要手段。按照弗洛伊德的观点,通过自由联想未能呈现出明显的潜意识内容,可以从其他侧面探求解释。梦境是人的希望和欲望的表现象征,可以由此了解潜隐的梦意。精神分析疗法的其他两个重要方面是阻抗和移情。阻抗是病人自觉或不自觉地回避那些轻浮小事或敏感的话题。移情是病人将治疗者当作自己的配偶、父母或其他重要人物来对待的情景。若能深入分析阻抗或移情的情感,治疗者就可获得病人生活中至关重要事件的线索,从而易于治疗。在此应该指出,移情不是对治疗者"产生爱情",也不是有其他什么意图,这是治疗中的一个基本部分。

精神分析治疗是让病人了解自己的意识和潜意识过程,即将原经受到压抑的全部需要、欲望、经历等都召回到意识中来,病人的行为不再被隐藏很深的动机所左右,或为积累已久的个人自我防御所困扰,此时病人自己能做出较合理的选择。为达到这一目的,病人在治疗者的帮助下,进入过去被禁止的区域,抛弃那些不成熟的情绪和反应。换言之,即让病人如实地认识自己,从而促使症状消失。精神分析疗法的最后结果是人格的深度改变,使病人能现实地对待问题,又不会旧病复发。由于精神分析疗法要求时间很长,有的需坚持几年,经济上花费亦大,难以推广,因而被其继承者进行修改,采用非经典的精神分析疗法。

2. 行为疗法(behavioral therapy)

行为治疗是基于实验心理学的成果,帮助患者建立或消除某些行为,从而达到治疗目的的一种心理治疗技术(有关此疗法的理论基础,请参考第 2 章相关内容)。行为治疗有两个基本假设:病人的非适应性的行为如同适应性行为一样,是通过学习得来的;个体可以通过学习来消除那些习得的不适应行为,也可以通过学习获得所缺少的适应性行为。行为治疗常用的技术有:系统脱敏、自我管理自信心训练技术、厌恶疗法、满灌法和代币强化法。行为治疗认为,适应不良的行为是学习得来的;而利用从学习实验室中发展而来的技术方法,能够使病人以新的、适宜的反应来代替适应不良的行为,从而建立所期望的行为。

行为治疗一般包括七个步骤:①对问题行为进行功能性分析,特别注意经常发生和很少发生这一问题的情境;②问题行为严重程度的标定;③行为矫正目标的制订;④制订并实施干预计划,增加积极行为,减少消极行为;⑤监测干预计划并根据情况进行调整;⑥结束阶段,一旦达到目标,即可逐步结束干预计划;⑦检验阶段,如有问题行为复发,可给予辅助性处理。

行为治疗不是用生物学手段直接改变人的身心状态,而是通过改变环境和社会相互关系来产生治疗效果。行为治疗的共同特点是:治疗只是针对与来访者当前有关的问题进行;治疗是以特殊的行为为目标的,这种行为可以是外显的,也可以是内在的;治疗的技术都是从实验中发展而来,即以实验为基础的;对于每个来访者,治疗者根据其问题和本人的有关情况,采用适当的经典条件作用、操作条件作用、模仿学习或其他行为治疗技术。

行为治疗现应用于恐怖症、强迫症、精神活性物质依赖、性功能障碍、考试综合征、学习障碍、电视迷综合征、电子游艺综合征等的治疗,并获得较好效果。

下面介绍三种常用的行为疗法:

(1)系统脱敏疗法(systematic desensitization)

这是一种利用对抗性条件反射原理,循序渐进地消除异常行为的一种方法,由精神病学家沃帕(J. Wolpe)首创。他做过这样一个实验:把一只猫关在笼中,每当出现食物引起取食反应时,即施以强烈电击。多次实验后,猫便产生了强烈的恐惧反应,拒绝进食。这样,在食物出现时,猫就产生了"饥而欲食"和怕电击而退的对立反应。然后,沃帕用系统脱敏法加以治疗。首先,他在原来实验的笼外给猫以食物,猫虽然有恐惧电击的反应,但终因食物的诱惑而前去取食。此后多次重复,逐步回到原来的实验情境,只要不重复电击,也能将猫引回到笼中就食。

系统脱敏法主要用于治疗焦虑症和恐惧症。沃帕提出了以下程序:

1)了解引起焦虑和恐惧的具体刺激情景,并报告出对每一事件他感到恐怖或焦虑的主观程度,这种主观程度可用主观感觉尺度来度量。这种尺度为 0~100,一般分为 10 个任意等级,如图 16-1 所示。

2)将各种焦虑和恐惧的反应症状由弱到强排成"焦虑等级"(anxiety hierarchy)。表 16-1 是一位害怕考试的学生主观等级的最后排列示例。

```
        0          25          50          75          100
      心情平静     轻度恐惧     中度恐惧     高度恐惧      极度恐惧
```

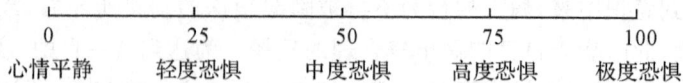

图 16-1　恐惧的主观度量尺度

表 16-1　一个害怕考试的学生害怕的等级层次

| 序列 | 事件 | 主观度量尺度 |
|---|---|---|
| 1 | 考前一周想到考试时 | 20 |
| 2 | 考试前一个晚上想到考试时 | 25 |
| 3 | 走在去考场的路上时 | 30 |
| 4 | 在考场外等候时 | 50 |
| 5 | 进入考场 | 60 |
| 6 | 第一遍看考试卷子时 | 70 |
| 7 | 和其他人一起坐在考场中想着不能不进行的考试时 | 80 |

以上两步工作也可作为作业由求治者自己独自去做,但再次治疗时,施治者一定要认真检查,注意等级排列的情况。

3)帮助患者学习一种与焦虑和恐惧反应相对立的松弛反应。

4)把松弛反应逐步地、有系统地伴随着由弱到强的焦虑刺激,使两种互不相容的反应发生对抗,从而抑制焦虑反应。

可见,系统脱敏法就是通过学习与原不良反应相对立的反应方式,从而建立起一种习惯于接触不良刺激而不再敏感的正常行为的心理疗法。其主要适应证为社交恐怖症、广场恐怖症、考试焦虑等。

(2)厌恶疗法(aversion therapy)

这是一种通过惩罚手段引起的厌恶反应,去阻止和消退原有不良行为的治疗方法。厌恶刺激可采用疼痛刺激(如橡皮圈弹痛刺激和电刺激)、催吐剂(如阿朴吗啡)和令人难以忍受的气味或声响刺激等,也可以采取食物剥夺或社会交往剥夺措施等,还可以通过想像作用使人在头脑中出现极端憎恶或无法接受的想像场面,从而达到厌恶刺激强化的目的。例如,要戒除酗酒的不良行为,可以在酗酒者个人生活习惯中最喜欢喝酒的时刻进行,使用催吐吗啡或电击等惩罚性刺激,造成对酒的厌恶反应,从而阻止并消除原来酗酒的不良行为。又如,戒烟可以采用"戒烟糖"、"戒烟漱口水"等,都可以直接或间接使吸烟者在吸烟时感觉到一种难受的气味,而对吸烟产生厌恶感,以至最终放弃吸烟的不良行为。为了减轻患者在接受厌恶疗法时所承受的痛苦,可以运用"厌恶想像疗法"进行治疗,即让患者观看或想像该不良行为遭到惩罚时的痛苦情境。其主要适应证为酒精依赖、海洛因依赖、性心理障碍、强迫症等。

(3)生物反馈疗法(biofeedback therapy)

生物反馈疗法是一种通过学习来控制、调节自己身体机能(如心跳、血压等内脏活动和脑活动)的一种心理治疗方法。美国心理学家米勒(N. E. Miller)是生物反馈研究的创始人。他在 1967 年成功地在实验室,用奖赏的办法(刺激大脑的"愉快中枢"),使被箭毒剂排除了任何随意肌反应的动物心率和肠蠕动发生预期的变化。结果表明,在没有随意肌为中介的情况下,内脏活动也能形成操作性条件反射。后来,其他的一些研究者把这个原理在人身上进行试验,结果也证明人通过生物反馈可以学会控制内脏反应、皮肤电反应和脑电的变化。凯米亚(J. Kamiya)的实验表明,人可以随意地产生和保持 α 波状态,即在人感觉轻松、安静时就会出现 α 波状态。他的实验分三步进行:

1)学会认识 α 波状态。给被试装上脑电记录器,让被试在觉得处于 α 波状态时就报告,并根据脑电波的记录告诉被试,他们的报告是否正确。三小时后,一般就学会了认识 α 波状态。

2)学会随意产生 α 波状态。再给这些被试装上脑电记录器,但这次要求被试在信号出现时就产生 α 波状态。

3)将脑电记录器改装成只要 α 波一出现就发出一个纯音,让被试学习使这个纯音持续响下去。被试很快就学会了持续 α 波状态。

在临床应用时,生物反馈疗法一般分以下三个步骤进行:从患者机体上引出一种与治疗有关的反应,如肌电、脑电、心电、血压、心率等;将这些反应信息转化为声、光等信号(如图像、仪表)传回大脑;根据这些信号,患者自主地训练和控制上述反应,从而达到治愈某疾病的目的。

生物反馈疗法主要适用于原发性高血压、紧张性偏头痛、心律失调、恐怖症、焦虑症等心身疾病。

3. 认知治疗(cognitive therapy)

认知治疗是以纠正和改变患者适应不良性认知为重点的一类心理治疗的总称(有关此疗法的理论基础,请参考第二章相关内容)。它以改变不良认知为主要目标,继而也产生患者情感及行为的变化,以促进心理障碍的好转。认知治疗又分为理性情绪治疗、自我指导训练、问题解决疗法及 Beck 认知治疗等种类,这里重点介绍 Beck 认知治疗。

认知治疗与人本主义心理学在理论上有密切的联系,强调认知过程是心理行为的决定因素。其主要方法是:

(1)建立良好的医患关系,耐心解释治疗的目的及方法,让患者主动参与治疗。

(2)全面了解患者的当前问题及有关背景材料,列出关键问题。

(3)识别患者负性的自动思维确定首先干预的目标。例如 Beck 认为,抑郁症有负性认知三联征:①对自身的负性评价;②对以往经历的负性评价;③对前途的负性评价,由此呈现动机行为的病态表现。

(4)ABCDE 技术的采用。A 即刺激,B 指个体的信念,C 指情绪和行为结果,D 为干预性指导,E 为干预后的效果。

Beck 认知治疗往往采取以下三个步骤:启发患者寻找不良认知;协助患者暴露认知曲解或逻辑错误,并加以讨论、检验、合理推论;通过反复"诘难"改变负性自动思维,放弃原有的错误认知,建立正确认知。

改变错误认知方式的常用技术有:检验假设校正法、信条(或称价值观念)改变法、思维方式转换法、心理剧角色扮演领悟法等。在治疗过程中,可使用"M/P"技巧,M 即调控、把握,P 为愉快、欢乐。根据患者的日常活动评价 M 值和 P 值(0~5 分制),并书面记录下来,依计划行事调整进度,动机强化后成功的自信心及愉快感增加。

价值观念的矫正是 Beck 认知治疗的重要环节。①"该与不该"信条:患者的内心价值体系中总有一些"应该"与"不应该"的人生守则,目标过高会不堪负荷,范围过广则难以宽以待人,造成人际关系紧张。治疗者要指出这一信条的非现实性及局限性,会使患者的待人处事更现实,更富有弹性。②"幸福与痛苦"信条:这常常是来访者人生目标追求过程中的两种极端情绪化反应,也基于相应的认知过程。例如"不是楼上楼,就是楼下搬砖头"、"要幸福必须事事成功"、"达不到目标勿宁死",也称此为"非此即彼",又称"全和无"观念。治疗者应该使患者明确"世上事并非十全十美,不如意常有八九",不能事事都"背水一战",必须经常调整目标及期望值,提高对挫折及失败的耐受力。③"危险与安全"信条:对环境及事件发生前危险度的估计因人而异,估计过高会产生不必要的紧张焦虑,使行为受限(如恐怖症、强迫症);估计过低,则易发生意外。临床常见的为前者,治疗时要向患者指出这种过分不安全感的危害性,易造成紧张或人际交往困难,过高估计危险会畏难不前,产生适应不良行为。诸如此类的不现实价值观均须予以矫正,故认知治疗又称认知行为疗法。

Beck 认知治疗对轻至中度的抑郁症及非精神病性抑郁最为有效,躯体疾病或生理功能障碍伴发的抑郁状态也有较好的疗效,还适用于广泛性焦虑症、惊恐障碍、恐怖性强迫症、酒瘾、药瘾、偏头痛、慢性疼痛等。

## 第四节 心理障碍的三级预防

心理卫生工作既包括心理疾病的发现、治疗和处理,也包括如何预防心理疾病和不良适应行为的发生,以及如何增进每个人的心理健康水平,提高人们对社会生活的适应能力。预防在心理障碍的发生、发展和预后中有重要的作用,一般而言,预防分为一级预防、二级预防和三级预防。

### 一、心理障碍的一级预防

一级预防的主要任务是指导正常人健康地生活,解决现实生活中的适应和发展问题,防止各种心理障碍和行为障碍的发生,使他们的心理得到完善的发展。一级预防是"治未病"精神的体现。

一级预防的特点是范围大,涉及面广,运用一切可以运用的方法对人们进行宣传和教育。可以利用有影响的宣传媒介来改变人们的社会态度和行为,普及心理卫生知识。如通过出版刊物、书籍或利用讲演、集会的机会,向广大群众宣传心理卫生知识,引起社会对心理卫生的注意和重视,其中包括纠正对精神病的各种错误观点。一级预防服务的对象是正常的、健康的人。从内容上说,凡是满足人的物质生活和精神生活所做的一切努力都可称为一级预防。

一级预防的一个重要手段是心理咨询。既可以针对个别人,也可以针对一个群体进行,它是一种人际互动过程,通过咨询者,帮助来访者解决心理、行为方面遇到的困难或问题,促进各方面积极改变,属于心理学范畴。

一级预防是最积极的精神卫生工作。这方面的工作若做得完善,心理障碍的发生率可以降低,甚至可以完全避免,国民健康情况也将随之增进。但由于我们对复杂的心理障碍的原因了解得很少,因此要制订出一级预防的步骤和措施并不是一件轻而易举的事,就是在精神卫生工作比较发达的国家,一级预防也是一个模糊不清的概念,实际工作也尚未真正开始。早期预防计划方面还存在两个问题:一是实践的理论基础没有很好奠定,对于到底是什么因素导致积极的精神健康状态这个问题,精神卫生专家的认识也是模糊的;另一是早期预防需要经费、时间和人员。这些问题不是在短期内所能解决的。但一级预防是精神卫生工作的奋斗目标。

## 二、心理障碍的二级预防

二级预防体现了早期发现、早期治疗的理念。二级预防有两个方面的含义：一是通过地区精神卫生中心、各级各类学校的心理咨询中心等机构，对初发问题或不严重的个案在机能障碍发生时提供辅导、咨询，做出诊断并迅速给予治疗。例如，抑郁情绪的出现，最初几天内的心烦、发脾气、睡眠习惯改变等，若能及时发现并迅速给予心理治疗，或许能够避免疾病的全面发作。二是在一个人的机能障碍发展成慢性之前有所发觉，这样我们就会有更多的机会进行有效的治疗。由此可见，二级预防是以有心理障碍和不良适应行为的人为对象的。二级预防的主要目的，是使心理障碍不至于出现急性发作或转变成慢性，减少心理障碍造成的损害和副作用，降低重性精神疾病的发病率以及已经发现的病例的蔓延。要达到这一目的，必须做到早期发现，早期诊断和早期治疗。像公共卫生专家那样使用普查的方法，定期对某地区的人口进行心理状态和行为方面的检查，并针对病情迅速提供评价和准确地作出诊断，以及迅速采取有效的治疗措施。

同时要充分发挥个人自己的能动性，及早发现，主动治疗。

是否有心理障碍，可以从以下六方面加以判断：①是否有人际交往障碍？比如，是否对于人际交往感到恐惧？人前是否感到自卑？社交场合是否手足无措、脸红心跳？②情绪是否恶劣？比如经常悲观、抑郁、焦虑、烦躁，或者易怒、喜欢攻击？③是否有查不清楚原因的躯体痛苦？比如，长期慢性疼痛、植物神经紊乱、体力下降、长期失眠等。④工作、学习和注意能力明显下降等。⑤是否有反常的、自己控制不了的行为？比如，反复洗手、关门、做鬼脸等。⑥是否极度讨厌自己和厌恶别人等。上述六方面的表现，每一个健康人都会或多或少地表现一些，只有达到一定强度和一定时间的，才算得上是心理障碍。所谓一定强度，是指这些症状比较严重地影响了一个人的快乐和工作能力；所谓的时间，是指这些症状持续的时间，要在 3 至 6 个月以上。

## 三、心理障碍的三级预防

三级预防的任务是对已经发生疾病的患者进行治疗和康复，是精神卫生科医生的职责。其主要目的是通过药物治疗、心理治疗等手段，一方面改善已患症状，努力阻止这些症状的扩大和增加新的不健康心态、新的不适应行为的出现，缩短病人的病程，减小机能障碍的危害和后遗症，提高他们对社会的适应能力，提供给他们有效生活的多种机会；另一方面也努力阻止原有的适应行为、健康心态的减弱。

（陈炜、王伟）

# 参考文献

Agrawal HR,Gunderson J,Holmes BM,et al. Attachment studies with borderline patients:a review. Harvard Rev Psychiatry,2004;12:94-104

Brennan KA,&Shaver PR. Dimensions of adult attachment,affect relation,and romantic relation functioning. Pers Soc Psychol Bull,1995;21:267-283

Costa PT,Jr,McCrae RR. Normal personality assessment in clinical practice:The NEO Personality Inventory. Psychol Assess,1992;1:5-13

Fairburn CG,Harrison PJ. Eating disorders. Lancet,2003;361:407-416

Hawton K,Sutton L,Haw C,Sinclair J,Deeks JJ. Schizophrenia and suicide:systematic review of risk factors. Br J Psychiatry,2005;187:9-20

Livesley WJ,Jang KL,Vernon PA. The phenotypic and genetic architecture of traits delineating personality disorder. Arch Gen Psychiatry,1998;55:941-948.

Stack S. Media coverage as a risk factor in suicide. J Epidemiol Community Health,2003;57:238-240.

Wang W,Wang Y,Fu X,et al. Cerebral information processing in personality disorders:I. Intensity dependence of auditory evoked potentials. Psychiatry Res,2006;141:173-183

李淑绮等. 心理学与心理卫生. 北京:科学技术文献出版社,1999

刘鲁蓉. 大学生心理卫生. 北京:科学出版社,2006

王凤兰主编. 人际交流与咨询技巧. 北京:北京大学医学出版社,2006

王敬群,邵秀巧. 心理卫生学. 天津:南开大学出版社,2005

曾仕强,刘君政著. 人际关系与沟通. 北京:清华大学出版社,2004

翟书涛. 危机干预和自杀预防. 北京:人民卫生出版社,1997

张春兴. 现代心理学——现代人研究自身问题的科学(第二版). 上海:上海人民出版社,1994

郑日昌等编. 当代心理咨询与治疗体系. 北京:高等教育出版社,2006